TAMARA LEBEDEWA

Russisches HEILWISSEN

- Rezepte des Überlebens -

Vorrangige Zielsetzung dieses Buches ist es, die neue Theorie der Krebsentstehung vorzustellen und die durch einige Ärzte entwickelten Behandlungsvorschläge zur Diskussion zur Verfügung zu stellen. Eine abgerundete Therapie zu entwickeln wird Aufgabe von Heilpraktikern, Ärzten und Forschern sein. Die Verfasser verordnen keine Behandlung und raten zu keiner Behandlung ohne medizinische Beratung. Im Gegenteil, sie legen es den Lesern dringend nahe, sich an einen Arzt oder Heilpraktiker zu wenden. Sollten die im Buch enthaltenen Informationen für eine Behandlung genutzt werden, ohne einen Arzt einzuschalten, so geschieht das im Rahmen einer Selbstbehandlung – zu der jedermann das Recht hat. Verlag und Autorin übernehmen jedoch keine Verantwortung.

Russisches Heilwissen - Rezepte des Überlebens
Titel der Originalausgabe: Лечение
Tamara Lebedewa (Тамара Яковлевна Свищева)

E-Mail: verlag@driediger.de
9. Auflage: Dez. 2025
Aus dem Russischen von Margarita Wedel und Elvira Driediger
Lektorat: Monika Knaden
Druck: FINIDR s.r.o., Český Těšín
Umschlaggestaltung: Julia Senik, unter Verwendung eines Reihenentwurfs von Guter Punkt GmbH & Co. KG, München
Fotos: nafanya241, geraria, stock.adobe.com
ISBN: 9783932130-60-1

Inhalt

Einführung

Dieses Buch ist die logische Fortsetzung anderer Werke von Tamara Lebedewa. Die russische Wissenschaftlerin – von Beruf Diplom-Chemikerin – erforschte aus eigenem Interesse die Krebskrankheit, um sich und ihre Familie vor diesem heimtückischen Leiden zu schützen, das für den frühen Tod fast aller ihrer Verwandten verantwortlich war.
Was sie unter dem Mikroskop herausfand, könnte die medizinische Fachwelt erschüttern – ja, könnte, wäre da nicht der feste Glaube an eine Krebsentstehungstheorie, die 1890 von Rudolf Virchow aufgestellt und nach und nach etabliert wurde. Sie besagt, dass Krebs aus körpereigenen Zellen entsteht, die mutieren und unseren Körper langsam aber sicher vernichten. Der Glaube an diese Hypothese – und es ist ein Glaube, denn niemandem ist es bisher gelungen, die Mutation von Körperzellen zu beobachten oder nachzustellen – hat sich fest in den Köpfen der Wissenschaftler aller Welt verankert. Und das, obwohl sich die Krebskrankheit seit Aufstellen dieser Theorie in unvorstellbarem Maße ausgebreitet hat. Wenn Ende des 19. Jahrhunderts, als Virchow sie postulierte, 3 Prozent der Menschen an Krebs starben, waren es im Jahre 2012 – ca. einhundertzwanzig Jahre später – bereits 8,2 Millionen Menschen, was etwa 22 Prozent aller Todesfälle entspricht!

Lebedewa hat in ihren Experimenten einen einzelligen Keim erkannt, der sich als menschliche Zelle tarnt und durch chaotisches Wachstum eine Geschwulst bildet. Die Ergebnisse ihrer Forschung hat sie detailliert in ihrem ersten Band "Krebserreger entdeckt!" vorgestellt. Diese Mikroorganismen sind sehr anpassungsfähig und ändern je nach dem in welchem Organ sie sesshaft werden, ihre Form und ihr Aussehen. Sie wandern außerdem durch den Körper, reisen durch die Blutbahnen oder im Lymphsystem umher und bilden neue Kolonien. Man nennt es "metastasieren".

Was mich in den letzten 23 Jahren, seit ich die Bücher von T. Lebedewa auf dem deutschsprachigen Markt veröffentliche, sehr erstaunt hat, war der Umgang der Fachleute mit diesem Thema. Es gibt durchaus Ärzte, die sich für Lebedewas Forschungsergebnisse interessieren. Sie sehen jedoch kaum eine Möglichkeit, die neuen Erkenntnisse in die Praxis umzusetzen, und zwar aus mehreren Gründen. Zum einen sind viele Patienten skeptisch, wenn ein Arzt im Alleingang, gegen die herrschende Meinung aller anderen Experten, auf Chemo- und Strahlentherapie verzichtet und stattdessen eine unbekannte Therapie vorschlägt. Es entsteht dadurch ein enormer Erklärungsbedarf, die Zeit dafür ist aber im Abrechnungsverfahren nicht vorgesehen.

Zum anderen ist die Methode nach Lebedewa noch so neu, dass es keine speziell dafür getesteten Medikamente gibt. Die Patienten müssen – idealerweise unter Aufsicht und mit Begleitung der Therapeuten – ein langwieriges Verfahren auf sich nehmen, um ihre Organe zu reinigen und zu "restaurieren". Die von den Versprechen der Pharmaindustrie verwöhnten Patienten sind aber zu Passivität erzogen worden. Die meisten verhalten sich exakt so, wie es der Begriff schon aussagt: geduldig und untätig. Sie lassen alle, auch die noch so schädlichen Prozeduren über sich ergehen, ertragen apathisch die sogenannten Nebenwirkungen der Therapie einschließlich den Tod. So gut wie niemand fragt vor Beginn einer Chemo- oder Strahlenbehandlung danach, wie die Heilungschancen dieser Methode sind, bzw. ihre Effektivität - denn die sog. negativen "Nebenwirkungen" sind ja gravierend. Man hat sich schlicht mit der Behauptung abgefunden, Krebs sei unheilbar. Niemand protestiert mehr und kaum jemand sucht nach neuen Lösungen.
Aber der gravierendste Grund dafür, dass Ärzte sich nicht mit der neuen, noch nicht etablierten Krebsentstehungstheorie befassen wollen, ist wohl der, dass sie sich damit in der Fachwelt sofort ins Abseits stellen würden. Sie müssten befürchten, von den Patienten verklagt, von Kollegen verspottet oder gar aus der Ärztekammer ausgeschlossen zu werden, falls sie der herrschenden Lehrmeinung widersprechen und nicht danach behandeln.

In dieser Atmosphäre der Intoleranz können sich neue Erkenntnisse nur schwer bis gar nicht durchsetzen und weitergetragen werden. Und so sterben geliebte Menschen aus unserem Umfeld an einem Leiden, das geheilt oder durch Vorbeugung verhindert werden könnte. Das Fehlen einer Instanz, die sich neutral und ohne finanzielle Gewinnaussichten mit der Lösung gesundheitlicher Probleme befassen würde, bewirkt, dass merkantile Interessen den Gesundheitsmarkt beherrschen und für sich nutzen, ohne Rücksicht auf menschliches Leiden.

All das hat Tamara Lebedewa erfahren müssen, als sie Anfang der 1990er Jahre an die Öffentlichkeit ging, um ihre Forschungsergebnisse zu präsentieren. Kaum jemand aus der medizinischen Welt wollte ihr Gehör schenken. Also begann sie Bücher zu schreiben, um ihre Erkenntnisse einem breiten Lesepublikum vorzustellen. Diese Bücher fanden reißenden Absatz und unzählige Menschen wandten sich mit Briefen und Hilferufen an die Autorin. Sie ist aber weder Ärztin noch Heilpraktikerin und darf nicht behandeln. Doch unter den Lesern waren auch Angehörige der medizinischen Fachwelt, so dass eine Zusammenarbeit entstand. Zwei besonders interessierte und aktive Ärztinnen haben nach der Lebedewa-Methode behandelt und sehr gute Ergebnisse erzielt. Daraus sind Therapiepläne entstanden, die die Autorin in diesem Buch vorstellt. Zugleich warnt sie davor, diese Behandlungsschemata pauschal auf jeden Krebspatienten anzuwenden: Die Krankheit ist oft schon sehr fortgeschritten und jeder Körper reagiert anders. Es bedarf der kontinuierlichen Beobachtung eines erfahrenen Therapeuten um etwaige Komplikationen zu erkennen und darauf entsprechend zu reagieren. Würde man nur bestimmte Medikamente einnehmen, ohne das weitere Geschehen im Körper zu beachten, könnten die Verursacher-Keime resistent gegen jegliche Behandlung werden. Außerdem weist die Autorin immer wieder darauf hin, dass die Stärkung der Immunabwehr eine große Rolle bei der Bekämpfung der Krebskrankheit spielt. Nur eine stabile Immunkraft kann alle Krebszellen im Organismus finden und sie neutralisieren.

Dieses Buch ist deshalb eher als Aufklärungslektüre gedacht, um Menschen darüber zu informieren, dass es eine Alternative zu den üblichen, traumatisierenden Krebstherapien gibt. Es soll sowohl Patienten als auch Fachleute – Heilpraktiker und Ärzte – davon in Kenntnis setzen, was die hier vorgestellten Ärztinnen herausgefunden haben: eine ganzheitliche, gegen schädliche Mikroben und nicht gegen menschliche

Zellen ausgerichtete Therapie, kann sehr erfolgreich im Kampf gegen Krebs sein. Nicht die heute üblichen Immunsuppressiva, sondern im Gegenteil, Immunstärkung ist angesagt.

Nach wie vor ist es das Anliegen von Tamara Lebedewa, auf ihre Entdeckungen aufmerksam zu machen. Sie sind ein Beginn, und die Autorin hofft, dass Fachleute aus aller Welt ihre Anregungen und Lösungsansätze aufnehmen und weiterentwickeln, damit möglichst vielen Betroffenen geholfen werden kann – ob nun durch Vorbeugung oder wirksamere Behandlungsmethoden.

Elvira Driediger

Heilt Kranke, weckt Tote auf, reinigt Aussätzige, treibt Dämonen aus! Umsonst habt ihr empfangen, umsonst sollt ihr geben!
(Die Bibel, Matthäus-Evangelium 10,8*)*

Damit Krebs nicht seinen Tribut fordert ...

Der Preis für wissenschaftliche Fehler sind Menschenleben

Wir alle wissen, wie bedrohlich Krebs und mit ihm auch andere unheilbare Krankheiten sind. Es wäre daher interessant zu wissen, welche irrtümliche Vorstellung über die Entstehung der Krebskrankheit die Grundlage der modernen offiziellen Onkologie seit mehr als einem Jahrhundert bildet. Daher ist es wichtig mehr darüber zu erfahren, wie einer der bekanntesten Versuche endete, einen biologischen Erreger von Krebs zu entdecken. Bemerkenswerterweise wurden um die Mitte des 19. Jahrhunderts verschiedene, aber nicht experimentell belegte Annahmen und Hypothesen über die Natur von Krebs und die Natur von onkologischen Krankheiten aufgestellt. Sie wurden noch im 19. Jahrhundert zusammengefasst und erstmals von dem preußischen Pathologen Rudolf Virchow öffentlich geäußert. Das Wesentliche dieser Schlussfolgerungen besteht im Folgenden:

- Krebs ist eine lokale Erkrankung;
- Die Krankheit äußert sich bzw. manifestiert sich als Geschwulst;
- Der Tumor besteht aus artveränderten (mutierten) Zellen;
- Die Vermehrung von Krebszellen durch Teilung verläuft autonom und kann nicht gestoppt werden;
- Tumorzellen begrenzen selbstständig ihr Wachstum.

Nach Virchows Hypothese handelt es sich bei Krebs also um die Krankheit eines Organs, genau des Organs, in dem sich der Tumor befindet. Ist es wirklich einer fast übernatürlichen Überzeugungskraft Virchows zuzuschreiben, wenn Wissenschaftler auf der ganzen Welt über anderthalb Jahrhunderte lang das Gewebe von Krebstumoren erforscht haben und es bis heute als Ergebnis der Transformation normaler menschlicher Zellen betrachten? Dementsprechend beschäftigten sie sich also nur mit der Suche nach den Ursachen und Auslösemechanismen dieser bösartigen Transformationen. Doch in dieser Zeit hat die technische Ausstattung der Medizin, die Wissenschaftlern neue Möglichkeiten eröffnet, enorm zugenommen. Infolgedessen waren die Entdeckungen, die sie mit Hilfe moderner Geräte gemacht haben, für die Onkologen meist verwirrend. Ein Beispiel: Ausgehend von der Tatsache, dass es sich bei Krebs um einen organspezifischen Tumor handelt, standen die Spezialisten zunächst ratlos vor den Fällen, wo sich der Krebs über die Grenzen eines Organs hinaus ausbreitete, d. h. metastasierte. Sie fanden jedoch keine verlässliche Erklärung für dieses Phänomen und erklärten solche Krebsarten für bösartig und unheilbar.

Neben der Metastasierung fanden Onkologen in Tumorzellen viele andere Eigenschaften, die sie vollständig von normalen Zellen unterscheiden. Dazu trug auch der zweifache Nobelpreisträger Dr. Linus Pauling bei, der gemeinsam mit Dr. Ewan Cameron das Buch „Krebs und Vitamin C“ verfasste. Darin schildern die Autoren, dass Krebszellen ständig Enzyme absondern, die jede Barriere durchdringen können. Zuallererst sind dies Hyaluronidase und Kollagenase. Unter der Einwirkung dieser Enzyme werden normale Gewebe in unmittelbarer Nähe der Krebszellen durchlässig, wodurch der Tumor wachsen kann. Dadurch wiederum wird es dem Körper an dieser Stelle unmöglich, neue Zellen zu bilden und zu fixieren. Somit weisen Krebszellen, die angeblich aus normalen Zellen gebildet wurden, ganz andere Eigenschaften auf und verhalten sich wie echte Raubtiere, die für sich neue Lebensräume im menschlichen Körper erobern.

Leider interessiert sich kaum jemand für diese Fakten. Die moderne Schulmedizin stützt sich bei der Entwicklung neuer Behandlungsmethoden weiterhin auf die längst veraltete Theorie von Virchow. Aber das ist nicht nur die Tragödie der Ärzte, sondern sie betrifft auch uns – Sie und mich. Denn die meisten Hypothesen in diesem Bereich basieren auf diesem falschen Konzept, wonach seit Jahrzehnten traumatische Methoden zur Behandlung onkologischer Patienten angewendet werden. Und obwohl angenommen wird, dass sie auf den Tumor gerichtet sind, schaden sie tatsächlich dem Patienten selbst am meisten. Aber bis heute ist es den Onkologen nicht möglich, einen Tumor zu zerstören: Ihre Chemo- und Strahlentherapien desintegrieren die Neubildungen nur. Dabei gibt es immer schwerwiegende Nebenwirkungen, die den Patienten sowohl geistig als auch körperlich erschöpfen, seinen Körper vergiften und seine Abwehrkräfte schwächen. Infolgedessen ist den Patienten, bei denen alle Arten der heute üblichen Behandlungen durchgeführt wurden, immer noch keine Heilung garantiert. Oft wird den Patienten oder ihren Angehörigen entweder nach Beendigung der Behandlung oder sogar schon bei der Unterbrechung, weil der Patient die von Onkologen vorgeschlagene Therapie nicht überstehen würde, gesagt: „Wir haben getan, was wir konnten. Doch der Krebs fordert seinen Tribut ...“ Und das ist nicht verwunderlich, denn eine traumatische Behandlung hilft dem Menschen nicht, mit der Krankheit fertig zu werden, sondern verschlimmert sie nur.

Bemerkenswert ist, dass es neben der allgemeinen Anerkennung der von Virchow vorgebrachten Thesen immer Spezialisten auf der Welt gegeben hat, die in der Lage waren bzw. sind, in ihrer effektiven Praxis Möglichkeiten aufzuzeigen, Krebspatienten zu heilen, die von Onkologen bereits aufgegeben wurden. Einer dieser herausragenden Menschen war der niederländische Allgemeinmediziner und Heilpraktiker Cornelius Moerman. Er verstand schnell die Gefahr des von Virchow eingeschlagenen Pfades. Seine Untersuchungen zeigten, dass dem Ausbruch von Krebs ein schwaches Immunsystem vorausgeht. Wenn das Immunsystem aber stark und gesund ist, kann es eigenständig die Zerstörung von Krebszellen bewältigen. Moerman glaubte, dass die

Immunität vor allem durch falsche Ernährung geschwächt wird. Unter dieser Bedingung wird der Krebs immer gewinnen.

Basierend darauf formulierte Moerman seine Vorstellungen zu dieser Krankheit, die er nicht für unheilbar hielt. Hier sind einige der von ihm vorgebrachten Thesen:

- Krebs ist keine autonome, lokale Krankheit.
- Krebs kann sich in einem vollkommen gesunden Körper nicht entwickeln.
- Virchows „Zellhypothesen" gehen das Krebsproblem von der falschen Seite an; wichtig ist zu erkennen, dass der Tumor nur ein Symptom ist, nicht die Ursache der Krankheit.
- Wenn man die Aufmerksamkeit auf eine der Hauptursachen von Krebs lenkt – auf die falsche Ernährung –, kann man die Krankheit überwinden.

Moerman begann seine klinischen Studien in den frühen 1930er Jahren. Und er beendete sie, könnte man sagen, als er 1988 im Alter von 95 Jahren starb. Die Langlebigkeit des Arztes selbst ist schon ein klares Zeichen für die Richtigkeit und Wirksamkeit der von ihm entwickelten Krebsdiät, die er ständig an sich selbst überprüft und angewendet hat. Und natürlich sind die überzeugendsten Beweise für ihn im Vergleich zum Pathologen Rudolf Virchow, der sich nur mit Leichen befasste, die von Moerman geheilten Krebspatienten, welche von den Onkologen bereits aufgegeben wurden. Sein erster Patient war Lindert Brinkman, ein Magenkrebspatient, dessen Tumor sich auf Leiste und Beine ausgebreitet hatte. Er stellte seine Ernährung auf die Moerman-Diät um und aß täglich viele Orangen und Zitronen, um seinen Bedarf an Vitamin C zu decken. Und der Heilungsprozess begann – langsam, aber stetig. Ein Jahr später hatte sich der Tumor des „unheilbaren" Patienten zurückgebildet und er wurde dann 90 Jahre alt.

Parallel zu Gegnern dieser Methode erschienen zahlreiche Anhänger. Die verheerenden Folgen von Chemotherapie, Hormontherapie, radioaktiver Therapie und voreiliger Operation öffneten vielen die

Augen und eine Reihe erfahrener Ärzte boten den Patienten eine schonendere Behandlung an.

Dank der wachsenden Autorität von Dr. Moerman lud ihn das Niederländische Krebsforschungsinstitut (NKI) 1951 ein, sich zu einem berühmten Experiment zu Beginn des 20. Jahrhunderts zu äußern. Tatsache ist, dass 1906 Ratten mit Magenkrankheiten in einer Zuckerraffinerie in Kopenhagen gefangen wurden. Sie wurden in das Labor des berühmten dänischen Pathologen Dr. Fibiger gebracht. Der Arzt untersuchte die Tiere und fand parasitäre Würmer im Magen. Darüber hinaus zeigten sich bei allen Ratten in der Umgebung der Durchgänge, die von Würmern in den Magenwänden stammten, Zellwucherungen mit Anzeichen von Atypien. Fibiger schlug vor, diese Ratten von mehreren unabhängigen Anatomen untersuchen zu lassen. Alle kamen zu dem gleichen Schluss: „Die Tiere haben Magenkrebs. Die Krankheit wird durch die Vitalaktivität von Würmern verursacht."

In wissenschaftlichen Kreisen wurde diese Schlussfolgerung mit Begeisterung aufgenommen, da sie die 1863 von Virchow vorgebrachte Reiz-Theorie bestätigte. Demnach trägt eine anhaltende Reizung eines Organs zur Entstehung von Krebs bei. 1926 erhielt Fibiger für die Durchführung von Experimenten an Ratten, die seiner Meinung nach die frühere Hypothese bestätigten, dass parasitäre Würmer die Ursache für Krebs sind, den Nobelpreis. Aber als das NKI Jahre später versuchte, das bekannte Experiment zu wiederholen, entwickelten die Ratten mit parasitären Würmern zur Überraschung der Wissenschaftler keinen Krebs. Beim Vergleich der Bedingungen des Fibiger-Experiments und des NKI stellte sich heraus, dass die Ratten in Dänemark mit Brot und Wasser gefüttert worden waren, in Holland jedoch das Brot mit Milch, einer natürlichen Vitamin-A-Quelle, vermischt wurde. Aufgrund dessen schlussfolgerte Moerman, dass das Vitamin-A-Defizit – und nicht die parasitären Würmer – den Krebs verursacht hatten. Er schloss jedoch die Möglichkeit des Einflusses von Parasiten auf die Entstehung von Neubildungen nicht aus, wies allerdings auf die besondere Bedeutung einer ausgewogenen Ernährung für die Bekämpfung des Krebswachstums hin.

Und nun erlaube auch ich mir, meine Hypothese über die Ursache von Krebs im Verdauungstrakt von Ratten zu äußern, die meiner Ansicht nach der Wahrheit näher kommt. Die ersten Ratten, die im Lagerhaus der Zuckerraffinerie gefangen wurden, ernährten sich sicherlich hauptsächlich von Zucker, den es dort in Hülle und Fülle gab. Zucker aber (Kohlenhydrate) ist der wichtigste Wachstumsfaktor für Trichomonaden. Beim Abbau von Kohlenhydraten mit Hilfe des von ihnen produzierten Enzyms Amylase versorgten sich Darmtrichomonaden mit lebenswichtiger Energie. Doch ihr Aufenthalt in gefährlicher Nähe zu den Würmern sowie zahlreichen Pilzen und Bakterien (letzteres wird durch Farbfotos bewiesen, die in meinem Buch *Diagnostische Mikroskopie* enthalten sind), zwang einen Teil der beweglichen Flagellaten zur geißellosen Form und zur stationären Lebensweise, indem sie Kolonien bildeten. So entstanden Neoplasien, die als Anhäufung atypischer Zellen bezeichnet werden. Die Wiederholung der Versuche durch den Dänen Fibiger gelang, weil bei der Bildung von „Wucherungen" drei wichtige Faktoren eine Rolle spielten. Der wichtigste ist das unverzichtbare Vorhandensein von Trichomonaden im Darm von Versuchsratten. Die beiden anderen Faktoren sind zweitrangig. Der erste davon ist das Vorhandensein von Würmern (Reizverursachern), die die Existenz von Trichomonaden im Darm bedrohen und dadurch die Reproduktion einzelliger Parasiten anregen, die dem Gesetz „Sein!" folgen. Der zweite Faktor ist die Schwächung der Immunkräfte der Ratten aufgrund von Mangelernährung, bestehend aus Brot und Wasser. Wurde Ratten in nachfolgenden Versuchen jedoch Milch verabreicht, während der Zucker keine Rolle dabei spielte, verbesserten die darin enthaltenen Nährstoffe und Vitamine die Immunität der Versuchstiere und ihre Krebsresistenz erheblich.

Dementsprechend kann man sagen: Obwohl Dr. Moerman den wahren biologischen Erreger von Krebs nicht benennen konnte, stellte sich heraus, dass er in vielerlei Hinsicht in Bezug auf die sekundären Faktoren seiner Entstehung Recht hatte. Bei der Diskussion der in Holland durchgeführten Experimente zeigte sich, dass Würmer nicht immer die Ursache von Krebs sind. Als Ergebnis wies Moerman einerseits den möglichen Einfluss von Würmern auf das Wachstum von Tumoren nicht zurück, hob andererseits jedoch die Bedeutung einer vollwertigen Ernährung, die reich an Vitaminen und Mineralstoffen sein müsse, hervor.

Weitere Forschungen von Wissenschaftlern haben gezeigt, dass neben Würmern auch andere Faktoren wie Viren, Karzinogene, geschädigte Umwelt und ungesunde Lebensweise die Krebsentwicklung beeinflussen. Die Hauptursache für die Entstehung von Tumoren sind jedoch die parasitären Flagellaten Trichomonaden, aus denen sie bestehen – eine Ansicht, die von mir nun schon seit mehr als zwanzig Jahren vertreten wird. Allerdings ist die richtige Ernährung, individuell für jeden Einzelnen gewählt, auch nach meiner Erfahrung ein mächtiger Faktor für die Vorbeugung und Behandlung von Krebs und anderen unheilbaren Krankheiten. Und darin besteht das große Verdienst in- und ausländischer Experten, die sich mit der Entwicklung von Krebsdiäten beschäftigen.

Das Problem ist jedoch, dass die Schulmedizin, die die Suche nach biologischen Erregern von Krebs und anderen unheilbaren Krankheiten praktisch aufgegeben hat, sich auf die symptomatische Behandlung konzentriert, der in aller Regel keine Tests zur Erkennung von Infektionen und Invasionen bei Patienten vorausgehen. Infolgedessen ist die Arbeit der Ärzte hauptsächlich darauf ausgerichtet, die schmerzhaften Symptome zu lindern, bei denen es sich zum größten Teil um die Reaktionen des Körpers auf die pathogene Aktivität von Mikroben und um Unwohlsein-Signale des Organs handelt, in dem sie sich befinden. Zu diesen Symptomen gehören u.a.: erhöhte oder zu niedrige Körpertemperatur, Schmerzen, Husten, laufende Nase, gestiegener oder gesunkener Blutdruck, zu viel bzw. zu wenig Magensäure, Durchfall oder Verstopfung und so weiter. Man kann sich nur wundern, warum Ärzte nicht verstehen, dass Schmerzmittel und gefäßerweiternde Mittel nicht Tumore und Thromben beseitigen, und die Stabilisierung des Stuhls nicht von Giardia und Würmern befreit. Darüber hinaus wird durch die falsche Behandlung die Infektionsresistenz des Körpers noch weiter verringert, was zur

Stärkung der pathologischen Prozesse und zum Übergang der Krankheit auf ein neues, für das Leben des Patienten noch gefährlicheres Niveau beiträgt.

Es bleibt nur eines hinzuzufügen: welche neuen Hypothesen die Wissenschaftler auch aufstellen, sie werden früher oder später erkennen, dass Krebs, Herz-Kreislauf-Erkrankungen und andere unheilbare Krankheiten ansteckende, parasitäre Infektionskrankheiten sind, da ihre Erreger in erster Linie Trichomonaden sind sowie die dazugehörige Mikroflora und Fauna. Schauen wir uns also diesen einzelligen Parasiten genauer an.

Die Heimtücke der Trichomonaden

Eine umfassende Erforschung von Trichomonaden, die Systematisierung der Erfahrungen mit der Beobachtung der Ergebnisse von therapeutischen Prozessen bei einigen Krebspatienten und eine sorgfältige Analyse zahlreicher Fotografien von Blutprodukten, Synovialflüssigkeit und Abstrichen aus den Mund- und Vaginalhöhlen ermöglichten es, einen Großteil der pathogenen Wirkung dieses Parasiten auf den menschlichen Körper zu verstehen. Darüber hinaus gelang es zunächst herauszufinden, was mit einem Patienten während traumatisierender Behandlungsmethoden – Operation, Bestrahlung und Chemotherapie – passiert, wenn die zerstörerische Wirkung angeblich nur auf den Tumor selbst gerichtet ist. Und zweitens, was mit dem gleichen Tumor passieren kann, wenn nicht-traumatische Behandlungsmethoden angewendet werden, die darauf abzielen, die biologischen Krebserreger zu zerstören, parallel die inneren Organe des Patienten zu reinigen und seine Immunität zu stärken.

Lassen Sie uns also sehen, wie akzeptabel eine chirurgische Behandlung für Krebspatienten ist und ob die erwartete Heilung nach einer Operation zur Entfernung von Tumoren eintritt. Zweifellos wäre diese Behandlungsmethode wirksam, wenn Krebs das wäre, wofür die heutige Medizin ihn hält: In einem Teil des menschlichen Körpers mutieren einige Zellen und beginnen sich kräftig zu vermehren, wobei sie eine Geschwulst bilden. In einem solchen Fall reicht es tatsächlich aus, die Ansammlung von „verrückt gewordenen“ Zellen, die als Tumor bezeichnet werden, zu entfernen, und das Problem wäre damit gelöst. Aber, wie allgemein angenommen wird, nur so lange, bis unter dem Einfluss von irgendwelchen Ursachen oder krebserregenden Faktoren der nächste Tumor auftaucht, der erneut herausgeschnitten werden muss.

Wie jedoch die Beobachtungen der Onkologen selbst und die Erfahrung mit der Behandlung von Krebspatienten zeigen, ist das Krebsproblem nicht so einfach zu lösen. Erstens beschränken die Tumorzellen ihren Aufenthalt im menschlichen Körper nicht auf den erkannten Tumor. Das hat bereits im Jahr 1867 Elivort erklärt, der Krebszellen im peripheren Blut entdeckte. Es wurde auch festgestellt, dass Tumorzellen in großer Zahl und in viel früheren Stadien der Krebskrankheit als bisher angenommen in den Blutkreislauf gelangen. In fortgeschrittenen Krebsstadien nimmt jedoch die Anzahl der Tumorzellen im Blut rasant zu. Es wurde auch festgestellt, dass jede Operation zur Entfernung eines Tumors, beispielsweise eine Resektion der Lunge, ebenfalls mit einer starken Zunahme von Krebszellen im Blut einhergeht. Dabei werden die meisten Tumorzellen in den Ellbogen- und Lungenvenen gesichtet. Es handelt sich hierbei nicht nur um einzelne Individuen, sondern auch um signifikante Cluster von 30-40 Zellen, darunter auch sich teilende Zellen.

Das alles deutet darauf hin, dass es sich nicht um „erkrankte“ menschliche Zellen handelt, die plötzlich ihr mütterliches Lungengewebe verlassen und irgendwie durch die Wände von Blutgefäßen dringen, sondern um einzellige Parasiten, deren Zweck die Eroberung neuer Lebensräume in einem Körper ist, der durch die Operation geschwächt wurde. Dieses Phänomen wird in der Parasitologie als Dissemination und in der Onkologie als Metastasierung bezeichnet.

Eine sorgfältige Untersuchung zahlreicher Blutprodukte von Krebspatienten unter dem Mikroskop ermöglichte es zudem, die Infektion nicht nur mit Trichomonaden, sondern auch mit Streptokokken, Candida-Pilzen, Staphylokokken und anderen Bakterien nachzuweisen. Mit Hilfe eines Lumineszenzmikroskops konnten auch Chlamydien, Mycoplasma und Harnstoffplasma, Cytomegalievirus, Herpes-simplex-Virus, Gardnerella und andere pathogene Mikroben nachgewiesen werden. Daher ist es sinnlos, den nachgewiesenen Tumor zu entfernen, ohne den Patienten zuvor von all diesen Infektionen zu befreien. Aber es ist völlig unverzeihlich, mit dem Tumor auch die von Gott gegebenen Organe herauszuschneiden, sei es die Lunge oder die Niere, die Brust, die Gebärmutter oder den Magen. Schließlich wachsen die Organe nicht wieder nach und die Gesundheit erholt sich nicht durch die Amputation. Dafür werden in einem durch die Operation geschwächten Körper, wenn seine Kräfte auf die Heilung physischer und psychischer Wunden gerichtet sind, Trichomonaden aktiviert und legen, metastasierend, neue Kolonien an. All dies kann zu einem erneuten Auftreten der Krankheit oder sogar zum Tod führen. So geschieht trotz hoher Ausgaben keine Heilung für die Kranken, sondern sie werden entweder sofort in eine körperliche Behinderung gezwungen oder es wird sie im Laufe der Zeit eine schwerere und lebensbedrohlichere Krankheit ereilen.

Jetzt wollen wir sehen, worin der Schaden der Chemotherapie und der Bestrahlung für einen onkologischen Patienten besteht und warum die Chance zu überleben im Falle der Bestrahlung doppelt so hoch ist? Was mit dem Tumor während der Chemotherapie und der Bestrahlung passiert, habe ich bereits in den zuvor veröffentlichten Büchern berichtet, aber ich wiederhole dies für diejenigen, die sie nicht gelesen haben, um zu erklären, wie der Tumor schrumpft, was sowohl für den Patienten als auch für seinen Arzt zunächst erfreulich ist. Tatsache ist, dass durch chemische oder physikalische Einflüsse auf die Geschwulst ein Teil der sogenannten Tumorzellen (und in der Tat Trichomonaden; die Beweise hierfür habe ich in meinem ersten Buch *Krebserreger entdeckt!* veröffentlicht) aktiviert wird und die amöboide, die aggressivste Form annimmt.

Dabei muss man wissen, dass die einzelligen Trichomonaden, die im menschlichen Körper leben, schon immer Parasiten waren, die auf

Kosten der Säfte und Zellen ihres Wirtes leben, aber im Verhältnis zu ihren „kleineren Brüdern" – Bakterien und Pilzen – Raubtiere sind. Dies gilt auch für die Beziehung zwischen großen und kleinen Parasiten und selbst für die einfachsten pflanzlichen Ursprungs. Zum Beispiel ernährt sich Euglena, die am Ende des Sommers stehende Gewässer mit einem smaragdgrünen Teppich bedeckt, unter der Sonne von Nährstoffen, die sie aus Kohlendioxid und Wasser synthetisiert. Sobald man aber diese Flagellaten in einen dunklen Raum versetzt, werden sie zu Raubtieren und ernähren sich von Bakterien. Übrigens können wir uns an ähnliche Beziehungen bei größeren Tieren erinnern, zum Beispiel bei einem Wolfsrudel. Während sie satt sind, ist dies eine recht friedliche Familie, die bei der Jagd nach einem weiteren Opfer eng zusammenarbeitet. Aber wenn Wölfe lange Zeit ohne Nahrung bleiben und so hungrig werden, dass ihnen der Tod droht, dann sind sie im Namen der Erhaltung ihrer Spezies bereit, im Verhältnis zu ihrem schwächeren Bruder Raubtiere zu werden und ihn in Stücke zu reißen.

Das gleiche geschieht mit Trichomonaden. Wenn ein Teil der Parasiten unter dem Einfluss so stark wirkender Faktoren wie Chemotherapie (starker Reiz) oder Bestrahlung (wachstumsfördernd) die riesige, amöboide Form annimmt, werden sie im Vergleich zu ihren anderen Verwandten, zystoiden Trichomonaden, zu wahren Raubtieren. Auf ihrem Weg in die Blutbahn verschlingen sie kleinere Individuen und gehen buchstäblich über deren Leichen. Die Onkologen beobachten dieses Phänomen und stellen fest, dass der Tumor aufgrund **von Phagozytose** schrumpft.

Sie irren sich jedoch, wenn sie glauben, dass die Krebszellen durch weiße Blutkörperchen phagozytiert (eingefangen und verschlungen) werden. Tatsache ist, dass andere Wissenschaftler bei ihren Beobachtungen feststellten, dass wenn Leukozyten versuchten, einen Tumor anzugreifen, unsere tapferen Zellen buchstäblich durch Milchsäure weggespült wurden, die die Tumorzellen in großen Mengen ausschütteten.

In Wahrheit schrumpft der Tumor aufgrund seiner Desintegration und Phagozytose: Ein Teil der Parasiten verwandelt sich in Riesen (ihre Abmessungen sind, wie meine Fotografien im Buch *Diagnostische Mikroskopie* zeigen, um ein Vielfaches größer als die von Leukozyten und zystoiden oder knospenden Trichomonaden, aus denen sich normalerweise ein Neoplasma bildet), verschlingen viele unbewegliche zystoide Tumorzellen und brechen in den Blutkreislauf durch. Angesichts ihrer drohenden Vernichtung verlassen auch Teile anderer Krebszellen, die noch keine Übergröße erreicht haben, aber Bewegungsfähigkeit erlangten, diesen gefährlichen Ort und werden mit dem Blut in andere Körperteile befördert. Denn für sie ist der menschliche Körper ihr eigener Planet, wie für uns – Mutter Erde. Daher ist es nicht schwer zu verstehen, dass ein solcher „Sieg" über einen Tumor ein Pyrrhussieg ist, da er für den Patienten selbst sowohl während dieser traumatischen Eingriffe als auch in naher Zukunft, wenn der Krebs in bösartigerer Form erneut auftritt, mit übermäßig hohen Kosten gewonnen wird. Schließlich ist es für niemanden ein Geheimnis, dass ein so behandelter Patient nach einiger Zeit sowohl an der alten als auch an der neuen Stelle des Körpers Tumore haben kann. Nicht ohne Grund liegt auch in den USA die Heilbarkeit bei Krebs (darunter wird die 5-jährige Lebensdauer eines Menschen nach einer Diagnose verstanden) sehr niedrig, verschiedene Statistiken sprechen von 5-50 % (es ist sehr schwer, genaue Daten hierzu zu bekommen). Gleichzeitig sind es bei Bestrahlung 15-17 % und bei Chemotherapie sogar noch weniger – nur 5-7 %, während es bei Operationen viel mehr ist – 25-27 %.

Leider versuchen die Onkologen in Russland dem unglücklichen Patienten jedes Mal alle drei Arten der traumatischen Behandlung aufzuzwingen. Infolgedessen wird der Prozentsatz der Heilung gegen Null reduziert. Dabei verschwendet der Patient selbst sehr viel Geld für medizinische Leistungen. Mit anderen Worten, indem er versucht, Ärzte mit Geschenken und Geld gütig zu stimmen, stimuliert er die Zunahme von für ihn schädlichen Verfahren. Ja, auch die Onkologen selbst – aus Furcht, arbeitslos zu werden – kämpfen gegenseitig darum, die Behandlung eines Patienten selbst vornehmen zu können. Am meisten leiden dabei natürlich die Betroffenen, die sowohl ihr Geld als auch die Gesundheit einbüßen.

Warum ist eine traumatische Krebsbehandlung ineffektiv?

Was tun? Wie kann man den Krebs besiegen oder noch besser, lernen ihm vorzubeugen? Dazu muss zunächst die Frage beantwortet werden: Warum ist die Überlebenschance während der Bestrahlung höher als bei einer Chemotherapie, aber niedriger als bei einer Operation? Ich meine, dass die Suche nach einer Antwort auf die gestellte Frage in prähistorischer Zeit beginnen muss. Erinnern wir uns an die Entstehungsgeschichte der Flagellaten, die in der Zeit der Entstehung des Lebens auf der Erde auftraten. (Das habe ich detailliert in meinem ersten Buch *Krebserreger entdeckt!* beschrieben.) In jenen Zeiten hüllten Wasserdampf, Kohlendioxid und Vulkanausbrüche unseren Planeten ein, und die starke Strahlung von der Sonne und den aufkommenden Mineralien machten die Existenz von Leben auf unserem Planeten einfach unmöglich. Die primären Flagellaten überlebten jedoch im Laufe der Zeit, d. h. vor 800 Millionen Jahren, und als sich Sauerstoff in der Atmosphäre ansammelte, waren die Einzeller der Beginn einer vielzelligen Tier- und Pflanzenwelt. Aber die Flagellaten, die unter dem Einfluss äußerer Faktoren ihre freie Existenz aufgaben und sich dem Parasitismus zuwandten, schafften es, die Haupteigenschaften ihrer frei lebenden Vorgänger zu bewahren. Und das ermöglichte ihnen, bis zur heutigen Zeit zu überleben.

Eine dieser Eigenschaften, die für moderne parasitäre Flagellaten Trichomonas besonders nützlich sind, ist ihre Beständigkeit gegenüber Strahlen. So wissen zum Beispiel auch Onkologen sehr gut, dass während die Körperzellen von Menschen und höheren Tieren (die erst vor relativ kurzer Zeit auf der Erde erschienen sind) sterben, wenn sie mit 100-400 rad. bestrahlt werden, die sogenannten Tumorzellen davon nicht zerstört werden können – noch nicht einmal bei einer Dosis von 7 000 rad. Dies korreliert mit den Forschungen der Parasitologen in den 1960er Jahren. Sie zeigten, dass Röntgenbestrahlung bei der einfachsten Art von Amöben und Trichomonaden eine stimulierende Wirkung hat. Die biologischen Funktionen der bestrahlten Parasiten waren lebhafter, das Wachstum und die Entwicklung der Kulturen, die eine Bestrahlung bis zu 7 000 rad. erhielten, waren signifikant beschleunigt und die einzelnen Zellen waren im Vergleich zur Kontrollgruppe größer.

Anders werden subletale (beinahe tödliche) Dosen von Arzneimitteln und Chemikalien von Trichomonaden wahrgenommen. Diese chemische Einwirkung ist keine Stimulans mehr, sondern ein Reizstoff für die Parasiten. Doch hier beginnen sich einzellige Parasiten – als Reaktion auf Irritationen – um die Art zu erhalten, heftig zu vermehren, wobei sich die Zellen meist in 3-4 oder mehr Individuen teilen. Die sich mehrfach teilenden Zellen sind größer (18-40 Mikrometer) und weniger beweglich. Es gibt aber auch gerundete kernfreie Formationen, die entstehen, wenn größere oder kleinere Körperteile aus den Mutterzellen abgeschnürt werden.

Was die Hormontherapie anbelangt, sind insbesondere Steroidhormone ein ausgezeichnetes „Zufüttern" für die asexuellen Trichomonaden, was ihre Fortpflanzung stimuliert.

Laboruntersuchungen haben gezeigt, dass sich Trichomonaden unter günstigen Bedingungen besonders aktiv vermehren, wenn sie in einer Menge von zehntausend Individuen pro 1 ml Medium ausgesät werden. Dann betrug schon nach 3-4 Tagen die Kulturdichte 3,5-3,8 Millionen Protozoen für die gleiche Menge Nährmedium. Trichomonaden sterben schnell an der Luft, überleben aber gut in einem flüssigen Medium. Die Erhöhung der Chloridkonzentration im Wasser von 1 bis 2,93 % trägt zur Verlängerung der Überlebenszeit von Trichomonaden bis 96 Stunden bei, während sie in destilliertem Wasser sehr schnell absterben. Die günstigsten Bedingungen werden bei einer Konzentration von 0,85 % NaCl (Kochsalz) geschaffen, die in unserem Blut enthalten ist. Im Gegensatz dazu hemmen Sulfate bereits in einer Menge von 0,14 bis 0,38 % das Wachstum von Trichomonaden. Während Sie krank sind und zu medizinischen Zwecken häufig Mineralwasser und andere Getränke konsumieren, sollten Sie daher darauf achten, dass diese mehr Sulfate und weniger Chloride enthalten.

Und man muss auch wissen, dass die Intensität des Stoffwechsels der Protozoen eindeutig von den Existenzbedingungen abhängt. Bei Flagellaten, die in einem lebenden Organismus leben, ist die Cytochromoxidase das dominierende Atmungssystem. Während des Hungerns kommt es zu einer Abnahme der Atemfrequenz, begleitet von einer sehr signifikanten Verlängerung der Dauer des individuellen Lebens. Dann kann die Intensität des Stoffwechsels aufgrund der Ansammlung von mikroskopisch sichtbarem Fett im Protoplasma zunehmen, die aus der Zerstörung der Proteinbasis des Protoplasmas resultiert.

Mit anderen Worten, Trichomonaden sind sehr lebensfähig, auch wenn sie hungern müssen. Unter ungünstigen Bedingungen, zum Beispiel während einer medizinischen Behandlung, können sie sich vergraben und schwierige Zeiten überstehen, so dass sie am Ende das Wiederaufleben ihrer Gattung durch verstärkte Fortpflanzung, einschließlich der Bildung von Kolonien – Tumoren – fortsetzen.

Und nun widmen wir uns der Frage: Warum ist die Operation der Bestrahlung vorzuziehen und die Bestrahlung weniger gefährlich als die Chemotherapie, wenn nicht anderes zur Auswahl steht? Lassen Sie uns das zusammen erörtern. Tatsache ist, dass Operationen für Menschen nichts Neues sind. Seit jeher sind Menschen bei Jagden und Kriegen auf unterschiedliche Weise verletzt worden, haben Arme, Beine, Augen und Ohren verloren. Und ihr Körper hat gelernt, die Wunden zu lecken, die die scharfen Klauen der Raubtiere oder der scharfe Dolch des Feindes angerichtet haben. Später trug die Hilfe der Chirurgen zum wieder Anwachsen gebrochener Knochen und zur Wiederherstellung von Gewebe bei, das von Kugeln oder Geschossfragmenten zerrissen wurde. Daher ist die Entfernung eines großen Tumors für den Patienten, auch wenn er zuvor nicht von Toxinen, Schlacken und Infektionen befreit wurde, immer noch ein Segen. Denn seinem geschwächten Körper würde die Kraft fehlen, das Neoplasma zu resorbieren, das weiter wächst, bösartig wird, metastasiert, seine Lebenssäfte aussaugt, Druck auf benachbarte Gewebe und Organe ausübt und unerträgliche Schmerzen verursacht.

Wieder fragen wir uns: Warum ist die Bestrahlung schlimmer als eine Operation? Weil sie einen Tumor nicht aus dem Körper des Patienten entfernt und ihn nicht zerstört, sondern ihn nur zum Zerfall, zur Desintegration bringt. Und noch etwas: Das wichtigste Merkmal ionisierender Strahlen ist ihre schädigende oder vollständig zerstörende Wirkung auf normale Zellen, die für verschiedene Zelltypen auch jeweils unterschiedliche Dosierungen erfordern. Lebendes Gewebe kann nach Einwirkung der Strahlen dann wiederhergestellt werden, wenn die Strahlenbelastung nicht so stark war, dass sie zum Zelltod führen konnte. Genau deshalb sind Röntgen-, Gamma- und andere Strahlen für den Menschen äußerst gefährlich. Kein Wunder, dass der Erfinder selbst, *Wilhelm Conrad Röntgen,* für seine Erfindung mit dem Leben bezahlt hat und an Darmkrebs gestorben ist. Wir kennen auch die tragischen Folgen des Unfalls im Kernkraftwerk Tschernobyl, als die Opfer nach mehreren Monaten oder Jahren erkrankten und an Krebs starben. Aber wie wir bereits wissen, ist Strahlung für Trichomonaden ein Stimulator für die Aktivierung ihrer Vitalaktivität. Daher hätte man die Körper von bestrahlten Tschernobyl-Opfern noch vor ihren Krebs- und Herzerkrankungen auf Parasiten und Mikroben untersuchen und sie ausleiten sowie Verfahren zur Wiederherstellung ihrer Gewebezellen durchführen müssen. Somit stellt sich die Frage: Ist es ratsam, Strahlung zu verwenden, wenn sie den Trichomonaden „in die Hand" spielt, aber nicht der betroffenen Person? Ich bin sicher, dass jeder, der mit meiner Arbeit vertraut ist und sich zumindest gedanklich in den Patienten versetzen kann, dem diese Behandlungsmethode angeboten wird, kategorisch erklären wird: „Nein!" (Obwohl die lokale Bestrahlung, die den Tumor zur Desintegration zwingt, vor der medikamentösen Behandlung eingesetzt werden kann – denn dadurch werden Trichomonaden, die ins Blut gelangen, für Medikamente leichter zugänglich.)

Und dennoch „übertrifft" die Bestrahlung in Bezug auf die Heilbarkeit die Chemotherapie. Warum ist Letztere schädlicher? Die Sache ist die: wenn der Patient auf die Bestrahlung gut vorbereitet ist und sein Körper mit Bleiplatten geschützt wird, werden die ionisierenden Strahlen auf den Tumor konzentriert und das Feld der krebserzeugenden Wirkung der Strahlung auf den Patienten wird so eingegrenzt. Eine andere Sache ist die Chemotherapie. Hier werden giftige Substanzen, die für Menschen (und Trichomonaden) fremd und schädlich sind, in das Blut eines Menschen injiziert, der bereits durch Krankheit geschwächt ist. Sie vergiften seinen Körper noch mehr und unterdrücken die sowieso nur noch schwach vorhandene Immunität. Ziel dieser Aktion ist es, die uneingeschränkte Reproduktion vermeintlich transformierter Zellen zu stoppen. Tatsächlich handelt es sich jedoch um einzellige Parasiten, die, wie wir bereits wissen, auf Reizungen mit Verbreitung im gesamten Körper und mit einer verbesserten Fortpflanzung reagieren. Und das Ergebnis ist das Gegenteil von dem, was erwartet wurde: Es ist nicht der Patient, der überlebt, sondern die Krankheitserreger, die von den Onkologen nicht ausgerottet werden konnten.

Deshalb ist es völlig unverständlich: Warum sollten einem Patienten oder einer Patientin alle drei Behandlungsarten verschrieben werden: erst Operation, dann Bestrahlung und schließlich Chemotherapie? Indem die Ärzte eine Therapie nach der anderen beim Patienten anwenden, also auf ein Karzinogen ein anderes folgen lassen, reduzieren sie den Prozentsatz der Heilung auf ein Minimum. Oft streiten die Ärzte über die Reihenfolge der „Heilmethoden“, wie Künstler vor dem Auftritt – wer ist der Erste? Zum Beispiel schlägt ein Radiologe vor, einen Tumor zu bestrahlen, um dann einem Chirurgen Platz zu machen. Und er, der über die Fähigkeit von Krebszellen sich zu desintegrieren Bescheid weiß, widerspricht sinnigerweise: „Wenn Sie bestrahlen, gibt es nachher nichts herauszuschneiden.“ Dann schiebt der Radiologe sein Gegenargument vor: „Wenn Sie es rausschneiden, haben wir nichts zu bestrahlen.“ Wie Sie sehen, handelt es sich nicht um eine wirksame Heilung für den Patienten, sondern um die Teilnahme an Routinearbeiten, bei denen weder Herz noch Verstand oder Talent gebraucht werden. Es hört sich makaber an, aber in Wahrheit geht es hier schlicht um Auftragsbeschaffung auf Kosten der Patienten.

Aber manchmal reicht schon eine Chemotherapie aus, damit selbst ein erhaltenes Leben keine Freude ist. Als Beispiel möchte ich das Drama einer einst glücklichen Familie anführen, das ich bereits erwähnt habe. Nachdem er mehr als 20 Jahre mit seiner Frau zusammengelebt hat, hat der Ehemann seine fürsorgliche Haltung gegenüber seiner Ehepartnerin nicht verloren. Doch einmal klopfte das Unglück an der Tür: Die Frau bekam einen Brusttumor. Sie wurde ins Krankenhaus eingeliefert und bestrahlt. Ein fürsorglicherer Ehepartner ist kaum vorstellbar. Der Mann änderte seinen Arbeitsplan und begann am Abend zu arbeiten, um jeden Tag am Bett seiner Frau zu verbringen. Und er war glücklich, als er erfuhr, dass seine Frau nicht den lange bekannten P- oder Gammastrahlen ausgesetzt sein würde, sondern neueren, „kosmischen", deren therapeutische Wirkung große Hoffnungen weckte. Leider erfüllten sich diese Erwartungen nicht: Die sogar noch stärkeren Strahlen zerstörten den Tumor nicht, sondern lösten ihn nur auf, und die Krebszellen drangen in die Beinvenen ein, wodurch eine starke Thrombose entstand. Nach weniger als zwei Jahren amputierten Chirurgen das Bein. Sie können sich vorstellen, welchen Schock diese eng verbundene Familie im Zusammenhang mit dem Verlauf und dem Ausgang dieser schrecklichen Krankheit erlebte. Und es ist unwahrscheinlich, dass sie sich jemals von der Katastrophe erholen werden, die plötzlich und dauerhaft in dieses Haus gekommen ist.

Ein solches Unglück ist jedoch nicht selten, es kommt jeden Tag zu vielen Familien. Deshalb sollten wir eine wichtige Schlussfolgerung aus dem vorgenannten Beispiel für uns selbst ziehen: Liebe bedeutet nicht nur „seufzend auf der Bank zu sitzen und bei Mondlicht spazieren zu gehen", oder in einer extrem schwierigen Situation einen täglichen Besuch im Krankenhaus zur Ermutigung des geliebten Kranken zu absolvieren, sondern noch viel mehr. Wenn solche Probleme ins Haus kommen, ist die Liebe allein kein Helfer. Es ist notwendig, Intelligenz und harte, nicht sehr angenehme Arbeit auf sich zu nehmen, um mit der Krankheit fertig zu werden. Noch besser wäre es jedoch, diese vielfach als unheilbar eingestuften Krankheiten im

Vorfeld zu verhindern. Dabei wäre eine Umstellung der Medizin auf Vorbeugung solcher Krankheiten sehr hilfreich.

Krebs – Endstadium der Trichomoniasis

Leider haben die Ärzte immer noch nicht die volle Komplexität des Problems von Krebs und anderen unheilbaren Krankheiten erkannt. Zu Beginn des 19. Jahrhunderts, nachdem sie die damals herrschenden Epidemien besiegt hatten, entschieden sie, dass die Probleme der menschlichen Krankheiten gelöst wären. Und die Medizin hob sich autonom von der großen Biologie ab, zu deren Bestandteilen sie gehörte. Dann teilte sie sich in zahlreiche Disziplinen auf: Epidemiologie, Kardiologie, Pulmonologie, Gastroenterologie, Onkologie und andere. Gleichzeitig wurde der Mensch in getrennte Organe und Systeme zerlegt. Seitdem begann jeder Arzt, sich zu spezialisieren, einzelne Organe und Krankheiten zu behandeln, aber nicht die Person als Ganzes. Die Erfahrungen ihrer glorreichen Vorgänger bei der erfolgreichen Bekämpfung von Epidemien wurden praktisch nicht berücksichtigt. Diese hatten aber erst dann ihre hervorragenden Ergebnisse erzielen können, als die biologischen Erreger dieser Krankheiten zu Objekten ihrer Studien wurden und Arzneimittel und Impfstoffe gegen sie entwickelt worden waren.

Warum konnten moderne Wissenschaftler die Erreger unheilbarer Krankheiten des 20. Jahrhunderts – Krebs, Herz-Kreislauf-Erkrankungen, Diabetes, Schlaganfall und andere – nicht identifizieren? Anscheinend liegt der Grund im Stereotyp und in der Trägheit des Denkens. Tatsache ist, dass Wissenschaftler, indem sie die Erreger früherer Epidemien besiegten, das Gleichgewicht der mikrobiellen Kräfte im menschlichen Körper gestört haben, ohne sich darüber im Klaren zu sein. Als aggressive Bazillen und Viren unterdrückt wurden, konnten die einfachsten, zuvor in der latenten (verborgenen, von außen nicht offensichtlichen) Form existierenden Erreger, ihre „Köpfe“ erheben. Ihr Verhalten und ihre Immunreaktion auf einzellige Parasiten waren jedoch völlig unterschiedlich. Die Ärzte haben sich daran gewöhnt, dass der Mensch, der von einer bakteriellen oder viralen Infektion betroffen ist, seit vielen Jahrtausenden seine Krankheiten mit ausgeprägten, akuten Symptomen in Verbindung bringt – Fieber, Kopfschmerzen, Erbrechen, Durchfall, Bewusstlosigkeit. Und als diese Symptome und die damit verbundenen Krankheiten nicht mehr auftraten, beschlossen die Ärzte, dass alle Menschen nicht nur gesund, sondern auch einfach steril wurden. Daher begannen Spezialisten, das Auftreten neuer Krankheiten, wie Krebs oder Herzinfarkt und viele andere Krankheiten, mit der Person selbst in Verbindung zu bringen – als Ergebnis seiner schlechten Gewohnheiten und schlechten Ökologie würden normale Zellen beginnen, sich in Tumorzellen zu verwandeln, und Stressfaktoren würden zur Bildung von Blutgerinnseln aus den Blutplatten beitragen.

Tatsächlich wurden die „schnellen" Infektionen, hervorgerufen durch Bakterien und Viren –, die Täter der Epidemien – durch „langsame und klevere" Invasionen von einzelligen Parasiten und vor allem Trichomonaden abgelöst. Im Gegensatz zu ihren kleineren, aber schnelleren Vorgängern wirkten Trichomonaden nur allmählich, ohne deutlich ausgeprägte Symptome. Während die Parasiten gleichzeitig die Immunität schädigten und die Organismen der Patienten zerstörten, blieben sie unbemerkt. Und je länger die Wissenschaftler es nicht bemerkten, desto aktiver eroberten einzellige Parasiten den menschlichen Körper und unterminierten die Gesundheit immer weiterer Generationen. Nicht zuletzt kommt der langsamen Entwicklung der verschiedenen Krebsarten eine besondere Rolle zu. Beispielsweise zeigten sich zu Beginn, als sich die Trichomonaden in den 1930er Jahren im menschlichen Körper durchzusetzen begannen, die begeißelten vaginalen Trichomonaden am deutlichsten und aggressivsten. Dies erklärt sich durch die Tatsache, dass ihr Lebensraum das weibliche Genital war, das reich an glykogenhaltiger tierischer Stärke ist. Infolgedessen litten Frauen an sogenannten spontanen Abtreibungen, unter Trichomonas-Kolpitis, Früh- und Fehlgeburten.

Bei Männern hatten es die urogenitalen Trichomonaden nicht ganz so leicht, da es weniger gute Nahrung gab, wenn man die Hoden nicht mitzählte, in denen sie sich von Sperma ernährten und somit die männliche Unfruchtbarkeit verursachten. Daher waren die Trichomonaden bei Männern meistens „verkümmerter" und weniger beweglich. Dennoch, während sie sich langsam in den Genital- und Harnorganen vermehrten, verengten sie die Lücken in den Blutgefäßen und Kanälen, wodurch sie zu Verursachern von Impotenz und Harnproblemen wurden.

Leider ist die Masseninfektion der Menschen nicht auf Trichomonaden begrenzt. In der Tat hat es in den letzten Jahrzehnten, insbesondere seit der sexuellen Revolution, eine beispiellose Infektion von Menschen mit zahlreichen pathogenen Infektionen gegeben. Unter ihnen: Bakterien – Chlamydia, Streptococcus, Staphylococcus, Gardnerella; Viren – Herpes-simplex-Virus, Cytomegalievirus, HIV; Rickettsien – Mykoplasmen, Harnstoffplasmen sowie viele andere Krankheitserreger. Diese Mikroben konnten nicht wie früher die Pestbazillen oder das Schwarzpockenvirus die Trichomonaden unterdrücken und verdrängen. Es gelang ihnen jedoch, die Parasiten zu einer defensiven Position zu zwingen. Erstens mussten die Trichomonaden unter ihrem Ansturm den Geschlechtsbereich verlassen und in die darüber liegenden Organe übersiedeln, wobei sie die begleitende Mikroflora in sich selbst oder auf ihrer Oberfläche mitnahmen. Das gleiche geschah beim Eindringen von Parasiten in die Blutbahn. Zweitens begannen die sich viel schneller vermehrenden pathogenen Mikroben, Trichomonaden aus dem Blut zu verdrängen und sie dazu zu bringen, ihre „Festungen" aufzubauen. Mit anderen Worten, Trichomonaden mussten den Blutkreislauf verlassen, die zystoide oder knospende Form annehmen und an den für sie günstigsten Stellen lebensfähige Kolonien bilden: in Organen, Geweben oder Blutgefäßwänden. Diese mit Bindegewebe bedeckten Trichomonaden-Kolonien unterschiedlicher Lokalisation wurden von verschiedenen Experten auf ihre Weise bezeichnet: Onkologen nannten sie – solider Tumor oder Aszites-Tumor, Kardiologen sprechen von Thrombus oder Plaque.

Hier möchte ich Sie noch einmal an den Einfallsreichtum der Trichomonaden erinnern, die sogar unsere eigenen Zellen nutzen können, um sich zu schützen. Beispielsweise produzieren Trichomonaden auf der Flucht vor aggressiven Mikroben und den von ihnen unterdrückten Resten der Immunität das Enzym Tilacogen, das zu einem reaktiven Wachstum von immunkompetentem Bindegewebe führen kann, das wie eine Decke die Trichomonaden bedeckt. So entstehen gutartige Tumore. Und es ist den Onkologen bekannt: Jeder Tumor ist durch eine Bindegewebskapsel von den darunter liegenden Geweben abgegrenzt.

Aber im Laufe der Zeit, wenn die Immunität des Körpers unter dem Einfluss vieler äußerer und innerer Faktoren praktisch unterdrückt wird und das Blut seine karzinolytischen Eigenschaften verliert, keimen die aktivierten „Tumorzellen“ durch die sie umgebende Kapsel, indem sie es mit einem anderen Enzym, der Hyaluronidase, auflösen. So wird aus einem gutartigen Tumor ein bösartiger, und die Metastasierung beginnt, d. h. die Wanderung von „vagabundierenden“ Trichomonaden.

Mein Vorschlag für die Vorbeugung und Behandlung von Krebs und anderen Erkrankungen ist deshalb eine vierstufige Therapie. Sie umfasst:

- Die Reinigung der inneren Organe
- Eine Ernährungsumstellung und Versorgung mit Vitaminen und Spurenelementen
- Medikamentöse Behandlung gegen Keime und Parasiten
- Immunstärkung

In diesem Buch werden wir uns verstärkt mit der 3. Stufe befassen. Leider manifestiert sich die Trichomoniasis – im Anfangsstadium lange vom Patienten nicht bemerkt – schließlich in akuten und chronischen Krankheiten, die nicht durch Ansteigen der Temperatur (oftmals nicht erhöht) bekämpft werden, und durch das Auftreten eines Tumors mit immer stärkeren Schmerzen. So kommt das letzte Stadium der Trichomoniasis – Krebs. Erst dann ist die Krankheit für Onkologen von Belang. Aber anstatt den Patienten zu behandeln und ihn bei gleichzeitiger Immunitätsstärkung von den Krankheitserregern zu befreien, lenken sie ihre Behandlung nur auf den Tumor und unterdrücken dabei die Abwehrkräfte des Körpers noch mehr.

Und was auffällt: Im vergangenen Jahrhundert wurde so behandelt, heute wird so behandelt, und sie scheinen im neuen Jahrtausend nichts ändern zu wollen. Mit anderen Worten, während die wissenschaftliche Onkologie auf der Stelle tritt und um Hypothesen über nicht existierende Zellmutationen kreist, schreitet die praktische Medizin noch weiter zurück und intensiviert und verschärft ihre Angriffe auf die Organismen von Patienten. Wenn zum Beispiel früher eine Konsultation über einen Patienten stattgefunden hat, in der entschieden wurde, wie er behandelt werden soll: Operation, Bestrahlung **oder** Chemotherapie, dann werden heute die erste, zweite und dritte Methode fast allen verschrieben. Aber wenn Sie einen Patienten, der an Krebs leidet, durch alle drei „Höllenkreise" führen, was bleibt dann von ihm? Und das, unbeachtet der hohen materiellen Kosten für die medizinischen „Dienste", die Körper und Seele schädigen. Daher die Schlussfolgerung: Das beste Heilmittel für alle unheilbaren Krankheiten, einschließlich Krebs und Herzinfarkt, ist, den Verstand zu benutzen und mit Fleiß an sich selbst zu arbeiten. Lasst uns diese beiden Eigenschaften also für unsere Gesundheit und unser effizientes Leben auf der Erde maximal nutzen!

Die dritte Behandlungsetappe – nur nach der ersten und zweiten!

Jede Krankheit, die nicht durch ein Trauma verursacht wird – mechanisch, chemisch, physikalisch oder mental –, ist die Reaktion des Körpers auf biologische Krankheitserreger. Diese Reaktionen können in Stärke und Ausdruck unterschiedlich sein und hängen in erster Linie von der Art der Infektionen und Invasionen, der Lokalisierung von Krankheitserregern im Körper des Patienten sowie dem Zustand seiner Immunkräfte ab. Dementsprechend kann eine Krankheit vollständig geheilt werden oder zum Tod führen. Daher möchte ich hoffen, dass jetzt viele Menschen den Unterschied zwischen epidemiologischen Krankheiten, die durch Monoinfektionen wie beispielsweise das Influenzavirus oder den Pestbazillus verursacht wurden, und vielen chronischen Krankheiten, die im 20. Jahrhundert verstärkt auftraten und schließlich zu tödlichen wurden – Krebs, Herzinfarkt, Schlaganfall –, verstehen. Die Besonderheit der Letzteren ist genau die Tatsache, dass sie, wie ich sage, gebildet werden, wenn es nicht einen, sondern mehrere Krankheitserreger gibt: ein- und mehrzellige Parasiten, Pilze, Bakterien, Rickettsien und Viren. Dabei ist der einzellige Parasit Trichomonade oft ein unverzichtbarer Bestandteil derart vielfältiger mikrobieller Gemeinschaften im Körper von Patienten.

Dieser Einzeller wird leider oft unterschätzt und seine Rolle in der Ätiologie unheilbarer Krankheiten wird angesichts der Unvollkommenheit der angewandten Analysemethoden so gut wie nie entdeckt. Kurz gesagt, einerseits werden Trichomonaden von Ärzten ignoriert und andererseits sind sie so gut an die Existenz im menschlichen Körper angepasst, dass sie sich leicht der Immunität entziehen und lange Zeit unbemerkt bleiben, bis sie ihre zahlreichen Kolonien bilden – Blutgerinnsel, Verwachsungen und Verkapselungen bzw. „Trichomonaden-Sarkophage", wie ich sie bezeichne.

Darüber hinaus spielen Trichomonaden ab dem Zeitpunkt ihres Eintritts in den menschlichen Körper eine vielschichtige Rolle bei der Verbreitung, Aufrechterhaltung und Intensivierung verschiedener Infektionsprozesse. Tatsächlich dringen mit ihrer Hilfe dieselben Chlamydien aus der Sexualsphäre in das Blut, die Gebärmutter und andere darüber liegende Organe ein. Tatsache ist, dass Chlamydien zwei Arten der Existenz haben: frei lebende und parasitäre. Im letzteren Fall werden Trichomonaden zu ihrem Wirt und sogar zur „Entbindungsklinik", wobei sie (bis zu einem gewissen Punkt) ein Zufluchtsort für die Fortpflanzung von Mikroparasiten bleiben, die darin ihre Mikrokolonie bilden. Deshalb sind Ärzte nicht in der Lage, Chlamydien zu vernichten, weil sie die Existenz von Trichomonaden im menschlichen Körper und ihre wichtige Rolle bei der Entwicklung und dem Verlauf vieler moderner Krankheiten nicht berücksichtigen. Daher tritt die Krankheit einige Zeit nach Ende eines langen Behandlungsprozesses erneut auf, wenn nur die frei lebenden

Elementarkörperchen von Chlamydien zerstört werden. Dies geschieht aufgrund der Freisetzung von Mikrokolonien aus Trichomonaden, in denen retikuläre Körper von Chlamydien sich verstecken. Wenn also Trichomonaden nicht aus allen Einkapselungen entfernt und nicht zerstört werden, bleibt die Chlamydieninfektion bestehen, da Antibiotika, die gegen Chlamydien eingesetzt werden, Trichomonaden nicht beeinträchtigen.

Und schließlich dürfen wir einen weiteren wichtigen Faktor nicht vergessen. Wie seinerzeit die Experimente von Parasitologen der 1960er Jahre gezeigt haben, traten bei der kombinierten Wirkung von Trichomonaden und pathogenen Mikroben in den Organismen von Versuchstieren starke zerstörerische Prozesse auf, die um ein Vielfaches höher waren als die Summe ihrer pathogenen Wirkungen, wenn sie getrennt aktiv waren.

Neben Trichomonaden und verschiedenen Mikroben, die sie begleiten, parasitieren bekanntlich auch Candida-Pilze im menschlichen Körper. Ihr für die Immunität verborgener Aufenthalt ist visuell leicht zu erkennen, wenn man im Spiegel auf die Zunge schaut – buchstäblich jeder wird eine weiße Patina sehen. Dies ist eine Pilzplantage, die entlang der Schleimhaut der Speiseröhre tief in den Körper eindringt. Die akute Manifestation von Candidose tritt häufig bei Erkrankungen wie Stomatitis in der Mundhöhle und Soor im Genitalbereich auf. Früher wurde die Candidose durch langfristige Einnahme von inländischen Polyenantibiotika wie Nystatin und Levorin unterdrückt. Jetzt wird ein stärkeres importiertes Medikament namens Diflucan verwendet. Vergessen Sie jedoch nicht, dass die Behandlung von chronischen Krankheiten, die durch Pilze, Trichomonaden und die damit einhergehenden pathogenen Keime verursacht werden, wesentlich erfolgreicher ist, wenn Sie alle Teile des Verdauungstrakts von Toxinen, Schlacken, Schleim und Parasiten reinigen.

Danach müssen Leber und Gallenblase, Nieren und Blase von Steinen und Ablagerungen sowie das Blut von Giftstoffen gereinigt werden, damit diese Organe die giftigen und schädlichen Substanzen, die beim Absterben der Krankheitserreger auftreten, wirksamer neutralisieren und entfernen können.

Es ist auch sehr wichtig, dass der dritten Behandlungsstufe nicht nur die erste, sondern auch die zweite Stufe vorangeht, die wie die erste, ein Leben lang durchgeführt wird. Diese zweite Stufe umfasst die Versorgung des Körpers mit Vitaminen und Mikro- und Makroelementen. Natürlich ist es auch wichtig, die Ernährung entsprechend umzustellen. Es ist jedoch zu beachten, dass der Übergang zur individuellen Ernährung, insbesondere wenn er abrupt vorgenommen wird, vom Körper definitiv bemerkt wird. Und dies kann sich in bestimmten und manchmal sogar etwas schmerzhaften Reaktionen äußern. Erschüttern Sie deshalb Ihren Körper nicht mit undurchdachten und teils gefährlichen medikamentösen oder Nahrungsmittelattacken, lassen Sie keine neuen Infektionen und traumatischen Behandlungen zu, sondern achten Sie auf die Sauberkeit Ihrer Organe und gehen Sie unermüdlich Ihren eigenen Weg zur Gesundheit.

Aber diejenigen, die bereits chronische Krankheiten entwickelt haben, möchte ich an das Axiom erinnern: Die dritte Stufe – die medikamentöse Behandlung – sollte erst nach der ersten und zweiten begonnen werden!

Krebstod oder „Privileg" auf Selbstmord

Ich glaube, es ist an der Zeit, dass die Führung unseres Landes, die aktiv Reformen in den Bereichen Bildung, Armee und innere Truppen durchführt, der Medizin mehr Beachtung schenkt, die aus irgendeinem Grund noch immer „im Schatten" bleibt. Doch hier erfährt der Staat die spürbarsten menschlichen und materiellen Verluste*. Schließlich ist das Gesundheitsministerium eine Organisation, deren

* Die medizinische Grundversorgung in Russland ist laut Verfassung kostenlos. Finanziert wird sie über das System der „Obligatorischen Krankenversicherung". Die Beiträge der Krankenversicherung zahlt der Arbeitgeber (5,1 Prozent des Gehalts), für die nichtarbeitende Bevölkerung kommt der Staat auf.
Ärzte sind somit, im weitesten Sinne, Angestellte des Gesundheitsministeriums.

Ziel es ist, die Gesundheit zu erhalten und nicht vernachlässigte, chronisch gewordene Krankheiten, wie Krebs oder Diabetes, endlos zu therapieren. Natürlich sollten Ärzte regelmäßig ein angemessenes Gehalt erhalten, damit ihre Armut keine Bestechung rechtfertigt. Aber das Geld muss verdient werden! Allerdings nicht durch traumatische oder nutzlose, jedoch teure Behandlungen, sondern zum Schutz der Gesundheit der Menschen sollte Diagnose und erfolgreiche Heilung in den frühen Stadien der Krankheit erfolgen. Dafür ist es jedoch erforderlich, dass Mediziner, Mikrobiologen und Biologen ihre Anstrengungen bündeln und den theoretischen Hintergrund für das Auftreten unheilbarer Krankheiten überdenken, um ihre parasitär-infektiöse Ätiologie zu erkennen.

Solange dies aber noch nicht geschehen ist, sollten die Menschen selbst für ihre eigene Gesundheit sorgen, indem sie die Reinigung ihrer Organe in Angriff nehmen und auf die richtige Ernährung umstellen. Übrigens befassen sich jetzt nicht nur die „unteren Schichten" mit der Vorbeugung von Krankheiten, sondern auch die höheren Schichten. Laut Andrei Malachov, dem Sprecher der populären Fernsehsendung „Großer Abwasch", hat die Präsidialverwaltung auf eine Diät nach A. Volkov umgestellt. Ihre Bedeutung liegt darin, dass zunächst eine umfassende Analyse der Verträglichkeit des Körpers einer Person mit Lebensmitteln durchgeführt wird, die in einer Liste mit den 150 am häufigsten verwendeten Produkten aufgeführt sind. Anschließend sollte die dadurch ermittelte Diät sorgfältig befolgt werden.

Ich selbst habe mich vor vier Jahren auf Ernährung nach Trennkost umgestellt. Und seit ungefähr fünf Jahren (seit sich meine Lebensbedingungen normalisierten) reinige ich meine inneren Organe und fahre nun fort, den Verdauungstrakt, die Leber, die Nieren und die Lunge regelmäßig mit natürlichen Methoden zu reinigen.

Ich schildere in meinen Büchern diese vorübergehenden Meilensteine in der Hoffnung, Sie, liebe Leserinnen und Leser, an meinem eigenen Beispiel davon zu überzeugen, dass unsere Gesundheit in unseren Händen liegt! Dies ist jedoch eine dauerhafte, nicht immer angenehme Arbeit, die darüber hinaus den Einsatz von Intelligenz und Einfallsreichtum erfordert.

Also folgen wir, die „einfachen" Menschen, dem richtigeren Weg, reinigen zuerst alle Darmabschnitte von Schlacken, Giften und Würmern, um dann im zweiten Schritt auf die richtige Ernährung umzustellen, die uns mit den nötigen Ballaststoffen, Vitaminen und Mineralien versorgt.

Unheilbare Krankheiten – à la carte

Krebs, Herzinfarkt, Diabetes, Schlaganfall, Arthritis, Psoriasis und andere unheilbare Krankheiten kommen wie der Krieg in jedes Haus. Die Diagnose „Krebs" wird als Todesurteil empfunden, das den Willen des Patienten lähmt und den Angehörigen die Hoffnung auf Genesung ihrer Liebsten nimmt. Das belegen viele Beispiele aus dem Leben. Hier ist eines von ihnen.

Vor ungefähr einer Stunde rief mich ein Mann aus einem Vorort von Moskau an. Buchstäblich stotternd begann er zu erklären, dass er schon lange von mir wusste und sogar meine Bücher erwarb (aber er kam irgendwie nicht dazu, sie sorgfältig zu lesen, weil er sich für gesund hielt und das Material über Trichomonaden anscheinend als zu exotisch empfand). Dann setzte er seine Geschichte wie folgt fort: „Kürzlich wurde bei mir eine Punktion in den Darm gemacht und schließlich Tumorzellen auf dem Laborglas gefunden! Was soll ich tun?! Eine OP anstreben oder nicht? Wo finde ich einen Spezialisten, der mich führen würde? Schließlich wurde mir gesagt, ich solle morgen für eine zweite Punktion kommen. Und eine Woche später, nach den Feiertagen vom 8. März, soll eine Operation durchgeführt werden! Was tun?!"

Es ist bemerkenswert, dass der Mann auf meine Frage nach seinen gesundheitlichen Problemen sagte, er sei vollkommen gesund, „nur die Tumorzellen auf dem Laborglas ..." Ich stellte die zweite Frage: „Wenn Sie gesund sind, warum sollten Sie zu einem Onkologen gehen für die Tests?" Ich erhielt keine Antwort darauf. Gleichzeitig war so viel Angst in seiner zitternden Stimme, dass sie für zehn reichen würde. Dabei besteht kein Zweifel, dass wiederholte Punktionen und lähmende Angst schwerwiegende sekundäre Faktoren sind, die zu einem schnellen Tumorwachstum beitragen. Gerade das jedoch wird passieren, wenn keine geeigneten Maßnahmen ergriffen werden, denn den wichtigsten Faktor in diesem Fall, die Darm-Trichomonaden, hat jeder Mensch, vor allem, wenn er noch nie an seiner Gesundheit gearbeitet hat und genau diese waren auf dem Laborglas zu sehen.

Zusätzlich ist der Darm meistens noch mehr mit Bandwürmern, Ascariden, Madenwürmern, Pilzen, Schleim, Schlacken verstopft, und wer weiß noch womit. Ich habe natürlich keine Entscheidung für den Anrufer getroffen, sodass weder er noch die Ärzte mich verantwortlich machen könnten. Ich sagte zu ihm: „Nur Sie selbst können die richtige Entscheidung treffen. Sie haben die Wahl: Gehen Sie entweder zu den Ärzten zur Punktion und Operation oder reinigen Sie Ihren Darm von Parasiten und stellen Sie Ihre Ernährung um."

Und jetzt lassen Sie uns darüber nachsinnen, was hier passiert ist. Ich habe einen Anruf von einer praktisch gesunden Person erhalten, bei der Tumorzellen gefunden wurden (dies bestätigt nur die allgemein akzeptierte Vorstellung, dass Krebs unmerklich entsteht). Welche Operation wartet also auf diese Person? Wird der Chirurg den Darm aufmachen, die Tumorzellen abkratzen und ihn wieder zusammennähen? Oder schneidet er ihm einen Teil des Darms heraus? Selbstverständlich das Letztere. Infolgedessen werden Regierungsgelder für „*Sisyphos*-Arbeit" verschwendet und eine völlig gesunde Person zu einem Invaliden gemacht. Und ich kann nur bitterlich ausrufen: „Wann werden unsere Ärzte, deren Zweck es ist, Menschen zu retten, anfangen, die administrative und strafrechtliche Verantwortung für ihre traumatischen und katastrophalen Behandlungsmethoden zu tragen?!"

Schon an dem obigen Beispiel wird deutlich, warum jeder, wie vor der Pest, Angst vor Krebs hat. Aber es scheint, dass Onkologen selbst und ihre gnadenlosen Methoden der sogenannten Heilung mehr Angst verursachen, als die Krankheit selbst, insbesondere im Anfangsstadium. Daher wird die Diagnose anderer unheilbarer Krankheiten wie Herzinfarkt oder Diabetes, Schlaganfall oder Arthritis, Psoriasis oder Multiple Sklerose etwas leichter aufgenommen. Doch sie sind nicht unbedingt weniger schmerzhaft und grausam.

All dies lässt sich an den gelegentlich wahrgenommenen Statistiken sowie an zahlreichen Telefonanrufen und Briefen aus verschiedenen Teilen unseres Landes sowie aus dem nahen und fernen Ausland ablesen. Waren es früher Klage-Botschaften oder Bitten um dringende Hilfe, so gibt es heute auch solche Briefe, in denen über die Bereitschaft berichtet wird, eine schreckliche Krankheit zu bekämpfen, erste kleine Siege zu verbuchen oder sogar Hilfe und Mitarbeit anzubieten. Und das erfüllt meine Seele mit Wärme und Stolz für diese intelligenten und standhaften Menschen.

Ich bin keine Ärztin, daher kann ich nicht von Fallbeispielen aus meiner Praxis berichten. Um Ihnen aber ein Bild der aktuellen Situation in der Medizin und vor allem in der Onkologie zu vermitteln, möchte ich auf Briefe zurückgreifen, die ich von zahlreichen Lesern meiner Bücher erhalte, und sie aus meiner Sicht kommentieren.

✧ ✧ ✧

Medizinische Tragödien in Briefen

Der erste Brief – aus Russland:

„Sehr geehrte Tamara Jakovlevna!*

Ich habe mich wieder einmal davon überzeugt, dass nichts im Leben zufällig passiert. Ich musste mit dem Nachtbus zu meiner 86-jährigen Mutter nach Noworossijsk fahren, um „zufällig" am Busbahnhof in Krasnodar auf Ihr Buch „Dem Mörder auf der Spur" zu stoßen. Ich sah nur einen Teil des Titels, da alles andere durch ein anderes Buch verdeckt wurde. Mein Bewusstsein registrierte, dass es sich um eine Kriminalgeschichte handelt (ich lese keine Kriminalromane, weil ich das für eine Zeitverschwendung halte), dennoch zog ich das Buch halb unbewusst aus dem Regal. Und wissen Sie, ich erschrak förmlich, als ich die Fortsetzung des Buchtitels sah: „Das Geheimnis des Krebses wurde gelöst? ..." Ich wurde wie von einem Stromstoß durchbohrt, und meine innere Stimme flüsterte, dass dies mir von Gott geschickt wird. Übrigens war es das einzige Exemplar nicht nur in dieser Buchhandlung, sondern auch an der Bushaltestelle und am Bahnhof (sie befinden sich auf dem gleichen Bahnhofs-Vorplatz) – ich bin eigens durch alle Buchhandlungen gegangen.

In der Dämmerung des Bahnhof-Warteraums begann ich, das Buch durchzuschauen und konnte mich nicht mehr davon lösen. Fragmentweise las ich im Bus, als sie das Licht anmachten, und dann bei meiner Mutter, sobald ich die Schwelle ihres Hauses überquerte ... Es ist nämlich so, dass meine 23-jährige Tochter Ekaterina vor etwas mehr als einem Jahr krank wurde. Bei ihr wurde ein verhorntes Plattenepithelkarzinom 2.-3. Grades diagnostiziert.

Diese Diagnose hat mich wie einen Wurm zerquetscht. Innerhalb weniger Wochen verwandelte ich mich in eine kranke, gebrochene alte Frau. Ich schreibe dies nicht, weil ich mich bemitleide, sondern weil ich bereue, dass ich nach der Diagnose meiner Tochter nicht meinen ganzen Willen versammel-

* In Russland hat der vollständige Name drei Bestandteile: Vorname, Vatersname und Nachname - Tamara Jakovlevna Lebedewa, wobei als Anrede Vor- und Vatersname verwendet werden.

te, um ihr so viel wie möglich zu helfen, sondern ich habe das Leben und die Gesundheit meiner Tochter Onkologen überlassen. UND DAS WAR MEIN GRÖSSTER FEHLER!

Das einzige, was ich nur auf einer intuitiven Ebene entschied, war, den Segen für Katjuschas Behandlung vom Prior des Heilig-Geist-Klosters, Pater George, zu erhalten. Ansonsten habe ich mich auf die Ärzte verlassen. Und ihre Konsultationen beschränkten sich auf eine Aussage: Jegliche Verzögerung sei dem Tode gleich, eine radikale Behandlung, in diesem Fall die Bestrahlung, sei dringend notwendig.

Von Februar bis März 1998 wurde die Tochter in der regionalen onkologischen Klinik in Krasnodar einer harten Bestrahlung unterzogen – sieben intrakavitäre Bestrahlungen mit einer Gesamtdosis von 14 000 Rad. (Die Autorin: 100-400 Rad. verursachen bei einer einzelnen Bestrahlung den Tod nicht nur normaler Zellen, sondern auch von Mäusen; die einzelligen Parasiten aber halten mehr als 70 000 Rad. aus). Infolgedessen verlor die bereits verheiratete Tochter die Fähigkeit zu gebären. Zuvor hatte sie aufgrund der Unfruchtbarkeit ihres Mannes keine Kinder bekommen. Aber sie hatten alle Hoffnung auf seine Behandlung gesetzt und jetzt ist sie vergebens. Und obwohl Katja versucht sich tapfer zu halten, sehe ich, wie schwer es für sie ist, sich mit der Vorstellung abzufinden, dass sie jetzt – Ihren Worten nach – eine minderwertige Frau ist.

Aber eins nach dem anderen. Katja wurde mit der gleichen Diagnose entlassen, jedoch mit dem Nachsatz: „Primäre klinische Genesung.“ (?!) Diesen Nachsatz habe ich nicht verstanden, von welcher Genesung ist die Rede? Eine Frau Anfang 20 wurde ihrer Gebärfähigkeit beraubt. Gut, zumindest, so schien es, war die Krebsgefahr gebannt. Sie erhielt die 3. Invalidengruppe. Es scheint, dass alles besser wird, die Krankheit ist besiegt. Aber ... im September hatte sie Schleim und Blut im Stuhl. Die Ärzte haben keine Meinung dazu. Einige behaupten, dass dies ein Rückfall sei: der Gebärmutterhalskrebs gab Metastasen ins Rektum, andere wiederum, dass es sich um Post-Bestrahlungs-Rektitis, Morbus Crohn (mit Fragezeichen), unspezifische Colitis (mit Fragezeichen) handele. Die Tatsache bleibt: Im Rektum, 8-10 cm vom Anus entfernt, gibt es eine Art Neoplasie. Die ihm entnommenen Biopsien wurden einem Morphologen und einem histologischen Labor zur Untersuchung vorgelegt. Unabhängig voneinander fanden sie in ihnen keine Krebszellen.

Doch jetzt bin ich nicht mehr so vertrauensselig wie vorher. Ich las einen Berg von Literatur über Krebs noch einmal durch, aber nur Ihr Buch wurde für mich nicht nur eine Offenbarung, sondern auch eine Anleitung zum Handeln. Ich bin weit weg von der Medizin, aber es scheint, dass ich nicht die Fähigkeit verloren habe, logisch zu denken und mich von Wissenschaftsbehörden nicht blenden lasse. Ich habe Ihr Buch buchstäblich mit einem Bleistift in der Hand studiert. Habe es verglichen mit dem, was ich im letzten Jahr über Krebs gelernt habe, und ich bin absolut davon überzeugt, dass Ihre erstaunliche Krebstheorie wahr ist, dass sie die Menschheit vor dieser schrecklichen Krankheit retten wird.

Aber, mein Gott, wie viele Menschen, die gerettet werden könnten (wenn Ihnen die volle Unterstützung der Machthaber zukommen würde), werden in dieser Zeit sterben, wegen der Trägheit und des Konservativismus in der Wissenschaft!

Tamara Jakovlevna! Meine Liebe, ich bitte Sie, helfen Sie meiner Tochter, um Christi willen! Die „Primäre klinische Genesung" von Katjuschka ist gespenstisch. Es werden beobachtet: Müdigkeit, Kopfschmerzen, ungesunde Blutfarbe, geschwächte Immunität. Aber sie sagen zu mir: „Die Ergebnisse ihrer Blutuntersuchungen sind ausgezeichnet." Doch ich glaube Ihnen, wenn Sie warnen: „Lassen Sie sich nicht von guten Analysen täuschen ..."

Was tun???

Tamara Jakovlevna! Sie wissen, wie schrecklich es ist, zu sehen, dass Ihre Nächsten in Lebensgefahr sind, und man nicht in der Lage ist, zu helfen. Und jetzt, dank Ihres Buches, habe ich einen Hoffnungsschimmer. Ich glaube, dass Sie sich in den Schmerz anderer einfühlen können und nicht an unserem Unglück vorbeigehen werden.

Während der monatelangen Tortur mit Katja in onkologischen und anderen Krankenhäusern war ich überzeugt, dass die Ärzte ein monströses Experiment an Patienten durchführten: Würde sie überleben – würde sie nicht überleben? Sie selbst sind sich über gar nichts sicher, sind aber in den meisten Fällen einfach davon überzeugt, dass der/die Patient/in ohnehin zum Tode verurteilt ist.

Wir sind bereit, nach Ihrer Methode behandelt zu werden (4 Stufen + Rezepte des Überlebens). Aber welche der Rezepte eignen sich am besten für die Diagnose von Ekaterina? Muss der Ehemann von Katja gegen Trichomoniasis behandelt werden? Wenn ja, wie fange ich an? Mit Labortests? Aber wenn dort „blinde" Mikroskope sind? Oder vielleicht sind diejenigen, die sie untersuchen, nicht bereit (oder nicht in der Lage), über die üblichen Labortests hinauszugehen?

Und wieder komme ich auf die Idee, die Überzeugung, dass Gott der Herr mir die Informationen über Sie gesandt hat. Ich hoffe auf Ihre baldige Antwort und noch mehr auf Ihre konkrete Hilfe. Wir können nur noch auf Gott und auf Sie hoffen. Gott segne Sie!

Mit tiefer Verehrung, S. T."

Der zweite Brief – aus Russland:

„Hallo, liebe Tamara Jakovlevna!

Es schreibt Ihnen Tatjana A. aus St. Petersburg. Es ist so, dass der Ehemann meiner Schwester an Krebs starb, nachdem er sich am Dickdarm im Rektalbereich operieren ließ. Die Ärzte konnten ihm nicht helfen. Ich wollte helfen, wusste aber nicht wie.

Einmal habe ich zufällig Ihre Broschüren „Krebs – das ist sehr kompliziert" und „Trichomonade – der Krebserreger" gesehen und gekauft. Nachdem ich sie gelesen hatte, gab ich sie meiner Schwester. Ich stimme Ihrer Theorie voll und ganz zu. Viele Männer sterben jetzt an Krebs. Als ich das Onkologie-Krankenhaus in Mochovaya besuchte, in dem mein Schwager lag, sah ich viele Patienten im Alter von 17 bis 70 Jahren mit postoperativen Dauerkathetern, Urinbeuteln und Stomabeuteln.

Nachdem sie die Broschüren gelesen hatte, wandte sich meine Schwester an die Ärzte mit der Bitte, ihren Ehemann Metronidazol zu verabreichen, aber sie sagten, dass dies nicht helfen würde. So verstarb er am 27. Juli 2000. Ich überzeugte meine Schwester, dass sie und ihre Tochter eine Behandlung zur Krebsprävention beginnen sollten.

Um meine Gesundheit steht es auch nicht sehr gut. Von Geburt an hatte ich diverse Infektionen: Windpocken, Masern, Mumps, häufige Erkältungen, Halsschmerzen, Entzündungen und Verdunkelungen der Lunge.

Mit 14 Jahren wurde mir der Blinddarm entfernt. Mit 18 Jahren entdeckte ein Gynäkologe eine Zervixerosion, aber ich war schwanger und so wurde nichts dagegen unternommen. Nachdem ich meine Tochter zur Welt brachte, wurde mir vom Gynäkologen gesagt, dass nichts gefunden wurde. Mit 22 Jahren wurden die Mandeln auf Drängen des HNO-Arztes und des Therapeuten entfernt, weil das Herz anfing, unregelmäßig zu schlagen – Arrhythmie. Dann folgten die Diagnosen: Pyelonephritis, Cholezystitis, Gastroduodenitis, linksventrikuläre Hypertrophie, Schilddrüsenerkrankung, Osteochondrose.

Im Jahr 1990 – eine neue Operation: der linke Lappen der Schilddrüse wurde entfernt. Dann die Diagnose: Uterusmyome, eine Zyste am linken Eierstock. Wieder eine Operation – die Zyste wurde entfernt. Hämorrhoiden traten bereits nach der ersten Geburt auf und nach Operationen an der Schilddrüse begannen sie zu bluten. Die Interkostalneuralgie wurde bereits 1987 festgestellt. Der Schmerz im rechten Unterbauch wurde auf Verwachsungen nach der Operation des Blinddarms zurückgeführt.

1992 bestand ich nach schwerem Stress und versehentlicher Vergiftung – Unverträglichkeit mit vielen Medikamenten – darauf, von einem Neurologen untersucht zu werden. Es wurden „venose Stagnation in den oberen Bereichen des Gehirns“ und noch irgendetwas anderes entdeckt. Im Februar 2000 wurde ich wegen Blutungen von Hämorrhoiden operiert, da das Hämoglobin bis auf 49 Einheiten abnahm. Bei der Untersuchung im Krankenhaus stellten sie eine chronische atrophische Gastritis fest. Nachdem ich das Krankenhaus verlassen hatte, befolgte ich alles, was der Chirurg, der mich operiert hatte, mir riet zu tun. Aber ich fühlte mich immer noch so, als wäre es nicht mein Körper.

Nach dem Tod meines Schwagers konnte ich lange Zeit nicht mehr zu mir kommen, denn er war erst 50 Jahre alt. Nachdem ich die Broschüre von meiner Schwester zurückgeholt und sie noch einmal gelesen hatte, beschloss ich, mich mit meiner Gesundheit zu befassen. So langsam fühle ich jetzt, dass mein Körper zum Leben zurückkehrt. Ich denke, dass ich mit der Zeit vollständig genesen werde.

Auf Wiedersehen. Mit Hochachtung, T. A.“

Dritter Brief – aus Russland:

„Verehrte Tamara Jakovlevna!

Es schreibt Ihnen E. M., ein Rentner, der in der Stadt Orjol lebt. Ich wende mich an Sie mit der Bitte, mir zu helfen, meine Krankheit zu verstehen.

1978 diagnostizierten die Urologen bei mir eine Trichomonas-Prostatitis, und ich wurde zwei Jahre lang behandelt. Im Jahr 1980 wurde in den Analysen keine Trichomonaden mehr gefunden und die starken Schmerzen in der Hodengegend verschwanden. Aber 17 Jahre später, 1998, traten nach schwerer Unterkühlung wieder starke Schmerzen in meinem Perineum auf. Und im fünften Monat der Krankheit kam noch Hämospermie hinzu. Wiederholte Tests für Trichomonaden und Mikroflora führten zu negativen Ergebnissen – die Kulturen waren steril. Was kann dann der Erreger einer solchen Langzeiterkrankung sein?

In Ihren Büchern schreiben Sie, dass Sie das Blut von Menschen aus verschiedenen Regionen des Landes untersucht und studiert haben. Das brachte mich dazu, Sie um Hilfe zu bitten. Angesichts der Hoffnungslosigkeit meiner Gesundheit bitte ich Sie dringend, mein Blut und, wenn möglich, das Ejakulat zu untersuchen, um die Ursache meiner fortschreitenden Krankheit festzustellen, was mich an den Rand einer Katastrophe führt, da ich keine moralischen und physischen Kräfte mehr habe, um meine Krankheit ohne Hoffnungsschimmer zu bekämpfen. Die Urologen können und wollen das Wesen meiner Krankheit nicht verstehen, und jede Behandlung wird auf eine konstante, seit drei Jahren verschriebene Verwendung von Antibiotika und Uroseptika reduziert, wobei der Grundsatz der Medizin missachtet wird – erst den biologischen Erreger zu bestimmen und dann die Behandlung festzulegen.

Infolge dieser Behandlung können Urologen den Entzündungsprozess in der Prostata und den Samenbläschen seit drei Jahren nicht stoppen.

In Ihrer wissenschaftlichen Forschung sehe ich die letzte Hoffnung für mich. Deshalb bitte ich Sie, mein Blut und wenn möglich, das Ejakulat, auf biologische Erreger meiner Krankheit zu untersuchen. Wenn dies aus verschiedenen Gründen nicht möglich ist, wäre ich dankbar, wenn Sie mir zumindest mitteilen würden, an welche Fachleute ich mich wenden kann, um Hilfe zu erhalten.

Mit Respekt und Hochachtung, E. M.“

Der vierte Brief kommt aus der Ukraine:

„Guten Tag, sehr geehrte Tamara Jakovlevna!

Ich, ein Kardiologe, arbeite als Bezirksarzt in einem städtischen Krankenhaus. Ich verbeuge mich vor Ihnen für die Entdeckung, die Sie selbstlos für die Weltmedizin gemacht haben. Die Akademiker Trapesnikov, Chasov, Kuchartschuk, Osipov erkennen Ihre Entdeckung nicht an, nicht weil sie die ganze Trichomonaden-Wahrheit nicht verstehen oder nicht erkennen, sondern weil sie verbittert und beleidigt sind. Schließlich waren es nicht sie, die coolen Leuchten aus der Medizin, die eine so große Entdeckung machten, sondern die einfache Chemikerin Tamara Jakovlevna Lebedewa.

Ich selbst kann mich in Bezug auf Erfolge bei der Behandlung von Patienten mit Herzinfarkt, Schlaganfall und Onkopathologie nicht rühmen, weil ich selbst mit Trichomonas-Girlanden von Kopf bis Fuß behängt war und kaum zum Arbeiten kam. 1995 erlitt ich einen ischämischen Schlaganfall in der linken Hemisphäre vor dem Hintergrund einer 10-jährigen Hypertonie. 1998 erlitt ich einen Hinterwandinfarkt, der Blutzuckerspiegel stieg an, eine chronische Enterokolitis nach ausgestandener Ruhr vor 20 Jahren verschlimmerte sich stark usw.

Bereits vor Ihrer Entdeckung war ich von der Infektions-Ätiologie aller Krankheiten zu 100 % überzeugt. Bereicherte mein Wissen durch Ihre Bücher. Sie wurden mir von einer Moskovitin als Zeichen der Dankbarkeit mitgebracht – der Tochter eines Patienten, den ich von einer Wundrose am linken Bein geheilt habe, kompliziert durch eitrig-nekrotisches Abschmelzen von Muskeln und Unterhautfettgewebe.

In der Ukraine weiß man nichts über Ihre Entdeckung. Die Ärzte, mit denen ich über die Trichomonaden-Ätiologie von Krebs, Herzinfarkt, Schlaganfall, Diabetes, Multipler Sklerose und anderen Krankheiten sprach, waren schlicht ratlos, andere glaubten es nicht, obwohl sie keine eigenen Konzepte und Lösungsvorschläge hatten, nach 15 – 20 Jahren Arbeit in der Medizin. Deren Behandlungsmethoden sind so schlicht, dass es mich anekelt. Ich habe immer schon nicht an die Mutation einer gesunden Zelle geglaubt und nach Ihrer Entdeckung habe ich meine Einstellung zu vielen Fragen der Ätiologie und Behandlung komplett neu durchdacht.

Ich möchte Ihnen ein wenig darüber erzählen, wie ich mich selbst behandelt habe. Die üblichen Medikamente haben mir definitiv geholfen, aber nicht lange. Der Beweis dafür ist kein wiederholter Schlaganfall, sondern ein Herzinfarkt. Vom Regen in die Traufe, sozusagen. Für die Behandlung meines eigenen Herzinfarktes habe ich eine spezielle Methodik entwickelt.

Ich wünschte, die Beziehung zwischen Medizin und Zoologie würde wiederhergestellt. Schließlich leben viele Bioorganismen in der Natur 200-300 Jahre und noch mehr, insbesondere Schildkröten, Krokodile, Raben und viele andere. Ärzte sind jedoch überhaupt nicht daran interessiert, welche Eigenschaften dieser Organismen für die Langlebigkeit verantwortlich sind und welche Mikroorganismen sie als Parasiten beherbergen. Und wenn es solche nicht gibt, warum nicht? Ich finde es sehr traurig, dass unsere Medizin sich in eine fragmentierte Kleinunternehmensbranche verwandelt und von einer Heilkunst zum Geschäftsinstrument entwickelt hat. Dies ist meines Erachtens in erster Linie die Schuld des Staates, der die Gesundheitsbranche nicht als Staatszweig ansieht sondern sie für die Wirtschaft freigegeben hat. Jetzt gibt es eine Menge Freiheit für Ärzte, die, wie die Praxis zeigt, oft zufällige Menschen in der Medizin sind. Sie kümmern sich nicht darum, dass die so genannte konventionelle Behandlung den Kranken überhaupt nicht hilft, und traditionelle, alternative Heilmethoden vielen Ärzten unbekannt sind und sie auch nichts darüber lernen möchten.

Sie schreiben in Ihrem Buch, dass zystoide und amöboide Trichomonaden (wie runde Tumorzellen) zu Flagellaten werden können, nachdem sie ionisierender Strahlung ausgesetzt wurden. Dies ist ein direkter Beweis dafür, dass die Trichomonade die Krebszelle selbst ist und dies unter einem Mikroskop bestätigt werden kann. Dann habe ich eine Frage an Sie: Warum bieten Sie Ihr Konzept nicht für ein weiteres Studium im Ausland zum Wohle der gesamten Menschheit unseres Planeten an?“ Wenn die russischen Herren Wissenschaftler – Trapesnikov, Chasov u.a. – Ihr Konzept für spekulativ halten und offen über Ihre Entdeckung lachen, dann erscheint es mir sinnvoll, mit japanischen, deutschen, amerikanischen oder anderen Wissenschaftlern zusammenzuarbeiten. Mir scheint, dass eine solche Zusammenarbeit der gesamten Menschheit zugutekommen würde. Ihre Entdeckungen sind gut dokumentiert, und es wird nicht möglich sein, dass unsere ausländischen Kollegen diese für sich beanspruchen ...

Ich würde sehr gerne ständig mit Ihnen in Kontakt bleiben und auch die kleinsten Entwicklungen in der Behandlung von Trichomoniasis teilen. Jetzt ist Trichomoniasis für mich Krebs, es ist Herzinfarkt, Schlaganfall und all die anderen Syndrome (ich nenne sie nicht mehr Krankheiten) und ich werde sie als eine Krankheit des gesamten Organismus behandeln. Ich bin erst 45 Jahre alt, aber ich hoffe, dass ich meine Gesundheit wiederherstellen und Menschen, die so krank sind wie ich, zumindest einen gewissen Nutzen bringen kann.

Mit freundlichen Grüßen Dr. V. A.“

Der fünfte Brief, aus Deutschland:

„Guten Tag, liebe Tamara Jakovlevna!

Anfang Juni dieses Jahres traf ich im Kurort eine Frau, die mir sagte, sie habe ein Buch, dessen Autorin (d. h. Sie, Tamara Jakovlevna) behauptet, den Erreger einer Reihe von „unheilbaren“ Krankheiten identifiziert zu haben – die Trichomonade. Ich fragte: „Und glauben Sie das?“ Sie antwortete: „Warum nicht?“ Sie selbst war Krebspatientin und hatte nach der Operation eine Chemotherapie. Ihre Tochter ist psychisch krank. Sie hatte aber dank Ihrer Methode schon gewisse Erfolge erzielt. Daraufhin habe ich Ihr Buch gelesen und muss sagen: Für mich klingt Ihre Theorie absolut nachvollziehbar. Ich habe sofort mit den Ärzten gesprochen, aber sie waren natürlich skeptisch. Doch ich sagte, dass ich nicht mehr an das Märchen glaube, aus all meinen normalen Zellen könnten bösartige Zellen entstehen, denn ich bin seit mehr als 30 Jahren von starken chronischen Schmerzen geplagt, deren Ursache nicht bekannt ist. Zuerst wurde ich an einen Neuropathologen überwiesen, ich ging mit Ihrem Buch zu ihm, erzählte alles, zeigte Zeichnungen mit Trichomonaden ... Es stellte sich heraus, dass das Gespräch vergebliche Mühe war ... Die Labortests hätten keine Trichomonaden festgestellt. Er kam zu dem Schluss, dass mich Wahnideen verfolgen, dass ich psychisch krank sei und eine Behandlung brauche. Natürlich bin ich krank, aber nicht mein Gehirn oder meine Psyche sind es, die behandelt werden müssen.

Die Bekanntschaft mit Ihren Büchern hat bereits Früchte getragen: Ich bin von Depressionen befreit (!). Ich habe Ihnen geglaubt und ein Wunder geschah. Ihr Buch hat eine solche Resonanz in mir ausgelöst, dass ich mich buchstäblich zurückhalten musste, um nicht auf die Straße zu eilen und öffentlich zu schreien ... Früher war ich verschlossen und schüchtern, jetzt gibt es keine derartigen Probleme mehr. Ich treffe mich zweimal pro Woche mit einer Gruppe von Frauen, bringe Ihre Bücher mit, lese, wir diskutieren. Viele bestellen sich Ihre Bücher aus Katalogen.

Der Arzt, der mich mit einer Chemotherapie behandelt hat (ich vertraute ihm und behandelte ihn daher mit großer Sympathie und Respekt), sagte mir: „Wenn Sie dem glauben, warum lassen Sie sich dann nicht in Russland behandeln?" Er fragte, ob ich von einem Neuropathologen behandelt werde, und riet mir, einen aufzusuchen (wahrscheinlich auch, um den Verstand oder die Psyche zu behandeln). Er weigerte sich rundweg, mir trotz meiner Forderungen und Argumente 0,5 % Metronidazol zu geben: Immerhin hat der Gynäkologe im Kurort kürzlich bei mir Trichomonaden entdeckt.

Am Ende unseres Gesprächs sagte ich meinem Onkologen, dass für mich als Patientin und für die Millionen anderer Menschen, die nach offiziellen Statistiken täglich auf der Welt an Krebs sterben, es keine Rolle spielt, wer, wo und was entdeckt hat und in Zukunft entdecken wird. Es ist wichtig, dass uns die richtige, heilsame Behandlung verschrieben wird. Und wie man unschwer erkennt, heilen sie in der offiziellen Medizin bisher nirgendwo richtig.

Tamara Jakovlevna, Sie können sich in Ihrem neuen Buch auf mich beziehen und meine Korrespondenz nach eigenem Ermessen verwenden. Wie kann ich Ihnen noch helfen? Ich möchte, dass Ihre Bücher hier in deutscher Sprache veröffentlicht werden, und ich werde das erste Buch an alle alten Adressen senden, an die ich bereits Exemplare in russischer Sprache gesendet habe. Mit ihrer Hilfe hoffe ich, unter den hiesigen Bürgern Gleichgesinnte zu finden ...

Die Ärzte haben mich nicht nach Ihrer Methode behandelt, also habe ich das selbst übernommen: Ich machte viele verschiedene Einläufe mit

Kräuterbrühe, trank einen Sud aus Hafer, nahm getrocknetes Wermut, aß dazu gemahlene Nelken und trank frischen Karottensaft aus Rüben, Kohl und Gurken. Ich spreche darüber noch nicht mit den Ärzten.

Übrigens, im Wartezimmer des nächsten Arztes nahm ich, um mir die Zeit zu vertreiben, die Zeitschrift „Spiegel" in die Hand und las einen Artikel unter dem Titel: „Aufrecht sterben". In der Schweiz dürfen hoffnungslos Kranke, wenn auch Morphium nicht mehr hilft, Gift nehmen um zu sterben. Einerseits erscheint es menschlich. Andererseits dürfen sie sich – nach der „richtigen" Behandlung – nach Chemotherapie und Bestrahlung gnädigerweise ... umbringen!

Es tut mir leid, wenn ich Sie mit meinem Brief ermüde, aber für mich sind Sie ein Ventil, eine Quelle meiner Energie.

Ich wünsche Ihnen Gesundheit, Durchhaltevermögen und Mut für die wohltätige Arbeit, die Menschen vor den unheilbaren Krankheiten und dem Aussterben zu retten.

Mit Respekt und Dankbarkeit, Anna W."

Was wir aus den Briefen gelernt haben, möchte ich nun im Folgenden zusammenfassen. Die wohl tragischste Situation für eine Familie beschrieb die Autorin des ersten Briefes – eine unglückliche Mutter, deren Tochter an Krebs erkrankt war. Ein hartes Schicksal für die junge 23-jährige Frau, die Onkologen buchstäblich zur Bestrahlung gezwungen haben, mit dem implizierten Versprechen, ihr Leben zu retten, was gleichzeitig bedeutet, sie zu heilen. Für die Patientin und ihre Familie war es jedoch ein gespenstischer Traum. Denn krebserregende Strahlen sind gewiss kein Heilmittel gegen Krebs. Und Ärzte wissen, wie gering die Heilungsquote nach der Bestrahlung ist. Mit welchem Recht also führen Onkologen unglückliche Patienten in die Irre und provozieren eine weitere Verschlimmerung ihrer Krankheiten, wenn sie einen Eid zum Schutz der Gesundheit der Menschen ablegen, den hippokratischen Eid? Ich habe schon vor langer Zeit experimentell bewiesen und die onkologische Abteilung der nationalen Gesundheitsbehörde darüber informiert, dass selbst für den Menschen tödliche Dosen von Röntgen- und Gammastrahlen keine Tumorzellen abtöten, sondern sie nur aktivieren und den Übergang zu riesigen Amöbenformen provozieren, die durch erhöhte Aggressivität gekennzeichnet sind.

Somit kommt es infolge der – der Patientin aufgezwungenen – krebserzeugenden Bestrahlungen des Tumors nicht zur Zerstörung, sondern zu einer Desintegration (Zerlegung des Neoplasmas in seine Bestandteile). Ein Teil der Tumorzellen, bei denen es sich eigentlich um Trichomonaden handelt, wurden unter dem Einfluss der Bestrahlung aktiviert, wechselte zur mobilen Amöbenform, und gelangte in den Blutkreislauf oder die Lymphe. Mit dem Lymph- bzw. dem Blutstrom als Transportmittel machten sie sich auf die Suche nach günstigen Lebensbedingungen und besiedelten dabei neue Körperteile dieser Patientin. Und als erstes wurde dieser Prozess aus dem Darm signalisiert.

So kam es zu einem Rezidiv von Krebs, d. h. zum Rückfall der Krankheit, jedoch an einem neuen Ort. Tumorzellen wurden zwar noch nicht entdeckt, aber selbst die Mutter der Patientin ist misstrauisch. Und ich traue diesem Ergebnis ebenfalls nicht: Denn woraus setzt sich der Tumor zusammen?! Natürlich ist er noch gutartig und enthält – noch – mehr Bindegewebe als Trichomonaden, aber dennoch setzt der Krebsprozess seine weitere Entwicklung bereits fort. Außerdem könnte ein solches Analyseergebnis aufgrund einer Ungenauigkeit bei der Biopsie (Entnahme einer kleinen Menge erkrankten Gewebes von einem Patienten zur mikroskopischen Untersuchung, um die Art der Krankheit zu bestimmen) entstanden sein. Eines ist sicher: Wenn der Tumor gewachsen ist und den Darm dadurch verschließen wird, können leicht Tumorzellen gefunden werden. Danach werden die bereits geschilderte Einschüchterung der Patientin durch Ärzte, Beteuerungen über die Notwendigkeit einer Operation und wahrscheinlich daran anschließend Bestrahlung und Chemotherapie sich wiederholen. Und nach einer solchen Behandlung werden folgen: Dauerkatheter mit Urinbeutel, Stomabeutel und Behinderung des 2. Grades. So wird die junge Frau, die kaum Zeit hatte als Erwachsene zu leben und Nachkommen zu zeugen, wahrscheinlich kurz vor dem Tod stehen. Dieses Schicksal scheint leider immer noch unausweichlich, da die Ärzte, ohne nach den wahren Erregern von Krebs zu suchen, mit Hilfe eines scharf geschliffenen Skalpells, einer Strahlenpistole und giftigen Chemikalien weiterhin Angriffe auf den Körper und die Immunität der Patientin ausführen.

Daher ist es nicht verwunderlich, dass die junge Frau bereits das Vertrauen in ihre eigene Kraft verloren hat und die Mutter auf der Suche nach Mitteln ist, um ihre kranke Tochter zu retten.

Somit gibt es für diese Familie nur einen Ausweg, solange man bei der Tochter keine Tumorzellen gefunden hat und sie sich ziemlich erträglich fühlt: nicht in einen apathischen Zustand der Hoffnungslosigkeit zu verfallen, sondern sich für die Wiederherstellung ihrer Gesundheit zu engagieren. Der Behandlungs- und Rehabilitationsprozess sollte aus vier Schritten bestehen, die in meinem ersten Buch kurz beschrieben wurden:

- Reinigung der Mundhöhle (von Trichomonaden und anderen Keimen), des Darms (von Kotsteinen, Schlacken und Würmern), der Leber (von Bilirubin- und Cholesterinansammlungen) sowie der Nieren, des Blutes, der Lymphe und der Gelenke (von Toxinen und Salzen).
- Versorgung des Körpers mit Mikro- und Makronährstoffen sowie natürlichen Vitaminen vor dem Hintergrund einer Trennkost und der Blutgruppe entsprechenden Ernährung.
- Ganzheitliche Zwei-Drei-Zyklen-Therapie (mit Pausen von 3-4 Wochen zwischen den Zyklen) gegen Pilze, Bakterien, Trichomonaden und Viren – in Übereinstimmung mit den Ergebnissen der Blutuntersuchung auf Infektionen. Die dritte Stufe der Behandlung sollte bei absoluter sexueller Ruhe und unter der Aufsicht eines gewissenhaften und mitdenkenden Arztes erfolgen.
- Immunstimulation des Körpers mit natürlichen Mitteln und Nahrungsergänzungen mit antioxidativen Eigenschaften bei gleichzeitiger gesunder Lebensweise, ausreichender Bewegung und Entspannung des Körpers.

Aus dem Vorstehenden kann jeder Mensch unschwer eine wichtige Schlussfolgerung ziehen: Es ist an der Zeit, darüber nachzudenken, warum sich die Medizin nicht für die Vorbeugung unheilbarer Krankheiten engagiert und warum es den Patienten nach der Behandlung noch schlechter geht. Es würde auch nicht schaden, darüber nachzudenken, warum manche Menschen unter denselben Bedingungen an Krebs erkranken, während andere verschont bleiben. Aber noch besser ist es, nicht nur über dieses Problem nachzudenken, sondern auch zur Tat zu schreiten und bestimmte Anstrengungen zu unternehmen, um den eigenen Lebensstil zu ändern. Zuallererst sollten viele von uns ihre schlechten Gewohnheiten – Rauchen, Alkoholismus, Drogenabhängigkeit – aufgeben, und nicht mehr gedankenlos ihre Gesundheit riskieren. Gleichzeitig ist es notwendig, dass sich jeder selbständig mit der Vorbeugung von Krankheiten befasst, die inneren Organe regelmäßig reinigt bei gleichzeitiger Einhaltung einer angemessenen Ernährung, um wiederholte Infektionen zu verhindern. Krebs ist leichter zu verhindern als zu heilen, bedenkt man die traumatischen Behandlungsmethoden, die offiziell von der Onkologie angewendet werden.

So kann, wenn wir zur ersten Geschichte zurückkehren, gesagt werden: Die Mutter der kranken Tochter hat das Wesentliche ihrer Krankheit verstanden und ist bereits auf der Suche nach anderen, schonenden und wirksamen Heilmethoden. Und die Bekanntschaft mit den anderen Briefen ist umso ermutigender, da es bereits Menschen gibt, die sich nicht durch Diagnosen lähmen lassen: Krebs, Schlaganfall oder Herzinfarkt. Sie sind bereit, gegen die als unheilbar geltenden Krankheiten zu kämpfen und verzeichnen bereits erste Erfolge. Es ist auch bemerkenswert, dass der Patient mit Prostatitis, der viele Medikamente eingenommen hatte, zu verstehen begann: Ohne die Natur der Erreger seiner Krankheit aufzudecken, ist es nicht nur nutzlos, sie zu behandeln, sondern evtl. auch schädlich für den Menschen.

Es ist auch ermutigend, dass unsere Landsleute im Ausland weiterhin daran interessiert sind, was hierzulande passiert. Im Gegensatz zu den Entscheidern in der russischen Medizin konnten sie die Bedeutung der Entdeckungen der parasitär-infektiösen Natur von Krebs und anderen unheilbaren Krankheiten einschätzen, und jeder ist bereit, auf seine eigene Weise zu helfen. Danke Ihnen! Leider sehen wir am Beispiel der Krebspatientin Anna W. aus Deutschland, wie kompliziert die Beziehung zwischen Patient und Arzt sein kann, wenn der Patient „klar zu sehen beginnt“. Nachdem Anna die tödliche Diagnose „Krebs!“ erhalten hatte, war sie völlig gebrochen und fiel in eine Depression.

Sie verschloss sich vor ihrer Umwelt und konzentrierte sich allein auf ihr Unglück. Seitdem ist der Onkologe für sie die wichtigste Person, in der die Patientin ihren möglichen Retter gesehen hat.

Doch plötzlich stellt sie fest, dass der wahre Schuldige ihrer schrecklichen Krankheit nicht ihre eigenen Zellen sind – die bösartigen mutierten Verräter –, sondern das einzellige Raubtier Trichomonade. Der Glaube an den „Retter“ Arzt ist jedoch noch immer groß: Schließlich hat er ihren Krebs mit einer Chemotherapie behandelt und sie dann in den Kurort geschickt, um ihren Gesundheitszustand zu verbessern. Daher beschloss Anna, wie jeder denkende Mensch, festzustellen, inwieweit die Autorin der Trichomonaden-Ätiologie bei Krebs Recht hat. Dafür ging sie zum Frauenarzt. Wie groß war ihre Überraschung als in ihr keine Trichomonaden entdeckt wurden?

Übrigens wäre ich auch überrascht, wenn ich keine Erklärung für dieses seltsame Phänomen kennen würde. Tatsache ist, dass vaginale Trichomonaden im sexuellen Bereich nur bei Frauen im gebärfähigen Alter und sogar in bestimmten Perioden des Menstruationszyklus – in der Regel bis zu 7-8 Tagen nach Beginn der Menstruation – zu finden sind. Bei älteren Frauen aber, die wenig nahrhaftes Glykogen in der Vagina haben, werden Trichomonaden nicht nachgewiesen, weil sie längst in die höher liegenden Organe gewandert sind. Dort lassen sie sich nieder und bilden ihre Kolonien, wie es bei Anna der Fall war. Aber die Chemotherapie verursachte den Zerfall des Tumors, und die Trichomonaden wanderten auf der Flucht vor giftigen Chemikalien in verschiedene Teile des Körpers, einschließlich des Intimbereichs. Der Organismus selbst könnte zu Letzterem beitragen: Er erkannte die Parasiten, die sich zu rühren begannen, und die durch die Kurbehandlung aktivierte Immunität, die zwar nicht über ausreichende Kräfte verfügte, um die fremden Zellen komplett zu zerstören, hat aber einige von ihnen zusammen mit der Kolpitis (Entzündung der Scheide) aus dem Körper geworfen.

Diese Trichomonaden wurden vom Gynäkologen des Kurortes entdeckt. In diesem Fall möchte ich noch eine Tatsache erwähnen. Früher konnten sowjetische Frauen durch die Worte Trichomonaden, Trichomoniasis, Trichopol in Verlegenheit gebracht werden, da dies alles auf eine halbgeschlechtliche, beschämende Krankheit zurückzuführen war. Aber jetzt schämt sich die postsowjetische Emigrantin nicht mehr für diese Worte und sie selbst schlägt nicht nur die Analyse vor, sondern ist auch bis zu einem gewissen Grad froh, dass diese Trichomonaden in ihr gefunden werden. Schließlich weiß sie jetzt, dass sie selbst die Erreger ihrer schrecklichen Krankheit bekämpfen kann. Und wo ist die Depression geblieben?!

Übrigens werden in der Medizin zur Identifizierung von Trichomonaden, Gonokokken, Koch-Tuberkulose-Bazillen und anderen Krankheitserregern häufig Provokationen oder der Pirke-Test verwendet. Zum Beispiel provoziert die Gynäkologin Samoilova vor der Analyse des Blutes und der Entnahme der Abstriche aus dem Genitalbereich mit einer Pyrogenal-Injektion, die in der Lage ist, Trichomonadenverkapselungen zu öffnen. Und für Anna aus Deutschland war die Chemotherapie nach unserem Verständnis eine Provokation. Es gibt jedoch einen signifikanten Unterschied: Pyrogenal ist ein Immunstimulans, Onkopräparate jedoch sind ein Immunsuppressivum. Ich bin sicher, dass die Medizin früher oder später auf Immunsuppressiva verzichten wird, die den Menschen physisch und psychisch schädigen. Die Onkologen selbst verabreichen aber weiterhin diese immununterdrückenden Mittel. Im Fall von Anna geschah dies aber zu Unrecht, da sie ihnen einen angemessenen Ersatz für einige Verfahren anbot: sie bettelte sie an, einen Tropf zur Einführung von

0,5 % Metronidazol-Lösung zu verwenden, wodurch Trichomonaden, die aus ihren Verstecken kamen, vernichtet würden. Selbstverständlich muss danach eine antimikrobielle Behandlung durchgeführt werden.

Leider fand die Patientin beim behandelnden Arzt, ihrem früheren „Idol“, kein Verständnis. Frustriert von der hartnäckigen Patientin schickte er sie, wie es in unserem Land auch geschieht, zu einem Neuropathologen. Das Traurigste ist, dass man dem Onkologen außer Unhöflichkeit nichts vorwerfen kann. Schließlich ist er quasi gezwungen, nur nach der derzeit etablierten Methode zu arbeiten, deren konsequente Durchführung den Arzt von der Verantwortung für den Tod derjenigen Patienten entbindet, die diese barbarische Behandlungsmethode nicht überstehen. Aber jetzt, da der Krebserreger entdeckt wurde, müssen Wissenschaftler und die medizinischen Behörden längst neue Behandlungsmethoden anbieten. Nur wenn die parasitär-infektiöse Ätiologie von Krebs anerkannt wird, öffnen sich weitreichende Türen für neue wirksame Methoden zur Behandlung und Vorbeugung unheilbarer Krankheiten. Und die praktizierenden Onkologen sollten keine Angst haben, arbeitslos zu werden. Es wird ausreichend Patienten für sie geben, genug für ein langes Berufsleben. Es stimmt, sie werden sich neu strukturieren und fortbilden müssen, um fachverwandte Spezialisierungen zu beherrschen und die Probleme Krebs, kardiovaskuläre Pathologie und andere Krankheiten, mit denen sie seit Jahrzehnten ohne nennenswerte Erfolge beschäftigt sind, auf neue Weise anzugehen. Doch die Befriedigung, zu beobachten, dass sie den Betroffenen wirklich helfen können, wird sicherlich der Mühen wert sein.

Und damit sollte man sich beeilen, denn das Unglück, das Anna widerfuhr, kann bald auch ihre Tochter Elena treffen. Dieses hübsche Mädchen kam kürzlich aus Deutschland nach Moskau. Sie war auf Geschäftsreise hier und wollte mich sprechen. Ich beschloss mich gastfreundlich zu zeigen und bat einen Freund sie mit dem Auto abzuholen. Nachdem ich die Gäste mit gefüllten Bliny (Pfannkuchen) verwöhnte hatte, schlug ich vor, Bluttests durchzuführen. Und dieses hübsche deutsche Mädchen hatte das schlimmste Blut. Erstens gab es eine Streptokokken-Sepsis, und fast alle roten Blutkörperchen waren pathologisch, entweder geschwollen von Toxinen oder mit Hohlräumen. Um die roten Blutkörperchen herum bemerkte ich einen schwach leuchtenden Rand, der auf das Vorhandensein von Chlamydien hinwies. Es wurden auch Trichomonaden gefunden, allerdings wenige und meist in zystoider Form, da auch sie sich in giftigem Blut unwohl fühlen. Die Mehrzahl der Leukozyten erwies sich als pathologisch, wobei die Kerne durch Toxine geschwollen oder halb zerstört waren. Kurz gesagt, das Blut eines typischen Patienten mit einer unheilbaren Krankheit, unabhängig davon, wie sie später benannt wird. Eine genaue Diagnose wurde noch nicht gestellt, da Elena selbst noch keine Ärzte aufgesucht hatte, aber es gab bereits Beschwerden über verschiedene Leiden und allgemeine Schwäche. Und das Mädchen, das genug vom Leiden der Mutter gesehen hatte, nahm mein fünfbändiges Werk mit, um sich mit der Vorbeugung von Krankheiten zu beschäftigen.

Wir aber, die wir uns von der Infektiosität von Krebs und anderen unheilbaren Krankheiten überzeugt haben, müssen mehr auf unsere eigene Gesundheit achten, bis die Medizin ihre seltsamen Irrwege erkennt und sich von folgenden Ansichten abwendet, u. a., dass:

- Ein Mensch auf Krebs programmiert ist, da seine Zellen unter dem Einfluss verschiedener Faktoren angeblich zu bösartigen Zellen werden können (diese Hypothese konnte jedoch von keinem Wissenschaftler unter Laborbedingungen bewiesen werden).
- Eine Person jederzeit von einem Herzinfarkt oder Schlaganfall betroffen sein kann, da ihre Blutplättchen unter dem Einfluss von emotionalem Stress oder körperlicher Überlastung Blutgerinnsel bilden und Blutgefäße blockieren können (aber kein Wissenschaftler konnte den Auslösemechanismus dieses Phänomens aufzeigen).

Diese Liste könnte fortgesetzt werden, indem andere unheilbare Krankheiten, wie Diabetes, Arthritis, Multiple Sklerose, Psoriasis und viele andere, berücksichtigt werden. Aber ich habe bereits in meinen zuvor veröffentlichten Büchern darüber gesprochen. Daher bleibt nur hinzuzufügen: Bitte nehmen Sie sich die Zeit, sie zu lesen, über die Bedeutung des Geschriebenen nachzudenken, Ihre eigenen Genesungsprogramme zu erstellen, sie mit neuen Inhalten aus anderen Primärquellen zu füllen und sie beharrlich zu implementieren. Wenn möglich, suchen Sie einen guten Mentor – Arzt oder Heilpraktiker – der die Behandlung bei einem Patienten idealerweise mit der Identifizierung der Art von Krankheitserregern beginnt.

Ich hoffe, dass Ihre Arbeit und die gesammelten Erfahrungen Ihrer eigenen Genesung, Ihren Kindern und Enkelkindern sowie den Ihnen nahestehenden Menschen, die ein solches Unglück erleiden, von Nutzen sind. Sie werden Ihren Rat nutzen, um ihren Körper von Verunreinigungen zu befreien und ihn mit den lebensspendenden Säften jener gesunden Naturprodukte zu füllen, die uns Mutter Natur so großzügig schenkt. Irgendwann, lasst uns darauf hoffen, wird die offizielle Medizin sich umstellen. Dann werden die aus meiner Sicht unverzeihlichen Behandlungen mit Hormonen, Chemotherapie und Bestrahlung in Vergessenheit geraten. Und auch die **„gnädige" Erlaubnis, sich umzubringen, wird dann für immer weniger Patienten nötig sein!**

Zweifellos wird der Übergang der Medizin zur Vorbeugung von Krankheiten und zu nicht-traumatischen Behandlungsmethoden mit natürlichen Mitteln der wichtigste Faktor für die Verbesserung der Gesundheit aller Menschen sein.

Solange aber die Verantwortlichen – darunter das Gesundheitsministerium – noch nicht bereit sind, unsere Gesundheit vor Krankheiten zu schützen, müssen wir selbst die Funktionen der Ärzteschaft übernehmen und unsere eigenen Ärzte werden.

Ist es einfach, sich selbst ein Arzt zu sein?

Ich hoffe, dass viele von Ihnen bereits meine zuvor veröffentlichten Bücher kennengelernt haben. Die dort vorgestellten Forschungsergebnisse sind die Grundlage meiner gesamten Arbeit. Das ermöglicht es zu verstehen, dass die Erreger unheilbarer Krankheiten Parasiten und Mikroben sind. Dort haben Sie eine Vorstellung davon erhalten, wie intensiv der Kampf zwischen dem Körper eines jeden Menschen und den darin angesiedelten Trichomonaden und den damit einhergehenden Infektionen – durch Chlamydien, Streptokokken, Staphylokokken, Pilzen, Mykoplasmen, Harnstoffplasmen, Herpes-simplex-Viren, Cytomegaloviren und anderen – ist.

Ich hoffe auch, dass Sie sich mit Hilfe dieser Bücher davon überzeugen konnten, dass Krebs, Herzinfarkt, Schlaganfall, Diabetes und viele andere unheilbare Krankheiten verschiedene Manifestationen der letzten Stadien der Trichomoniasis sind. Dementsprechend ist es sehr wichtig, dass auch die offizielle Medizin sich davon überzeugt, dass die Zellen von Tumoren und Blutgerinnseln geißellose Formen von Trichomonaden sind. Als ich die Infektiosität von unheilbaren Krankheiten erkannte, wurde mir klar, dass alle diese Krankheiten leichter zu verhindern sind, als ihre fortgeschrittenen Formen zu heilen. Und dann wird die Medizin keine andere Möglichkeit mehr haben, als zu Präventivmedizin zu werden.

Es scheint jedoch, dass dies nicht bald passieren wird. Viele von uns haben sich daher nicht nur der Vorbeugung unheilbarer Krankheiten durch Reinigung, gesunde Ernährung und verschiedene Heilverfahren verschrieben, sondern sich auch ernsthaft mit ihren Krankheiten auseinandersetzt.

Zweifellos haben es diese Betroffenen, die ich gern als „Ärzte in eigener Sache“ bezeichne, nicht einfach. Denn für sie ist die Arbeit, die mit der Reinigung aller Teile des Darms und anderer innerer Organe verbunden ist, völlig ungewöhnlich und unattraktiv. Und die Angst, sich durch eine mehrstufige und methodische Behandlung mit natürlichen Heilmitteln Schaden zuzufügen, ist direkt proportional zur Vitalität und Aggressivität pathogener Parasiten und Mikroben. Mit anderen Worten, dieselben Trichomonaden, die strikt nach dem unveränderlichen Gesetz „Sein!“ leben, sind nicht einfach zu vernichten, insbesondere wenn man ohne vorherige Reinigung von Schlacken und

Giften mit der Therapie beginnt und diese auf die Gabe von einer oder zwei Trihopolpackungen beschränkt wird.

Aber es ist genau dieses Medikament, das Ärzte jetzt oft verschreiben, ohne darüber nachzudenken, dass sie damit diese Einzeller in arzneimittelresistente Erreger zahlreicher Krankheiten verwandeln. Denn diese verschanzen sich während des Prozesses unvollständiger und chaotischer medizinischer Prozeduren, werden dabei auch nicht zerstört, sondern reagieren – durch den Eingriff in ihr bisher friedliches Dasein im Organismus des Wirts – irritiert. Sie nehmen daraufhin bösartigere Formen an und sind bereit für eine verstärkte Fortpflanzung, einschließlich der Bildung zahlreicher Kolonien, welche in der Onkologie als Tumore und in der Kardiologie als Thromben bezeichnet werden.

Aus diesem Grund müssen wir den Trichomonaden (und den sie begleitenden Keimen), die für unsere Leiden an Krebs, Herzinfarkt, Diabetes, Schlaganfall verantwortlich sind, den totalen Krieg erklären. Aber er muss sinnvoll durchdacht und siegreich beendet werden.

Gebe Gott, dass wir dabei in der Lage sind, kluge Mentoren zu finden, die uns helfen, den schwierigen Weg der Genesung ohne grobe Fehler und Verluste zu beschreiten!

Ich befürchte jedoch, dass nur sehr wenige Menschen einen solchen Arzt finden werden. Erstens sind Ärzte gezwungen, nur mit Methoden zu arbeiten, die der herrschenden Lehrmeinung entsprechen und zweitens sind sie nicht zu selbständigem und kreativem Denken erzogen. Vielleicht begeben sich deshalb so viele Patienten auf die Suche nach anderen, natürlichen Heilmethoden, um ihre Beschwerden loszuwerden.

Ärzte werden auch krank ...

Wie sich herausstellt, leiden auch Ärzte unter verschiedenen Beschwerden. Patienten erfahren davon, wenn sie zum Beispiel zu einem Termin mit ihrem Therapeuten kommen und zu einem anderen geschickt werden, wodurch sich die Wartezeit verdoppelt. Wie Ärzte selbst an unheilbaren Krankheiten leiden, vor denen sie uns Patienten retten sollen, können wir aus ihren Briefen erfahren.

Der erste Brief:

„Guten Tag, liebe Tamara Jakovlevna!

Eine Krankheit traf mich wie ein Blitz aus heiterem Himmel – Bauchspeicheldrüsenkrebs mit Metastasen in Leber und Darm. So traf mich über Nacht ein großes Unglück. Ich wurde am 03.10.97 krank und am 02.02.98 wurde ich als behindert eingestuft.

Ich selbst bin Ärztin und war als Leiterin einer Gesundheitsstation tätig. Man hat mich zur Untersuchung ins Onkologische Zentrum in Kaschirka geschickt. Sie boten eine Operation an. Begannen, mich zu untersuchen. Die Punktion der Bauchspeicheldrüse ergab die Diagnose: Adenokarzinom. Eine Leberpunktion wurde vorgenommen, jedoch ohne Erfolg – das Material ist nicht aussagekräftig. Eine zweite wurde angeboten, aber ich hatte nicht genug Kraft dafür und lehnte die Operation ab.

Während ich untersucht wurde, kaufte ich Bücher, einschließlich Ihrer. Sie haben mich sofort überzeugt. Im Dezember trank ich 70 Tabletten Trichopol und reinigte dann die Leber mit einem von einem Hellseher ausgewählten energetischen Mittel. Fühlte mich viel besser. Dann fing ich an, ASD-2, wie in Ihrem Buch beschrieben, sowie Gemüse und Obstsäfte zu nehmen. Ich trinke 4 Mal täglich 45 Tropfen ASD-2, aber ich nehme keine Trichomonaden hemmenden Medikamente und ich habe das Gefühl, dass etwas nicht stimmt.

Ich habe ein paar Fragen zu Metronidazol an Sie. Ich kann veranlassen, dass ich zu Hause eine Infusion bekomme, aber ich möchte mich auf jeden Fall mit Ihnen beraten. Wie kann ich mit Ihnen kommunizieren? Gibt es eine Praxis oder eine andere Möglichkeit, Sie aufzusuchen?

Ich möchte nicht sterben. Der Chefarzt hält sogar den Arbeitsplatz für mich frei und sagt: „Du bist eine starke Frau, komm, besiege die Krankheit, wir werden auf dich warten." Aber es ist fast unmöglich, Ärzte zu konsultieren, sie alle leben nach dem Konzept: „Schneid es raus, es stört". Also bin ich alleine mit mir. Ich brauche Sie wirklich sehr."

Ich stellte die Verbindung zu dieser Frau her, indem ich die angegebene Telefonnummer wählte, und erfuhr, dass die onkologische Erkrankung für diese Ärztin nicht „wie aus heiterem Himmel“ kam. Es stellte sich heraus, dass die Gallenblase dieser Frau seit 25 Jahren nicht funktioniert hat – die Chirurgen entfernten sie, und die Leber übergab selbst die Gallenflüssigkeit in den Verdauungstrakt. Die Pfortader, die die Leber mit Blut versorgt, war erweitert. Es gab seit langem Probleme mit dem Magen-Darm-Trakt. Sie nahm Baksisuptin ein, es schien ihr besser zu gehen, aber ein Tumor entwickelte sich. Es gab auch andere Gesundheitsprobleme, die sie nicht beachtet hat, bis die furchteinflößende Diagnose ausgesprochen wurde.

Wie Sie sehen, kann auch eine Ärztin nicht offen mit ihren Kollegen sprechen, ganz abgesehen davon, ob sie dann tatsächlich auch Hilfe von ihnen erhalten würde. Also muss sie mich und die Hellseher um Hilfe bitten. Schade nur, dass sie erst um Rat gefragt hat, nachdem sie 70 Tabletten Trichopol getrunken, auf ASD-2 umgestellt und das Gefühl hatte „etwas stimmte nicht“.

Lassen Sie uns sehen, was sie hätte besser machen können. Bei Problemen mit dem Verdauungstrakt wäre es notwendig gewesen, gleich mit seiner Reinigung zu beginnen, zunächst mit weichen Sorbentien wie Brühen von Leinsamen, Hafer, Oregano und dann – mit abführenden milden Reinigungsklistieren. Vor der Behandlung und nicht danach wäre es notwendig, Säfte zu verwenden und den Körper mit den notwendigen Vitaminen und Spurenelementen zu versorgen. Und die dritte Stufe hätte nicht nur das Medikament Trichopol umfassen sollen, sondern nacheinander: Antimykotika (Mittel gegen Pilze), anti-trichomonadale Mittel und antimikrobielle Wirkstoffe.

Doch für eine Ärztin mit langjähriger Arbeitspraxis, die mit ganz anderen Axiomen unterrichtet wurde, ist es schwer zu glauben, dass Parasiten, Pilze, Bakterien und Viren eine Rolle bei ihrer Erkrankung spielen. Nachdem sie nur akzeptierte, dass es sich bei der Tumorzelle um Trichomonaden handelt, begann sie, den Tumor mit einer Masse von Trichopol-Tabletten zu erdrücken. Infolgedessen starben nur einzelne Parasiten; Tumore und Blutgerinnsel aber, die aus Trichomonaden-Clustern bestehen, die von Bindegewebskapseln umgeben sind, verdickten sich lediglich.

Infolgedessen ging es der Patientin zunächst besser und sie fing sofort mit der nächsten Stufe der Behandlung an, wobei sie das Medikament ASD-2 auswählte. Gleichzeitig unterdrückte sie jedoch nicht die zahlreiche Mikroflora, die aus den Trichomonaden freigesetzt wurde und sich verstärkt vermehrte. Solch eine falsche Behandlung, ohne Tests auf Parasitenbefall und Infektion mit Mikroben, ohne Entgiftung und Reinigung aller Teile des Darms und anderer Organe konnte keine schnelle Heilung bewirken, wie dies z. B. bei Grippe der Fall wäre. Doch genau darauf hoffte diese Ärztin, die selbst Krebspatientin wurde. Leider lag sie falsch. Aber Trichomonaden verzeihen keine Fehler.

Der zweite Brief:

„Guten Tag, liebe Tamara Jakovlevna!

Es schreibt Ihnen D. P., eine Gleichgesinnte, Desinfektionsärztin mit biologischer Ausbildung.

Schade, dass Ihr erstes Buch so spät zu mir kam – erst Ende 1999. Wie viel Unglück hätte vermieden werden können!

Ihr Buch hat mich erschüttert. Wir Biologen sind glücklicherweise keine „engstirnigen" Spezialisten. Ja, das ist wirklich unser Vorteil. Bei allen im Körper ablaufenden Vorgängen schauen wir die Beziehung des gesamten Organismus und seine Beziehung mit der Natur an.

Alles, worüber Sie in Ihrem Buch schreiben, ist für mich gut nachvollziehbar. Man könnte sagen, dass Sie vielen meiner vagen Fragen ein Ende gesetzt haben. Ich habe mich immer gefragt, warum die Behandlung gegen Chlamydien keine gute Wirkung erzielt? Warum gibt es überhaupt keine Wirkung ohne intravenöse UV-Blutbestrahlung (UFOC)? Warum treten nach einiger Zeit wieder gesundheitliche Probleme auf?

Ich schreibe Ihnen mein Behandlungsschema auf. Es ist wie folgt:

Vom ersten Behandlungstag an wird unbedingt „Wobenzym" eingenommen, ungefähr 10-15 Tabletten pro Tag, vor den Mahlzeiten.

Am ersten Tag – Pyrogenal 0,5 ml.

Am zweiten Tag – Pyrogenal 0,5 ml (um eine Körpertemperatur von 38°C zu erreichen).

Erst danach beginnen wir, Timogen zu spritzen – 10 Tage hintereinander, 1 Ampulle pro Tag. Und noch: Gentamicin (1 Ampulle 2 Mal täglich); Rovamycin (1 Tab. 2 Mal täglich); Nystatin (500 Tausend Einheiten 3 Mal am Tag).

UFOC Physiotherapie – jeden zweiten Tag – 10 Tage. Intravenöser Laser – jeden zweiten Tag – 10 Tage, aber die Wirkung dieses Verfahrens ist für mich ***sehr fragwürdig****. Vitamintherapie. Hylak (nach Antibiotika).*

Nach einer solchen Behandlung wird eine sehr gute Wirkung erzielt, wenn sowohl der/die Betroffene als auch andere Familienmitglieder einer solchen Behandlung unterzogen wurden. Ich selbst habe diese Behandlung durchlaufen, war jedoch nicht vollständig zufrieden, obwohl solche Erkrankungen wie eine starke Blasenentzündung, Pyelonephritis, Mandelentzündung, diverse Erkältungen, Entzündung der weiblichen Organe, Gastritis, Kolitis usw. dadurch geheilt werden konnten. Aber es blieben Zysten an den Eierstöcken, ein Fibrom an der Gebärmutter, vegetative Dystonie.

Und erst hier fiel mir auf, dass Metronidazol nirgends in diesen Schemata aufgeführt war. Doch früher einmal befand es sich in den Schemata gegen Chlamydien an erster Stelle, jedoch in Form von Tabletten. Und neulich las ich in „Argumente und Fakten" Nr. 42-99 einen Artikel des Urologen-Andrologen Igor Lupu aus dem Moskauer Klinischem Zentrum: „Trichomoniasis. Das Problem bleibt bestehen.", dass Metronidazol intravenös verabreicht werden muss. Ich freue mich sehr für Sie, liebe Tamara Jakovlevna: „Das Eis ist gebrochen!" Beim Lesen dieses Artikels habe ich zwischen den Zeilen Ihre Ideen gelesen. Es scheint, dass die Moskauer Ärzte begonnen haben, Sie zu akzeptieren.

Ihr Buch erhielt ich per Zufall, durch einen Freund von mir. Er ist kein Experte, aber das Wichtigste verstand er und machte sich schnell auf die Suche nach einem Spezialisten für Zahnfleischbehandlung. Er fand ihn nur im Institut, am Lehrstuhl. Aber wie das bei uns so ist, war dieser ein konventionell arbeitender, enger Spezialist. Mein Freund erhielt eine lokale Behandlung mit Trichopol in Form von Applikationen plus Physiotherapie plus Antibiotika. Die Wirkung war natürlich recht gut: die Zähne wackelten nicht mehr, das Zahnfleisch blutete nicht, der Mundgeruch verschwand. Aber von Zeit zu Zeit muss er sich mit einem Antiseptikum den Mund ausspülen, da es keine 100prozentige Wirkung gegeben hat.

Ich habe ihn nach der Behandlung untersucht. Zuvor war sein Zahnfleisch rot, geschwollen und hatte große Zahnfleischtaschen. Jetzt ist die Farbe des Zahnfleisches blassrosa geworden, aber es gibt immer noch Zahnfleischtaschen, wenn auch kleinere, aber es gibt sie.

Liebe Tamara Jakovlevna, alle in meinem Umfeld, einschließlich meiner Kollegen, möchten wirklich Ihre Bücher kaufen. Kann das organisiert werden? Wir alle haben den Verdacht, dass „Armenicum“ ***Ihr*** *Metronidazol ist. Immerhin gibt es in Armenien keine wissenschaftliche Grundlage, aber es gibt ein kaufmännisches Gespür.*

Vielen Dank für Ihre großartige Arbeit, die meinen Lieben bereits Erleichterung und Hoffnung gebracht hat. Ich freue mich sehr auf Ihre Antwort.“

Diesem Brief ist fast nichts hinzuzufügen. Es ist einfach nur schön, dass es bereits Ärzte gibt, die gut verstanden haben, dass unheilbare Krankheiten durch Trichomonaden und die damit einhergehenden Krankheitserreger verursacht werden. Daher sollte ihre Behandlung ganzheitlich und umfassend sein und natürlich anti-trichomonadale Mittel erhalten. Die unvollständige Behandlung der Parodontose erklärt sich dadurch, dass sich der Arzt auf die Applikationen beschränkt hat. Es wäre aber notwendig, die Zahnfleischtaschen zu reinigen, die Trichomonaden-Klumpen zu entfernen und Trichopolpulver einzuführen. Und natürlich sollte diese örtliche Behandlung parallel zu einer vierstufigen Heilbehandlung durchgeführt werden. Dann ist der 100prozentige Effekt viel wahrscheinlicher.

Wie wir noch sehen werden, sind nicht nur gewöhnliche Ärzte und ihre Patienten machtlos gegen Krebs und andere unheilbare

Krankheiten, sondern auch die Machthaber dieser Welt, von denen viel auf diesem Planeten abhängt, einschließlich der Lösung dieses medizinischen Problems.

✧ ✧ ✧

Krebs gegen die Mächtigen dieser Welt

Die Tragödie der Familie Gorbatschow, die mit Krankheit und Tod durch Leukämie – Blutkrebs – von Raissa Maximovna, der treuen Ehefrau und zuverlässigen Freundin des ersten und letzten Präsidenten der UdSSR verbunden war, wurde der ganzen Welt bekannt. Wir alle haben von ihrer letzten Krankheit gehört, deren Höhepunkt im September 1999 war. Aber nur wenige Menschen wissen und erinnern sich, dass Raissa Gorbatschowa kurz nach dem sogenannten August-Putsch infolge der starken Erschütterungen einen Schlaganfall erlitt – eine Gehirnblutung.

In Übereinstimmung mit meinem Konzept der parasitären und infektiösen Ätiologie von unheilbaren Krankheiten kann jedoch argumentiert werden, dass, wenn eine Neubildung in Organen oder Geweben auftritt, Onkologen sie als Tumor bezeichnen, wenn aber eine solche in den Wänden der Blutgefäße auftritt, diagnostizieren Kardiologen eine Thrombose. Wenn Blutgerinnsel die Herzgefäße blockieren, kann dies einen Herzinfarkt verursachen, in Gehirngefäßen verursachen sie Schlaganfall und in Gefäßen der Genitalien – Impotenz. In den Organismen von Patienten kommt es jedoch sehr häufig zu einer parallelen Entwicklung all dieser Pathologien, wobei einige von ihnen ausgeprägter sind, andere aber weniger auffällig. Letzteres ist in nicht geringem Maße von sekundären Faktoren abhängig. In diesem Fall handelte es sich um die großen Unruhen im Leben von Raissa Gorbatschowa, die durch den politischen Umbruch im Land verursacht wurden. Infolgedessen kam es zu einem Druckanstieg im

Gehirnkreislauf, bei dem ein ins Gehirn geschwemmtes Blutgerinnsel ein Blutgefäß des Gehirns verstopft haben könnte. Oder es war der Moment gekommen, in dem die Blutgefäße nicht mehr in der Lage waren, sich elastisch auszudehnen und daher geplatzt sind. All dies könnte zu Blutungen im Gehirn geführt haben.

Zu dieser Zeit gelang es unseren Ärzten, diese wichtige Patientin wieder zum Leben zu erwecken. Aber was daraus geworden ist, haben wir in den Medien weder gesehen noch gehört. Denn es sind neue Politiker gekommen, um dieses Paar zu ersetzen. Eines ist jedoch sicher: Die Patientin wurde nicht vollständig geheilt, da niemand den Hauptfaktor dieser Krankheit, die biologischen Krankheitserreger, identifiziert hat. Deshalb wurden keine Untersuchungen und keine Tests auf eine Invasion und eine Infektion des Organismus durchgeführt. Und es wurden nicht beide Ehepartner gleichzeitig behandelt.

Daher trat die Krankheit nach einigen Jahren erneut auf, jedoch in Form von Blutkrebs. Es ist wahrscheinlich, dass eine unzureichende Behandlung des Schlaganfalls eine Rolle gespielt hat: Infolge der Anwendung von gefäßerweiternden Medikamenten, Chemotherapie und verschiedener anderer Verfahren ist die Thrombose zurückgegangen, auch aufgrund der Freisetzung einiger Zellen aus den Thromben (in der Tat Trichomonaden) in das Blut. Infolgedessen hat die Anzahl der weißen atypischen Zellen im Blut stark zugenommen, und Hämatologen, die von der Existenz von Trichomonaden im Blut nichts wissen, halten sie für Leukozyten. Wenn die begleitende Mikroflora bei der Antibiotikabehandlung unterdrückt wurde, war dies für die Vermehrung einzelliger Parasiten noch förderlicher.

Und so klang die Diagnose bedrohlich: „Blutkrebs!“, was schmerzhafter empfunden wurde als ein Schlaganfall. Offenbar vertraute das Paar den einheimischen Onkologen nicht und wandte sich an deutsche Spezialisten. Aber da sind meines Erachtens nur die Bedingungen in den Krankenhäusern besser und die Leistungen teurer, das Prinzip der Behandlung ist aber dasselbe. Immerhin glauben Onkologen auf der ganzen Welt wie auch in Russland, dass Krebs aufgrund der Transformation menschlicher Zellen und ihrer endlosen Vermehrung auftritt. Nach diesem falschen Konzept beschlossen die deutschen Spezialisten: Erst die unkontrollierte Vermehrung von Zellen mit einer Chemotherapie zu unterdrücken und dann das Knochenmark teilweise zu ersetzen, das ihrer Meinung nach unkontrolliert weiße Blutkörperchen zu produzieren begann, die die Blutkrankheit verursachten.

Seltsam, finden Sie nicht auch? Die weißen Blutkörperchen – Leukozyten – sind unsere Hauptimmunverteidiger, und ihre Zunahme sollte auf eine erhöhte zelluläre Immunität hinweisen. Warum müssen diese Zellen also bekämpft werden, wenn sie die menschliche Gesundheit schützen? Und warum wurde Raissa Maximovna mit der Zunahme ihrer Zahl völlig geschwächt?

All dies kann jedoch logisch erklärt werden, wenn wir von meinem Konzept einer – experimentell bestätigten – parasitär-infektiösen Ätiologie von Krebs ausgehen.

In diesem Fall genügt es, dem Patienten zwei Tropfen Blut zu entnehmen und diese jeweils auf einen Objektträger aufzutragen. Danach sollte eines davon nach Romanowsky – wie es in jeder Klinik für ein Lichtmikroskop üblich ist –, und das andere mit Markerreagenzien für ein Fluoreszenzmikroskop gefärbt werden. Im Lichtmikroskop können Sie sehen, dass sich sogenannte Leukämiezellen vollständig von differenzierten Zellen unterscheiden – Leukozyten mit besonders segmentierten Kernen – und von Lymphozyten, die einen großer Kern besitzen, der von einem schmalen Zytoplasmagürtel umgeben ist. Alle anderen undifferenzierten Zellen aber – spindelförmige, amöboide, zystoide in Form von nackten Kernen oder mit kleinen Anteilen des Zytoplasmas und sogar Flagellaten – sind Trichomonaden. Darüber hinaus können Sie im Lichtmikroskop die Pathologie von Erythrozyten und weißen Blutkörperchen sowie das Vorhandensein von Streptokokken, Staphylokokken, Candida-Pilzen und anderen Mikroben erkennen.

Was das zweite Blutprodukt betrifft, so kann das Fluoreszenzmikroskop die Lumineszenz sowohl von Trichomonaden als auch von anderen Krankheitserregern erkennen, die mit konventioneller

Mikroskopie bei 1250-facher Vergrößerung nicht sichtbar sind, seien es Chlamydien, Mycoplasmen, Harnstoffplasmen, Herpes-simplex-Virus, Cytomegalievirus.

Aber nichts davon wurde getan, und die Ärzte, die nichts von den Infektionen ihrer prominenten Patientin wussten, kämpften nicht gegen die Krankheitserreger, sondern gegen ihren Körper, der angeblich anfing, Leukämiezellen zu produzieren. Infolgedessen begannen Onkologen mit einer immununterdrückenden Therapie, die die körpereigenen Schutzkräfte noch mehr erschöpfte und die geschwächte Patientin in ein Koma stürzte.

In der Zwischenzeit wurden bereits Vorbereitungen für die zweite Stufe der Behandlung, die Knochenmarktransplantation, getroffen. Als Spenderin wurde die Schwester von Raissa Gorbatschowa ausgewählt. Hätte sie doch bloß gewartet, bis sich der Zustand der kranken Schwester gebessert und sie für die Knochenmarktransplantation bereit gewesen wäre! Doch der unerwartete Tod ihres Mannes zwang die Spenderin, sich im Voraus einer Operation zu unterziehen. Sie überließ einen Teil ihres Knochenmarks zur Transplantation ihrer Schwester und flog von Deutschland zurück nach Ufa zur Beerdigung.

Nun stellen Sie sich vor, welche moralischen, physischen und materiellen Kosten dieses Vorgehen bedeutete! Aber alles endete mit einem Fiasko: Raissa Maximovna starb in unerträglicher Qual und im Bewusstsein einer nicht realisierten Hoffnung auf westliche Spezialisten. Und was für ein trauriges Schicksal erwartet ihre Schwester, die vergeblich das Heiligste ihres Körpers, ihr Knochenmark, opferte? Nachdem sie sich von der Operation erholt und die beiden Belastungen überstanden hat, die mit dem Verlust der ihr am nächsten stehenden Personen verbunden sind, ist es nicht schwer zu erraten, wie schwierig ihre weitere Gesundheitssituation sein wird.

Ich möchte gerne glauben, dass alles zum Besten laufen wird. Aber ich weiß schon lange, wie gefährlich ein grober Eingriff von Chirurgen in die feine Struktur des Knochenmarks ist, auch wenn es sich nur um eine Punktion handelt. Ich kenne einen Fall, der sich in den frühen sechziger Jahren ereignete, als bei einem gesunden 20-jähriger Mann,

Juri P., während eines dringenden Militärdienstes im Norden eine Knochenmarkpunktion durchgeführt wurde. Seine Zustimmung wurde unter starkem Druck eingeholt. Andernfalls hätte dieser Soldat eine schwere Disziplinarstrafe für eine seiner eigenen, geringfügigen Straftaten erhalten.

Nach dem Wehrdienst arbeitete Juri als Fahrer und trank oft. Infolgedessen musste er sich wegen Alkoholismus mit Metronidazol behandeln lassen. Dies half ihm eine Weile, auf Alkohol zu verzichten. Aber nach einem weiteren Streit mit seiner Frau wurde er wieder rückfällig. Alle diese Faktoren zusammen führten dazu, dass ein völlig gesunder Mann im Alter von 30 Jahren an Leukämie erkrankte.

Wahrscheinlich wurden zur damaligen Zeit noch keine teuren Knochenmarkoperationen durchgeführt. In jedem Fall wurde der Patient mit Hormonen behandelt, was natürlich seine Gesundheit nicht verbesserte. In einem schwierigen Moment erinnerte sich Juri an mich und schrieb einen Brief mit einem roten Stift, weil er anscheinend keinen anderen zur Hand hatte. Mir ist diese Nuance besonders aufgefallen, weil er in seinem Brief berichtet, dass er fast nichts davon richtig sehen konnte, was er mit roter Tinte geschrieben hatte, da alles vor seinen Augen verschwommen war. Die Hormonbehandlung verschlechterte nicht nur seine bis vor kurzem hervorragende Sehkraft, sondern verdoppelte auch fast sein Körpergewicht, was den jungen Mann völlig entstellte, und er schämte sich, aus dem Haus zu gehen. Hormone, insbesondere Steroidhormone, sind, wie ich behaupte, eine hervorragende Zufütterung für die asexuellen Trichomonaden. Es zeigt sich also, dass Onkologen die Vermehrung von Parasiten und damit den Krankheitsprozess selbst nicht zurückdrängten, sondern intensivierten. So starb der Patient bald, wie man sagt, in seiner Blütezeit, und was am schrecklichsten ist, er blieb bis zur letzten Stunde bei Bewusstsein. Was könnte schlimmer sein als ein so langsames Sterben in jungen Jahren, wenn Sie selbst nicht wissen, was Sie tun sollen, und die Behandlungen der „sachkundigen" Ärzte, die die Verantwortung für die Gesundheit der Menschen übernehmen, buchstäblich zum vorzeitigen Tod führen?

Und jetzt, wenn ich die damalige Tragödie des unbekannten Mannes aus Krasnojarsk mit den jüngsten tragischen Ereignissen in der weltbekannten Familie Gorbatschow vergleiche, finde ich viele Gemeinsamkeiten. Sowohl Raissa Maximovna als auch Juri starben an Blutkrebs, der sich als Rückfall zuvor überstandener Krankheiten herausstellte. Bei Raissa Gorbatschowa handelte es sich um einen falsch behandelten Schlaganfall, der nicht als parasitäre Infektionskrankheit angesehen wurde, während es sich bei Juri um eine Blinddarmentzündung handelte, die in erster Linie eine Trichomonaden-Natur hat, und um eine Punktion (Durchstechen des Organs mit einer Kanüle zur Entnahme seines Inhalts) des Knochenmarks.

Übrigens haben unsere Parasitologen seinerzeit den Inhalt der herausgeschnittenen Blinddärme sowie Wurmfortsätze untersucht und in ihnen in großer Zahl begeißelte Trichomonaden gefunden. Es ist bekannt, dass nach der chirurgischen Behandlung der Blinddarmentzündung häufig neue Erkrankungen des Verdauungstrakts oder andere Beschwerden auftreten. Letzteres erkläre ich damit, dass weder vor noch nach der Operation der Darm von intestinalen Trichomonaden und Würmern, noch von Infektionen und Schlacken befreit wurde. Viele Mediziner sehen hier jedoch keinen Handlungsbedarf, sondern vermuten die Ursache für das Auftreten von Pathologien eher im Verdauungstrakt selbst. Zum Beispiel wurde der Wurmfortsatz des Blinddarms überhaupt nicht als ein von den Därmen benötigtes Organ angesehen, und in den USA wurde er zeitweise einfach bei Neugeborenen herausgeschnitten.

Gott sei Dank, ist es bei uns nicht dazu gekommen. Aber man hatte auch keinerlei Bedenken, sobald sich der Blinddarm mit schmerzhaften Anfällen äußerte, ihn sofort herauszuschneiden, da Bruch und anschließende Bauchfellentzündung befürchtet wurden. Ich aber vergleiche den Blinddarm mit den Mandeln, die bei Entzündung auch rücksichtslos herausgeschnitten werden. Eine Entzündung ist jedoch eine Abwehrreaktion des Organismus, die als Signal für Probleme dienen sollte. Daher ist es notwendig, die Organe, die den Kampf gegen Parasiten und Mikroben angetreten haben, nicht zu entfernen, sondern sie in ihrem Kampf zu unterstützen. Noch besser ist es natürlich, den

Körper zu pflegen und keine lebensbedrohlichen Entzündungen zuzulassen.

Leider ignorieren Gastroenterologen auch jetzt noch hartnäckig Infektionen, die sich im Wurmfortsatz ansammeln. Sie haben die Arbeit ihrer großartigen Vorgänger vergessen, sehen darin nur eine Klärgrube mit Mikroben und beeilen sich, ihn ohne zu zögern, zu entfernen. Und erst vor kurzem begannen sie, diese Operation mit der Verschlechterung der Darmperistaltik in Verbindung zu bringen – seiner Unfähigkeit, sich zusammenzuziehen und Stuhlmassen zu entfernen. Aber wie oben erwähnt, fanden Parasitologen vor einem halben Jahrhundert in den herausgeschnittenen Wurmfortsätzen massenweise Trichomonaden und zwar größtenteils im mobilen Existenzstadium der Flagellaten. Diese Form tritt nicht nur bei Vorhandensein eines ausreichend dichten Darminhalts auf, der durch verdaute Ernährung gebildet wird, sondern auch bei Vorhandensein zahlreicher Mikroben, von denen sich die Parasiten ernähren. Schließlich sind Bakterien, die in der Lage sind, Aminosäuren zu produzieren, eine köstliche Nahrung für die Trichomonaden, die zwar Aminosäuren benötigen, diese aber nicht synthetisieren können.

Wenn also alle diese Entzündungserreger im Blinddarm in großer Zahl vorkommen, dann leben sie auch im Verdauungstrakt und können im ganzen Körper, im Blut und in der Lymphe verteilt werden. Somit hätte man Juri bei den ersten Anzeichen einer Blinddarmentzündung, als nach Ansicht der Ärzte der Blinddarm noch nicht entfernt werden sollte, auf eine Infektion mit Krankheitserregern untersuchen und geeignete Reinigungs- und Heilverfahren durchführen müssen. Dies wurde jedoch nicht rechtzeitig getan. Im Laufe der Zeit verschlechterte sich die Arbeit des Darms, Erkrankungen des Harnsystems entwickelten sich und später kam es zur Leukose (Leukämie). So ist eine Person im erwerbsfähigen Alter gestorben, die nicht einmal Zeit hatte, Nachkommen zurückzulassen. Angehörige haben ihren Bruder und ihren Sohn verloren und auch der Staat erlitt Verluste.

Doch zurück zum Ehepaar Gorbatschow. Ich erinnere mich, dass Michail Sergejewitsch in einem der Interviews in Deutschland, während er sich noch um seine kranke Frau kümmerte und auf ihre

Genesung hoffte, mit ausgebreiteten Armen sagte: „Woher kam das?“ Aber in seiner Familie, wenn ich mich nicht irre, sind sowohl seine Tochter als auch der Schwiegersohn Ärzte. Wer, wenn nicht sie, hätten nach einer Antwort auf diese dringende Frage suchen müssen und sich längst über Möglichkeiten der Prävention von derartigen Krankheiten in ihrer angesehenen Familie Gedanken machen können? Doch die modernen Ärzte, dazu erzogen die allgemein etablierten Theorien als Axiome anzusehen, werden nach solch grausamen Lektionen nicht die brennenden Fragen stellen: „Woher kam die Krankheit meiner Mutter? Wird das auch Papa, uns selbst oder unseren Kindern passieren?“

Als Ex-Präsident Gorbatschow später mit dem Sarg nach Russland zurückkehrte, stellte er den Reportern am Flughafen eine neue bittere Frage: „Habe ich wirklich alles getan?“ Wäre dies keine rhetorische Frage und wäre sie an mich gerichtet, würde ich antworten: „Als liebevoller Ehemann haben Sie fast alles getan, was in Ihren Fähigkeiten liegt, basierend auf dem aktuellen Verständnis zur Lösung dieses Problems: immunsuppressive Chemotherapie und chirurgische Eingriffe von gut bezahlten, weltbekannten Ärzten mit hochwertiger medizinischer Versorgung für die Patientin. Aber als Staatsmann und öffentliche Persönlichkeit – nichts! Als Präsident der UdSSR und später der Gorbatschow-Stiftung haben Sie nicht einmal einen Bruchteil Ihrer Fähigkeiten eingesetzt, um Ihre zukünftige Familientragödie zu verhindern. Und sie kann, nach der bitteren Erfahrung von „bloßen Sterblichen“ zu urteilen, durchaus eine weitere nicht weniger tragische Fortsetzung haben.

Lassen Sie mich nun meine Frage stellen: „Warum haben Sie sich nicht dafür interessiert, dass in der Sowjetunion, als Sie das Land regierten, nach statistischen Angaben von 1989 jedes Jahr 500.000 Menschen an Krebs erkrankten und jeder dritte Betroffene an dieser unheilbaren Krankheit starb? Noch mehr starben an Herzinfarkten und Schlaganfällen!“ Schon damals musste dieses Problem unter besondere staatliche Kontrolle gestellt werden, da der qualvolle Tod der Zivilbevölkerung die Zahl der Todesfälle im Afghanistankrieg um ein Vielfaches überstieg. Dies ist jedoch nicht geschehen, da viele

Staats- und Regierungschefs auf dem Höhepunkt der Macht beginnen, an ihre vollständige Sicherheit zu glauben, oder schlimmstenfalls an die Tatsache, dass westliche Koryphäen helfen werden. Dies ist jedoch bei weitem nicht der Fall! Und unsere Wissenschaft ist Teil einer westlichen Nachhut geworden, weil sie, nachdem sie ihre eigene ruhmreiche medizinische Tradition aufgegeben hatte, begann, sich nach Westen auszurichten. Aber auch dort sterben die mächtigsten, berühmtesten und reichsten Menschen an Krebs. Unter ihnen: der französische Ministerpräsident Mitterrand, der letzte Chef der DDR, Honecker, ein Liebling der Amerikaner: Jacqueline Kennedy, die amerikanischen Künstler Audrey Hepburn und Humphrey Bogart, der russische Schriftsteller Alexei Tolstoi und viele andere.

Aus diesem Grund müssten sich unsere Staatschefs, die äußerlich gut durch Wachen geschützt sind, dafür interessieren, was in ihren wehrlosen Organismen vor sich geht, wie in allen menschlichen Organismen: Sind sie bereits mit krankheitsverursachenden Parasiten und Mikroben infiziert, die zu einer unheilbaren Krankheit führen könnten? Aber weder sie noch hochrangige medizinische Fachkräfte, die ihnen dienen, denken darüber nach. Anscheinend erhielt ich daher sowohl während der Gorbatschow-Zeit als auch später, als ich mich bei allen medizinischen Einrichtungen, bei der Gorbatschow-Stiftung und der Wohltätigkeitsstiftung unter der Leitung seines Mitarbeiters Alexander Jakowlew um Unterstützung bewarb, diese in keiner Weise. Unterdessen greifen Krebs und andere unheilbare Krankheiten immer aggressiver unsere Bevölkerung an, die weder von einheimischen noch ausländischen Ärzten geschützt werden kann.

Doch wie wir sehen, trifft die Gleichgültigkeit der Mächtigen gegenüber dem Unglück ihres Volkes sie selbst manchmal wie ein Bumerang. Was jedoch bemerkenswert ist: In den letzten zehn Jahren haben in unserem Land mehrere Regierungen und viele Führungspersönlichkeiten in hohen Staatsposten gewechselt. Nur die alten Herren Akademiker aus der Medizin, die von veralteten wissenschaftlichen Errungenschaften leben und sich nur noch mit der Kommerzialisierung von medizinischen Hochschulen und von ihnen geleiteten Gesundheitseinrichtungen befassen, sind unverändert geblieben.

Gleichzeitig werden sie für den vorzeitigen und schmerzhaften Tod vieler Mitbürger, deren Gesundheit sie eigentlich schützen müssten, nicht zur Verantwortung gezogen.

Die Ablehnung der parasitären und infektiösen Ätiologie von Krebs und anderen unheilbaren Krankheiten macht deren Vorbeugung unmöglich. Denn diese Krankheiten werden von Wissenschaftlern nicht von einem biologischen Standpunkt aus betrachtet: als Ergebnis der Beziehung des menschlichen Körpers zu Parasiten, die sich darin niedergelassen haben – Helminthen, Protozoen, Pilze, Bakterien, Viren. Infolgedessen hat der denkende Mensch – die Krone der Schöpfung – als Spezies längst begonnen, seine Position aufzugeben. Der Sieg wird von den Parasiten errungen! Und deshalb kommen unheilbare Krankheiten in jedes Heim – gleich einem Krieg. Vor ihnen sind einfache Menschen und die Mächtigen dieser Welt gleichermaßen machtlos.

In diesem Zusammenhang sollte die Tragödie, die nicht mit dem russischen, sondern mit dem amerikanischen Ex-Präsidenten zu tun hatte, erwähnt werden. Im reichen Amerika werden die Kosten für medizinische Leistungen nach denen für Anwälte der zweite Kreis der Hölle genannt. So teuer ist sie also! Aber ist sie dabei auch effektiv? Ja, es ist bekannt, dass die Menschen dort eine höhere Lebenserwartung haben als wir. Dies ist jedoch höchstwahrscheinlich auf das höhere materielle Wohlergehen der Bevölkerung des Landes und auf ständige Maßnahmen zurückzuführen, sowohl sportliche Aktivitäten der Bevölkerung zu fördern als auch Kampagnen gegen das Rauchen durchzuführen. Es ist auch bekannt, dass die Heilungsquote bei Krebs dort etwas höher ist als bei uns. Aber vergleichen wir nur die Fallbeispiele von Raissa Gorbatschowa und Ronald Reagan. Den ersten Fall kennen wir bereits. Und was ist mit dem Ex-Präsidenten der Vereinigten Staaten passiert?

Aus den knappen Zeilen der spärlichen Veröffentlichungen ist Folgendes bekannt. Als Reagan Präsident war, erlebte er einen Schicksalsschlag – bei ihm wurde Rektalkrebs diagnostiziert. Im Marine-Krankenhaus in Bethesda wurde dem Patienten der Tumor entfernt und dann wurde er mit einer Immunstimulans „Interleukin-

2-Cytokin“ behandelt, das laut Natalia Glazkova, Autorin des Buches „Unbekannte Entdeckungen, die den Krebs besiegen“ in den frühen 80er Jahren im Labor für biochemische Genetik der Leningrader Universität hergestellt worden war. Es ist mir nicht bekannt, ob er eine andere medizinische Behandlung hatte, daher kann dies nicht kommentiert werden. Da jedoch offenbar keine immunsuppressive Chemotherapie und keine karzinogene Bestrahlung angewendet wurden, nahm der Präsident schnell seine Amtsgeschäfte wieder auf und fühlte sich so gut, dass er versuchte, eine Wiederwahl für eine dritte Amtszeit als Präsident zu erreichen.

Aber das gelang ihm nicht. Wie sich später herausstellte, war auch die Krankheit nicht vollständig geheilt. Die Operation an einem beliebigen Organ schwächt den Körper des Patienten, da sie eine erhebliche Menge an Reservekräften des Körpers erfordert, um die Wunde zu heilen. Und wenn wir davor und danach keine Maßnahmen ergreifen, um die Krankheitserreger konsequent zu zerstören, die Giftstoffe aus dem Körper auszuleiten und den Körper mit Vitaminen und Mineralien zu versorgen, können auch Immunstimulanzien keine langfristige Heilung des geschwächten Organismus bewirken. Sie wird nur vorübergehender Natur sein. Genau das passierte Ronald Reagan.

Schließlich bewirkte die hauptsächlich auf den Tumor gerichtete Behandlung eine Migration der Keime nach oben in Richtung Kopf. Infolgedessen trat einige Jahre später ein Rückfall der Krankheit auf, der nun die Arbeit des Gehirns beeinträchtigte und zum Auslöschen der lebenswichtigen Aktivität des Organismus führte, begleitet von extremer Erschöpfung, Kraftverlust, fast vollständiger Einstellung der geistigen Aktivität. Die Diagnose lautete: „Alzheimer-Krankheit“. Hinzu kam eine Beinfraktur aufgrund eines Sturzes und der Einsatz eines künstlichen Hüftgelenks. Auffällig ist jedoch, dass der Krebspatient und Ex-Präsident Reagan als von Krebs geheilt galt, weil er seit der Diagnosestellung mehr als fünf Jahre weiterlebte. Aber kann eine solch leidvolle Existenz Leben genannt werden?!

Außerdem wurde die Krankheit nicht wirklich geheilt – sie nahm nur eine andere Form an. Die nicht zerstörten, sondern nur im gesamten Körper verteilten Parasiten und Keime drangen ins Gehirn ein und machten den angesehenen amerikanischen Präsidenten zu einer völlig kranken und hilflosen Person. Warum gibt es auch im Ausland einflussreiche und wohlhabende Menschen, die dem zweiten Höllenkreis nicht widerstehen können?

Weil die Ursachen dieser Krankheiten von den Experten noch nicht gefunden wurden. Es wäre an der Zeit, dass sie sich um die Keime in unseren Organismen kümmern und die ihnen Schutzbefohlenen lehren, dem vorzubeugen. Denn viele Parasiten und Mikroben suchen nicht nur Zuflucht in unserem Körper, sondern haben uns schon lange als ihren Wirt erkannt und haben sicher nicht vor, unseren Organismus vor seinem Tod zu verlassen.

Diese unbestreitbare Tatsache, die seit langem in der Biologie bekannt ist, muss von Ärzten erkannt werden, um die Menschen darüber zu informieren und ihnen beizubringen, der Ausbreitung von schädlichen Mikroben entgegenzuwirken.

Und dies wird die Vorbeugung von unheilbaren Krankheiten sein, sei es Schlaganfall, Krebs oder Alzheimer-Krankheit, die zum Wahnsinn führt (fast vollständige Auslöschung der menschlichen geistigen Aktivität aufgrund von Atrophie der Hirnrinde; Erschöpfung des Körpers mit allmählicher Auslöschung aller Lebensprozesse).

Letzteres ist leider auch mir vertraut. Kurz nach dem Tod ihres Sohnes Michael, meines jüngeren Bruders, verschlechterte sich das Gedächtnis meiner Mutter drastisch. Wenn ein Erwachsener hilfloser wird als ein unvernünftiges Kind, seine eigenen Verwandten nicht erkennt, sich auf dem bekannten Gelände nicht orientieren kann und daher das Haus nicht mehr verlässt, sein Verhalten nicht kontrolliert und die Absurdität der eigenen Handlungen nicht erkennt, wird es beängstigend. Es ist schwierig mit einem solchen Menschen zu leben, da es gefährlich ist, ihn unbeaufsichtigt zu lassen, und daher muss eine ständige Kontrolle gewährleistet sein. Eine solche Person muss in fast allen Situationen betreut werden. Ein Mensch in einem solchen Zustand ist bedauernswert, obwohl er sich nicht der Tatsache bewusst ist, dass er sich durch seine wichtigste Eigenschaft – reduzierte Intelligenz – von anderen Menschen unterscheidet.

Und obwohl solche Patienten kaum leiden und keine Schmerzen haben, würde ich persönlich den Krebs oder einen Schlaganfall einer Alzheimer-Erkrankung vorziehen, nur um meinen Verwandten nicht für so lange Zeit zur Last zu werden.

All diese Krankheiten haben fast die gleiche Natur, manifestieren sich jedoch in unterschiedlichen Symptomen und Lokalisationen. In einem Fall sind Gehirnzellen betroffen, im anderen – die Blutgefäße des Gehirns, im dritten – ein lebenswichtiges Organ oder zum Beispiel bei Leukämie – Blut und blutbildende Organe. Bei der Alzheimer-Krankheit sind die Nervenregionen des Gehirns betroffen, die Person verliert die Fähigkeit zu denken und daher normal zu leben und sich zu erhalten. Bei einem Schlaganfall handelt es sich um eine akute Störung der Hirndurchblutung, die sich in Kopfschmerzen, Bewusstseinsstörungen und Lähmungen äußert. Im letzteren Fall kann der Patient für lange Zeit völlig hilflos und bettlägerig sein. Bei Krebs jedoch – wenn es sich nicht um einen Hirntumor handelt – arbeitet das Gehirn relativ normal, und der Patient verliert erst am Ende seiner Tage den Verstand. In diesem Fall leidet hauptsächlich der Krebspatient selbst, ohne seine Angehörigen durch ständigen Betreuungsbedarf zu belasten. Mehr noch, wenn ein Mensch bei Verstand bleibt und seine Willenskraft mobilisiert, kann er der Krankheit aktiv die Stirn bieten.

Die Weigerung, die Infektiosität von Krebs zu erkennen, führt dazu, dass Wissenschaftler die Tatsache völlig ignorieren, dass Tumorzellen lebende Mikroorganismen sind, die im menschlichen Körper frei wandern können, insbesondere wenn sie durch Chemotherapie, Bestrahlung oder sogar Operation dazu gezwungen werden. Übrigens, Chirurgen-Onkologen haben das bemerkt. Um den Patienten auf die Operation an einem Organ vorzubereiten, schlagen sie vor, die Beinvenen mit Hilfe von elastischen Bandagen vor Thrombosen zu schützen. Mit anderen Worten, ohne die Trichomonaden-Theorie anzuerkennen, berücksichtigen Onkologen die Tatsache der Migration von sogenannten Tumorzellen – in Wahrheit von Trichomonaden. Tatsächlich wandern die Parasiten auf der Flucht vor dem Messer des

Chirurgen oder vielmehr vor einem gefährlichen Ort, der durch das Öffnen der Bauchhöhle entstanden ist, sofort in entfernte und geeignetere Teile des Wirtsorganismus, die sie als ihren Planeten betrachten, um ihre Spezies zu bewahren.

In dieser Hinsicht sind Beinvenen, die weniger Sauerstoff enthalten, am besten für sie geeignet, da sie reicher an „lebenden Nahrungsmitteln" sind – wie Bakterien, z. B. Streptokokken. Genau diese finde ich oft mit Hilfe des Mikroskops im Blut von Krebspatienten. Und jetzt wollen wir uns erinnern, an welchem Organ Präsident Reagan operiert wurde? Wie Sie wissen, in der Nähe der unteren Extremitäten. Und wenn dabei die Beinvenen mit elastischen Verbänden versiegelt wurden, wohin sind dann die Tumorzellen „geflohen"? Natürlich zum entferntesten und zugänglichsten Teil des Körpers, und in diesem Fall handelte es sich um das Gehirn. Es ist gut möglich, dass hierzu auch die weitere Art der Behandlung beitrug. Auch sekundäre Faktoren können eine Rolle gespielt haben, zum Beispiel die große Überbelastung des Gehirns, die der Präsident auf seinem verantwortsvollen Posten erlebt hat. Es bleibt also zu wiederholen: Nur die Anerkennung der parasitären und infektiösen Natur von Krebs und anderen unheilbaren Krankheiten durch die Fachwelt wird ermöglichen, eines der wichtigsten Gesundheitsprobleme der Menschheit effektiv zu lösen.

✧ ✧ ✧

Der Funke Gottes ist in jedem!

In jedem von uns ist ein Funke Gottes – mit ihm kommen wir in die Welt. Und niemand, insbesondere nicht die medizinischen Fachkräfte, die mit dem Schutz der Gesundheit der Menschen betraut sind, kann die Funken des Lebens anderer Menschen auslöschen. Darüber hinaus ist es nicht hinnehmbar, Patienten derartig leiden zu lassen, dass sie um den Tod betteln, oder dass die Ärzte selbst, die sich mit ihrer beruflichen Impotenz abgefunden haben, den Selbstmord akzeptieren. Denn sie haben das Recht auf Ausübung des Arztberufes erhalten und den Hippokratischen Eid geleistet. Der wichtigste Teil davon ist: „Ich werde nach Kräften und gemäß meinem Urteil zum Nutzen der Kranken die diätetischen Maßnahmen einsetzen, Schädigung und Unrecht aber ausschließen. Wenn ich diesen Eid erfülle und ihn nicht antaste, so möge ich mein Leben und meine Kunst genießen, gerühmt bei allen Menschen für alle Zeiten; wenn ich ihn aber übertrete und meineidig werde, soll das Gegenteil davon geschehen." Der Name dieses größten Vertreters der alten Medizin, der 400 Jahre vor Christus lebte, ist mit dem hohen Anspruch von moralischem Charakter und ethischen Verhalten eines Arztes verbunden. In den Schriften von Hippokrates, die die Grundlage für die Weiterentwicklung der Medizin bildeten, spiegeln sich Vorstellungen über die Ganzheit des Organismus und eine individuelle Herangehensweise an den Patienten und seine Behandlung wider, die zu Unrecht in Vergessenheit geraten sind. Dies kommt einem Meineid gleich.

Leider nutzte unsere Medizin im Zeitalter enormer wissenschaftlicher und technologischer Errungenschaften nicht die Gelegenheit, die

Lehren ihrer glorreichen Vorgänger im In- und Ausland weiterzuentwickeln. Stattdessen wurden verschiedene, experimentell nicht bestätigte Theorien geboren, zum einen über die Transformation, d. h. die Umwandlung normaler Zellen in Tumorzellen und zum anderen über Bildung von Blutgerinnseln durch unschuldige Blutplättchen, die Blutgefäße blockieren und Herzinfarkte verursachen sollen. All dies hat die Mediziner weit von der Wahrheit entfernt. Dementsprechend verstoßen die gegenwärtigen Praktizierenden gegen den Hippokratischen Eid, dessen Bedeutung auf das Motto reduziert werden kann: „Zuerst füge keinen Schaden zu!"; sie hören auf, sich mit dem Gedanken an die wahren (parasitär-infektiösen) Ursachen von unheilbaren Krankheiten zu befassen, allen voran bei Krebs. Daher wird der Tumor behandelt und nicht der gesamte Körper des Patienten. Unter Abkehr von der „individuellen Herangehensweise an den Patienten und seine Behandlung" werden bei allen die gleichen traumatischen Methoden angewendet, einschließlich Organverstümmelung (der Tumor wird zusammen mit dem Organ herausgeschnitten und die Thrombose – mit den unteren Extremitäten) oder die Unterdrückung der Abwehrkräfte des Körpers, die ohnehin bereits durch ihr Leiden erschöpft sind.

Die hohe Sterblichkeit von Patienten – beispielsweise liegt sie bei Krebs nach medizinischen Therapien bei mehr als 70 % – oder eine nachfolgende lebenslange Behinderung untergräbt das Vertrauen der Menschen in die Medizin.

Deshalb wenden sich viele Patienten oder ihre Angehörigen an Vertreter der alternativen, nicht traumatisierenden Heilkunde oder versuchen, ihren ganz eigenen Weg zur Gesundheit zu finden. Dies gelingt einigen beim ersten Versuch und sie erzielen erstaunliche Ergebnisse, während andere einen qualifizierten Mentor benötigen. Und es ist schade, dass sie oft keinen Arzt haben, der sie mit seinem vielseitigen Wissen und seiner Autorität auf die Bekämpfung der Krankheitserreger einstellen und sie zu einer vollständigen Genesung führen kann. Infolgedessen kann gesagt werden, dass die Zeit reif ist, auf staatlicher Ebene ein Programm zu schaffen, das grundlegende Änderungen in der Medizin vorsieht, die auf dem Konzept der parasitär-infektiösen Ätiologie von Krebs und anderen unheilbaren Krankheiten beruhen, einschließlich des Übergangs von einer konventionell einseitigen zu einer multidisziplinären, ganzheitlichen und vor allem prophylaktischen Vorgehensweise. Aber solange noch nicht einmal die ersten Schritte in diese Richtung getan sind, bekämpfen einzelne Familien, in deren Haus das Unglück „KREBS!“ kam, es auf ihre eigene Weise.

Erster Brief:

„Liebe Tamara Jakovlevna!

Vielen Dank für die große Hilfe, die sie den Menschen leisten! Dank Ihrer Entdeckung können Millionen von Menschen gesund werden und sich von den schwersten Krankheiten erholen!

Vielen Dank für die Tatsache, dass Sie Ihre Arbeit nicht aufgegeben haben, obwohl sich die medizinischen Beamten dem widersetzen. Die Bemühungen Ihrer Tätigkeit werden von einem Arzt auf Dutzende andere übertragen, immer mehr Menschen werden geheilt.

Ich habe in Krasnojarsk vielen Kollegen (ich bin selbst Ärztin) ausführlich über Ihre Empfehlungen berichtet, auf einem Kassettenrekorder aufgezeichnet, Ihre Bücher empfohlen. Vielen Dank für Ihre Arbeit!

Bei meinem Mann (62 Jahre alt) wurde diagnostiziert: „Magenkrebs, chronisches, nicht heilendes Ulkus, 1,7 x 1,2 cm.“ Vorgeschlagen wurde eine Operation zur Entfernung des Magensegments entlang der großen Krümmung. Damit drohte höchstwahrscheinlich eine Amputation von zwei Dritteln des Magens und eine lebenslange Behinderung. Deshalb lehnte er die Operation ab.

Nachdem wir Ihre ersten beiden Bücher erhalten hatten, stellten wir gemeinsam ein Behandlungsprogramm zusammen und führten es zu Hause durch, ohne die Arbeitstätigkeit zu unterbrechen.

Therapie:

1. Tägliches Mundspülen mit einem Esslöffel Sonnenblumenöl morgens auf nüchternen Magen, 10-20 Minuten. Danach befreit er sich von dem Schaum, der sich gebildet hat, und spült die Mundhöhle gründlich mit warmem, gekochtem Wasser.

2. Reinigung des Dickdarms mit Einläufen mit zwei Litern angesäuertem, warmem, abgekochtem Wasser nach dem Schema von Nadeshda Semjonova, das Sie in Ihrem ersten Buch erläutert haben. (Die Autorin: Inzwischen wurde mein neues Buch „Reinigung der inneren Organe" veröffentlicht, das eine detailliertere Beschreibung der Reinigung aller Teile des Darms, der Leber, der Nieren und des Blutes liefert.)

3. Einnahme von Leinsamenbrühe: – 0,7-1,0 Liter pro Tag für 1,5 Monate.

4. Manuelle Therapie, die ich selbst an meinem Mann durchgeführt habe. Zuerst bearbeitete ich die Wirbelsäule, beginnend unterhalb des Halswirbels bis zum Steißbein, und massierte dann den Nacken separat.

5. Jodtherapie: 5-6 Tropfen, in 1/5 Tasse Milch vor den Mahlzeiten, einmal täglich für einen Monat.

6. Preiselbeeren: 100-150 Gramm pro Tag (die ganze Zeit).

7. Weißkohlsaft: dreimal täglich 100-150 ml (der Saft wurde in einem Wasserbad auf 90°C erhitzt, um den Safttreibeffekt zu beseitigen). Wurde 30 Minuten vor den Mahlzeiten 3 Mal am Tag eingenommen.

8. Kalzium: Eierschale, gemahlen in einer Kaffeemühle, 1/2 TL, gemischt mit Preiselbeersaft, einmal täglich für 20 Tage.

9. Die Ernährung wurde mit Protein angereichert (Sojaprodukte in Pulverform, hergestellt in den USA, für Sportler), das zwischen den Mahlzeiten eingenommen wurde. Und da Soja zum Jodmangel führt, war eine Jodtherapie obligatorisch.

10. In der Ernährung dominierten Obst und Gemüse.

11. Das Vitaminkomplex Duovit, das eine große Menge an Mineralstoffen enthält, wurde konstant für 2-3 Monate eingenommen.

12. Da es dringend notwendig war, die Geschwüre gleichzeitig mit den vorbereitenden Stadien zu behandeln (Reinigung und Versorgung des Körpers mit Mineralien und natürlichen Vitaminen) war es erforderlich, eine Immunkorrektur- und antimikrobielle Therapie durchzuführen:

Auf Empfehlung eines hervorragenden Krasnojarsker Arztes wurde das Immunocorrectorat Reaferon (vielfach stärker als Interferon) einmal täglich 10 Tage lang intramuskulär je 1 ml injiziert.

Gemäß den Daten Ihres Artikels (Ihr Buch hatte ich damals noch nicht) wurde gleichzeitig mit dem Reaferon 0,5 % Metrogyl über 5 Tage intravenös durch eine Pipette mit einer Dosis von 100 ml sowie Reapoliglucin (Blutersatz – zur Entfernung von Blutvergiftung) mit einer Dosis von 400 ml verabreicht 10 Tage lang.

Zusammen mit Metrogil nahm mein Mann:

- Nystatin – 500 Tausend Einheiten 4 Mal täglich (vor den Mahlzeiten!) während des gesamten Behandlungsverlaufs.

- Klacid – 1 Kapsel 2 Mal täglich für 10 Tage.

Ab dem zweiten Tag nach Beginn der Verabreichung von Metrogyl wurde die folgende Körperreaktion beobachtet: Die Temperatur stieg innerhalb von 5 Tagen auf 38°C. Später stieg die Körpertemperatur ebenfalls periodisch über den Normalwert an, wir bekämpften sie jedoch nicht mit fiebersenkenden Medikamenten.

Nach Ende des ersten medikamentösen Behandlungszyklus wurde eine 8-tägige Pause eingelegt, in der der Körper von Giftstoffen und Schlacken befreit und mit natürlichen Vitaminen und Mineralstoffen aufgefüllt wurde. Dann wurde der zweite Behandlungszyklus durch konsequente Medikation gemäß dem folgenden Schema durchgeführt:

- Diflucan: 150 mg, Einzeldosis.

- Atrican: 1 Kapsel, 2 Mal täglich für 4 Tage.

- Doxycyclin: 1 Kapsel, 2 Mal täglich für 6 Tage (gleichzeitig mit dem Atrican).

- Rovamycin: 1 Kapsel, 2 Mal täglich über einen Zeitraum von 10 Tagen (gleichzeitig mit dem Atrican).

- Diflucan: 150 mg, eine Einzeldosis – am Ende des Behandlungszyklus.

Nach dem Ende des 2. Behandlungszyklus erhielt der Patient einen Monat lang die Nahrungsergänzung „Narine“ (zuvor in warmem, abgekochtem Wasser gelöst) – 1 Flasche dreimal täglich 30 Minuten vor den Mahlzeiten. Parallel zur Wiederherstellung der natürlichen Darmflora wurde die Immunität 40 Tage lang mit einem Immunmodulator (Injektionen wurden jeden zweiten Tag verabreicht) und der vom Irkutsker

Doktor der biologischen Wissenschaften A. Semenov hergestellten Bajakon-Spiritustinktur korrigiert.

Zusammen mit meinem Mann wurde auch ich behandelt. Zahnbürsten wurden alle 10 Tage gewechselt, die Paste „Extradent M" wurde verwendet. Es wurde individuelles Geschirr verwendet und andere persönliche Hygienevorschriften eingehalten.

Nach dem Ende der Behandlung wurde eine wiederholte Fibrogastroskopie durchgeführt. Ergebnis: Das Geschwür war vollständig geschlossen, eine sehr dünne Narbe an der Stelle des früheren Geschwürs wurde kaum gefunden. Der Patient ist gesund. Der allgemeine Zustand ist ausgezeichnet. Jedoch auch nach der Behandlung führen wir vorbeugende Maßnahmen durch, darunter auch die intramuskuläre Verabreichung des Immunmodulators.

Nochmals vielen Dank für Ihre Arbeit!

Mit freundlichen Grüßen T. V., 64 Jahre alt, ehemalige Ärztin, Dr. der Biologiewissenschaften, im Ruhestand."

Wie Sie sehen, verursachte die Rettung ihres Mannes vor einer Behinderung und seine erfolgreiche Genesung bei seiner hingebungsvollen Frau keine Euphorie. Da sie sich der List der Erreger von Krebs bewusst war und das Wiederauftreten der Krankheit befürchtete, arbeitete sie weiter an der Stärkung der Immunität des geheilten Ehegatten. Seitdem legt die Familie großen Wert auf die richtige Ernährung, und die gegen Trichomonaden wirksamen Preiselbeeren wurden fast täglich in die Ernährung aufgenommen.

Kürzlich kontaktierte die Verfasserin des Briefes erneut Arkady Alexejewitsch Semenov und bestellte mehrere Fläschchen mit Immunmodulator und Bayakon-Tinktur, ein Präparat aus Pflanzenzellen. Ein Fläschchen, sagte sie, reiche für 10 intramuskuläre Injektionen, die jeden zweiten Tag verabreicht werden.

So führt sie bereits den dritten 40-tägigen Immunmodulationskurs durch. Zusammen mit den Injektionen, die T. V. dem Patienten selbst verabreicht, gibt sie ihrem Mann gleichzeitig Bayakon. Und die erstaunlichen Ergebnisse ließen nicht lange auf sich warten: Die zweite Fibrogastroskopie nach Beginn der Behandlung im Mai zeigte, dass keine Anzeichen der schrecklichen Krankheit erkennbar waren, die vor sechs Monaten festgestellt worden war: Es gab nicht einmal eine Krebsnarbe. Der genesene Patient arbeitet weiterhin aktiv und führt ein erfülltes Leben.

Dabei ist seine Frau fest darauf eingestellt, auch in Zukunft im Abstand von 10 Tagen 40-Tage-Injektionen des Immunmodulators durchzuführen, bis sie von der vollständigen Genesung ihres Ehepartners überzeugt ist. Das Kriterium für die Genesung ist nicht nur das Fehlen von Tumorspuren im Magen, sondern auch eine vergleichende Analyse der Blutprodukte der ganzen Familie – des Patienten selbst, seiner Frau und seiner Tochter, die ich noch zu machen habe. Dabei interessieren uns zunächst die Anwesenheit von Trichomonaden und anderen Keimen sowie der Zustand der roten und weißen Blutkörperchen. Nur die Wiederherstellung einer normalen Blutformel kann diese energische und mutige Frau beruhigen. Aber nur soweit, um von der Behandlung zur Einhaltung eines gesunden Lebensstils überzugehen. Und dies ist bereits zum unverzichtbaren Gesetz der Familie geworden, die vor kurzem zum ersten Mal mit Krebs konfrontiert wurde und es geschafft hat, ihn zu besiegen.

Abschließend möchte ich hinzufügen: Ich habe alle drei Blutpräparate wirklich sorgfältig studiert, und es stellte sich heraus, dass das Blut des Familienvaters in bester Verfassung ist und das seiner Tochter in der schlechtesten. Dies erklärte übrigens ihre Beschwerden über ständige Schwäche und verschiedene kleinere Leiden. Die junge Frau geht nicht zu den Ärzten, weil sie weiß, dass es sinnlos ist. Aber ihre Mutter hat auch Angst, sie zu behandeln, um kein Risiko einzugehen, da sie die einzige Tochter ist! Immerhin hat ihre Tochter nicht das eindeutige Neoplasma, das bei ihrem Ehemann gefunden wurde. Was ist also zu bekämpfen? Hier zögert die Autorin des Briefes. Und nur eine extreme Situation, die ein Leben bedrohte, half ihr, eine Behandlungsmethode über die sie erfahren hatte anzuwenden sowie der Wunsch des vernünftigen Patienten, der Behinderung und der Krankheit selbst zu entkommen. Doch auch die große Energie dieser

Frau und ihre ärztliche Erfahrung halfen, das bevorstehende schwere Familiendrama abzuwenden.

Zweiter Brief:

„Hallo, liebe Tamara Jakovlevna!

Es tut mir leid, dass ich Ihnen lange nicht geschrieben habe, denn ich wollte unbedingt auf die Ergebnisse der Behandlung von Krebspatienten warten, die entsprechend Ihrer Entdeckung – die Gründe der Krebsentstehung – behandelt wurden. Zunächst beobachtete ich einen Patienten, bei dem ein Tumor am Hals entfernt wurde, mit anschließender Bestrahlung. Meine erste Untersuchung: Es gibt keinen Tumor an der Operationsstelle, aber Metastasen in der Lunge, im Leistenbereich und in den Lymphknoten – bis zu zehn Tumoren mit einer Größe von bis zu 2 cm wie Bohnen. Sehr schmerzhaft beim Abtasten. Eine Lunge atmete fast nicht, beim Beklopfen – weitgehende Taubheit. Die Behandlung wurde begonnen.

Ich untersuchte ihn einmal pro Woche. Die Lunge konnte erst nach einem Monat besser atmen. Dabei normalisierten sich die Lymphknoten in der Leiste – auf weniger als ein Zentimeter, viele verschwanden vollständig, und die Schmerzen an diesen Stellen hörten vollständig auf. Das Problem ist jedoch, dass der 23-jährige Patient die negative Angewohnheit hat, Zigaretten zu rauchen, und das fast 24 Stunden am Tag. Zum ersten Mal in meinem Leben habe ich einen so starken Raucher getroffen. Ich verlangte von ihm, mit dem Rauchen aufzuhören, er aber rauchte weiter, als ob er mich ärgern wollte, und seine Brüder, die ihn pflegten, versorgten ihn mit Zigaretten. Ich warnte die Verwandten, dass er an einer Lungen- und Herzkrankheit sterben würde und nicht an Tumoren. So kam es auch. Er hatte Schwellungen in den Füßen und Beinen und sein Herz begann zu „schwächeln". Er lebte noch etwa 2 Monate. Aber die Tatsache, dass die Tumore in der Leistengegend verschwanden, war für alle, die sich um ihn kümmerten, offensichtlich.

Der zweite Fall. Der Patient ist 40 Jahre alt. Dringend von einem Neurochirurgen wegen eines Tumors in der rechten Parietalregion operiert, danach wurde eine Bestrahlung durchgeführt. Anfangs, nachdem er aus dem Krankenhaus entlassen worden war, war der Zustand nicht schlecht, er konnte zuhause herumlaufen und etwas erledigen. Aber allmählich begann der Tumor durch den Knochendefekt hervorzutreten. Und in anderthalb Monaten wurde die Wölbung groß, hart und schmerzhaft, 5 cm hoch. Er wurde nicht zur erneuten Bestrahlung angenommen, da man es dort für unwirksam hielt. So erinnerten sie sich an mich.

Bei der Untersuchung: Der Zustand war ernst, er konnte nicht gehen, das Bewusstsein war komatös. Obwohl der Fall im Grunde schon hoffnungslos war, habe ich mit der Behandlung begonnen. Allmählich, im Verlauf der nächsten zwei Monate ging es ihm besser. Das Bewusstsein wurde klar, er begann besser zu reden, konnte sitzen und mit Hilfe von anderen im Raum, auf dem Hof und sogar auf der Straße gehen. Saß lange Zeit in der Nähe des Hauses mit Freunden. Seine ganze Familie war glücklich und ich mit ihnen. Vor dem Hintergrund der Erholung wollten sie seine Genesung beschleunigen. Sie brachten den Patienten nach Nowotscherkassk zu einer berühmten Hellseherin, die mit Biofeld-Therapie behandelt. Unter ihrem Einfluss bewegte er seine Arme und Beine (es gibt Fotos, die von seiner Frau gemacht wurden). Sie brachten ihn noch ein zweites Mal zu ihr.

Aber nach dieser Behandlung besserte sich sein Zustand nicht, und zuhause wurde es sogar noch schlimmer. Wieder verfiel er in einen Komazustand. Mehr noch, während nach meiner Behandlung der Tumor, der sich im Knochen gebildet hatte, halb so groß wurde, wuchs er nach den Biofeld-Sitzungen erneut stark und wurde fest.

Meine Therapie wurde um einen Monat verschoben, während der Patient von der Hellseherin behandelt wurde. Doch bald erkannten sie die Wirkungslosigkeit und begannen wieder nach meiner Methode zu behandeln, aber es war schon zu spät: Der Druck des Tumors auf das Gehirn hat seine Arbeit getan. Zwei Wochen später starb er. Ich bedauere, dass ich nicht gegen die Behandlung durch die Hellseherin protestiert habe; ich stimmte nur zu, weil es sich um eine Ärztin mit akademischem Grad handelte. Aus diesem Fall schließe ich, dass sogar Tumore des Nervensystems behandelt werden können, geleitet von Ihrer Entdeckung. Immerhin besserte sich der Zustand des Patienten zwar langsam, aber sicher, obwohl er sich zuvor einer Gehirn- und Strahlenoperation unterzogen hatte, und die Onkologen ihn bereits aufgegeben hatten.

Mein Resümee:

Patienten in den letzten Stadien von Krebs, die sich einer Chemotherapie oder Bestrahlung unterzogen haben und deren weitere Behandlung von Onkologen bereits abgelehnt wurde, können nicht auf die Schnelle geheilt werden. Für jeden muss viel Zeit und Mühe aufgewendet werden. Die Zeit verfliegt sehr schnell. Ich bin Landarzt und behandle eine Vielzahl von Patienten. Ich begann meine Tätigkeit im Jahr 1956 als Rettungssanitäter, aber nach 4 Jahren stellte ich fest, dass mein Wissen nicht ausreichte. So begann ich ein Medizinstudium und arbeitete weiterhin als Arzthelfer in der Klinik. Dann arbeitete ich als HNO-Arzt, Allgemeinarzt und ein wenig als Neuropathologe. Lese ständig alles, was ich über die Krebskrankheit finde. Ihre Entdeckung wurde von mir sofort angenommen. Jetzt gilt es, die richtige Behandlung zu finden. Moderne Antitrichomonas-Medikamente zeigen nicht die gewünschte Wirkung. Patienten und Ärzte erklären mir: „Es wird viel über Krebs geschrieben. Wenn Sie erfolgreich behandeln, werden wir an diese Trichomonaden-Theorie glauben.“ Die Suche nach neuen Mitteln und Methoden ist eine schwierige und langfristige Aufgabe, aber ich bin sicher, es lohnt sich.

Ich halte das Problem von Rheuma und anderen Kollagenasen nach Ihrer Entdeckung für gelöst.

Grüßen Sie unsere bekannte Journalistin aus der „Medizinzeitung“ von mir.

Möge das neue Jahr besser sein als das Vergangene, und mögen im neuen Jahr die Mächtigen der Wissenschaft Sie nicht stören, sondern fördern. Alles Gute für Sie! Erfolge, Gesundheit und Kräfte, geistig und körperlich.

A.N., Region Stawropol

Der Kampf ums Leben

Bereits in einem meiner ersten Bücher machte ich die Leser darauf aufmerksam, dass der gesamte Heilkomplex aus vier Phasen bestehen sollte: Reinigung, Versorgung des Körpers mit natürlichen Vitaminen und Mineralstoffen, medikamentöse Therapie, einschließlich einer Therapie, die die Resorption des Tumors fördert, und Immunstimulation. Nach reiflicher Überlegung bin ich jedoch zu dem Schluss gekommen, dass, obwohl der gesamte Genesungskomplex für die erfolgreiche Behandlung eines schwerkranken Patienten erforderlich ist, manchmal die Reihenfolge der dritten und vierten Stufe vertauscht werden muss und aus der ersten Stufe nur noch eine sanfte Reinigung angewendet werden sollte, z. B. Leinsamenbrühe und Einläufe mit Abführmitteln. Die von mir ursprünglich vorgeschlagene übliche Variante ist in erster Linie für Menschen geeignet, die noch ziemlich gesund sind, oder für diejenigen Patienten, bei denen die Krankheit nicht zu weit fortgeschritten ist. Dies schließt auch Patienten mit Krebs im ersten oder zweiten Stadium ein, insbesondere wenn keine Bestrahlung, Chemo- bzw. Hormontherapie angewandt wurde.

Wenn aber der Patient durch Krankheit und traumatische Behandlung vollständig geschwächt ist, kann, bei gleichzeitiger Durchführung einer leichteren Version der Reinigung und Umstellung auf Trennkost-Ernährung entsprechend der Blutgruppe oder auf eine strengere Einzeldiät, die vierte Stufe sofort eingeleitet werden. Dies ist eine Immunstimulation durch die Verwendung natürlicher Heilmittel und spezieller Kräuterinfusionen, die im nächsten Buch behandelt werden. Diese Etappe ist ziemlich lang und zielt auf die Unterdrückung des Neoplasmas und sogar seine Resorption mit natürlichen Mitteln ab, die von mehreren Generationen von Menschen getestet wurden, aber von der Schulmedizin nicht anerkannt sind.

Bei der Durchführung des oben beschriebenen Heilkomplexes kann, wenn der Patient gestärkt sein wird, gemäß den Ergebnissen der Untersuchungen und des Bluttests mit der konsequenten Vernichtung der Krankheitserreger fortgefahren werden. Andere Varianten sind möglich, wenn dies aufgrund der Notwendigkeit einer angemessenen und wirksamen Behandlung für diese oder jene Person erforderlich ist. Ich möchte anmerken, dass die zahlreichen Patientenbriefe und Aussagen einiger in- und ausländischer Ärzte und Wissenschaftler, die in diesem Buch vorgestellt wurden, die bedingungslose Anerkennung der parasitär-infektiösen Ätiologie von Krebs und anderen unheilbaren Krankheiten belegen.

Doch leider hängt wenig von den Patienten und den Ärzten auf der mittleren Ebene ab. Aber die Akademiker und Professoren, die in der Medizin das Sagen haben, versuchen mit allen Mitteln, einschließlich öffentlicher Beleidigungen in meine Richtung, die Bedeutung der diesbezüglichen Entdeckungen zu mindern. Es stellt sich also heraus, dass sie selbst die Medizin nicht aus der Sackgasse führen können, in die sie geraten ist, und verhindern, dass dies von anderen getan wird, insbesondere wenn die Innovatoren nicht aus ihrem Clan, dem medizinischen Clan, stammen. Und dann rücken kommerzielle Unternehmensinteressen in den Vordergrund, wie ein aufgeschlossener Arzt einmal zu mir sagte.

Rezepte des Überlebens

Schon seit Anfang der 1990er Jahre beschäftige ich mich mit dem Problem der Krebskrankheit und anderen unheilbaren Krankheiten und habe bewiesen, dass die Trichomonaden ihre Hauptverursacher sind. Während dieser ganzen Zeit wurden weder von der offiziellen Medizin im Allgemeinen noch von Onkologen im Besonderen die Entdeckungen anerkannt, die ich gemacht habe – im besten Fall schweigen sie einfach dazu. Während dieser Zeit wurde das onkologische Problem noch akuter, das Problem Krebs betrifft immer mehr auch junge Menschen, die allgemeine Lebenserwartung der Bevölkerung unseres Landes nimmt ab. Gleichzeitig möchte ich folgendes feststellen: Während Ärzte sich weigern, die unbestreitbare Tatsache anzuerkennen, dass krankheitserregende Keime die Ursache für diese Krankheit sind, werden viele „normale Bürger“, die nichts mit der wissenschaftlichen Medizin zu tun haben, direkt mit der Ohnmacht der praktizierenden Ärzte konfrontiert. Sie glaubten und akzeptierten das Konzept der parasitär-infektiösen Ätiologie jener schweren Krankheiten, von denen sie viele Jahre betroffen waren. Gleichzeitig haben viele von ihnen nicht nur sorgfältig, mit einem Stift in der Hand, meine früher veröffentlichten Bücher gelesen und teilweise begonnen, ihre Gesundheit zu verbessern, sondern sie haben mir auch aktiv geholfen durch ihre Leserbriefe und anderes. Ich danke Ihnen, liebe Mitmenschen! Herzlichen Dank für Ihre Briefe und Telefonate, in denen Sie mich nicht nur moralisch unterstützen, sondern auch über die Schwierigkeiten auf dem Weg zu Ihrer Gesundheit berichten! Vielen Dank auch für die Bücher über neue Heilmethoden von verschiedenen Autoren, die Sie mir empfehlen kennenzulernen (und ich nehme es dankbar zur temporären Nutzung an), damit ich sie aus der Perspektive meines Konzepts der Entstehung von Krebs und anderen unheilbaren Krankheiten überdenken und berücksichtigen kann. Und das tue ich, so weit möglich. Gleichzeitig hoffe ich, dass die Autoren der Bücher, deren Empfehlungen nachstehend oder in meinen nachfolgenden Ausgaben vorgestellt werden, die Intention ihrer Leser, die ihre Bücher wirklich schätzen, erkennen. Immerhin fanden sie in einigen von ihnen Empfehlungen für die Reinigung der Organe, in anderen – Ratschläge für die richtige Ernährung, Methoden zur Behandlung von Krankheiten mit Kräutern, Rezepte zur Behandlung von Krebs mit minimalen Dosen bestimmter (in größeren Mengen giftiger) Substanzen.

Für mich ist allein die Tatsache, dass mir Bücher zur Kenntnisnahme angeboten werden, sehr aussagekräftig. Erstens haben die Menschen erkannt, dass es kein Allheilmittel gegen Krebs gibt, und daher kann eine seit vielen Jahren, sich unerkannt entwickelnde Krankheit nicht im Eilverfahren durch ein Wundermittel geheilt werden.

Zweitens haben die Leser erkannt, und das ist die Hauptsache, dass die Krebsbehandlung ein komplexer Heilungsprozess ist, der Folgendes umfassen sollte: sanfte innere Reinigung des Körpers als Ganzes und intensivere Reinigung seiner getrennten Organe und Systeme, vollwertige Ernährung (idealerweise nach Trennkost) und Versorgung des Organismus mit Mikro- und Makroelementen, medikamentöse Behandlung (falls erforderlich) und Immunstimulation mit natürlichen Heilmitteln. Doch wie kombiniert man all dies, welche Medikamente und Kräutertinkturen soll man wählen, wenn man diese oder jene Krankheit behandelt? In welcher Reihenfolge sollten sie eingenommen werden? Was sollte das Kriterium der Heilung sein? Auf all diese Fragen erhoffen sich diese Leser Antworten. Und sie hoffen nicht nur tatenlos, sondern jeder hilft auf seine Art dabei. Wir haben jedoch festgestellt, dass es kein allgemeingültiges Rezept für alle Patienten mit unheilbaren Krankheiten gibt, und es kann auch keines geben. Daher werden in meinen Büchern für jede der vier Stufen des Behandlungs- und Heilungsprozesses eine Reihe verschiedener Methoden, Verfahren und Rezepte angeboten. Daraus können Sie, sich ganz auf Ihre Intuition oder Ihren gesunden Menschenverstand verlassend, eine individuelle Methode der Genesung zusammenstellen. Wenn es Ihnen gelingt, dafür einen mitdenkenden Arzt, einen weisen Heiler oder einen Naturheilkundler zu gewinnen, dann freue ich mich für Sie. Vergessen Sie dabei nicht, dass man stets nach dem Prinzip handeln sollte: „Vertrauen ist gut, Kontrolle ist besser." Mit anderen Worten, Sie sollten genau hinschauen und auf Ihren Körper und seine Reaktionen auf die Behandlung hören, um keine Medikamenten-Abhängigkeit zu entwickeln und die zu dieser Zeit für Sie besten Heilmittel zu verwenden.

Es bleibt mir, noch einmal daran zu erinnern, wie wichtig es ist, sich mit der eigenen Gesundheit zu beschäftigen und sich für die Reinigung der inneren Organe zu engagieren. Mit diesen Prozeduren sollte unverzüglich begonnen werden. Da helfen Ihnen meine Bücher, die zeigen, dass die Anwendungen der inneren Organreinigung Teil Ihres Lebens werden sollten. Gerade deshalb habe ich den meisten meiner Veröffentlichungen den Abschnitt „Meine eigenen Erfahrungen mit der inneren Organreinigung" hinzugefügt, damit, obwohl es unter anderen Autoren nicht üblich ist, am Beispiel eigener Erfahrung gezeigt wird, dass periodische Reinigungs-Anwendungen eine lebenslange Empfehlung für jeden Menschen ist. Sogar wenn ich bestimmte methodische Fehler mache, während der Entwicklung der Methoden, sind auch diese wertvoll, weil sie die eigenen Kenntnisse über den Körper erweitern und die verschiedenen Reaktionen des Körpers auf die angewandten Prozeduren aufzeigen. Und da ich über meine Beobachtungen im Detail spreche, hoffe ich, dass meine Fehler eine definitive Warnung an Sie werden, weil der wiederholte Fehler, wie ein wiederholter Witz, eine Dummheit ist. Im Allgemeinen erforderten die Umstände, in denen ich mich befand, an mir selbst zu experimentieren, auf eigene Initiative die Natur der unheilbaren Krankheiten zu erforschen und dann, auf dringende Bitten anderer Menschen, die Entwicklung der medizinischen Behandlungsmethodik voranzutreiben. Zu diesen Umständen zählt auch der gestrige Anruf einer unbekannten, erkrankten Moskowiterin, die erzählte: „Tamara Jakovlevna, meine rechte Hand ist geschwollen! Was soll ich tun?" Im Gespräch mit ihr habe ich Folgendes herausgefunden: Es stellte sich heraus, dass sie Brustkrebs hat. Vor einigen Monaten wurde der Patientin eine Chemotherapie verordnet. Nach der ersten Behandlungsreihe – nur mit Schwierigkeit standgehalten –, lehnte sie die zweite ab. Und dann, als sie sich wieder an die Onkologen wandte, verweigerten sie ihr die weitere Behandlung. Und jetzt ist die Hand geschwollen. Eigentlich ist es ein Ödem. Wahrscheinlich ist der Tumor schon als Ergebnis der ersten Chemotherapie zerfallen und Krebszellen wurden im ganzen Körper, einschließlich in die Hand, verteilt. Hier begann die Lymphe oder das Blutplasma zu fließen, um die von Trichomonaden freigesetzten Giftstoffe zu neutralisieren, was zu einer Schwellung führte.

Ohne auf all diese theoretischen Überlegungen einzugehen, stimmte die Patientin dennoch sofort zu, dass es sich nicht um einen Tumor handelte, sondern wirklich um ein Ödem, da ihre Finger geschwollen waren. Wir verstehen jedoch, dass sie sich dadurch nicht besser fühlte, denn das Gesundheitsproblem war bereits ernst. Ich musste der Anruferin erklären, dass die Schwellung und das Ödem lokale Manifestationen der Krankheit des gesamten Körpers sind, also müsse sie die Erreger der Krankheit loswerden, beginnend mit der Reinigung aller Teile des Darms. Und hier begann sie zu zweifeln, und betonte fragend, ob drei Reinigungen des Darms nicht reichten? Aber gleichzeitig stellte sich heraus, dass ihr Darm so verstopft war, dass selbst 200 Milliliter eingeführtes Wasser gleich wieder auslaufen und keine Reinigung stattfindet.

Natürlich war ich mit ihrer oberflächlichen Einstellung zu einer solchen Heilmaßnahme nicht einverstanden, weil ich selbst – mit einer viel besseren Gesundheit – die Mundreinigung mehr als sechs Jahre lang täglich durchführe, und die Reinigung der inneren Verdauungsorgane etwa drei Jahre lang. Deshalb, wo die Erkrankte doch mich um Hilfe bat, sollte sie mein Buch sorgfältig lesen und eine individuelle innere Organreinigung durchführen. Und wenn ihr die selbständige Durchführung der inneren Organreinigung schwerfällt, muss sie mit jemand kompetentem kooperieren.

Zur Behandlung des Brusttumors schlug ich vor, sich an die Ärztin Galina Akopowa zu wenden.

Es bleibt nur hinzuzufügen: selbst das einzige Beispiel einer kranken Moskowiterin zeigt, wie gering das fachliche und ethische Niveau unserer Ärzte ist. Allerdings sind ihre Patienten, selbst sehr kranke Menschen, noch nicht in der Lage zu verstehen, dass die Prävention und Wirksamkeit der richtigen Behandlung aller dieser Krankheiten weitgehend von ihnen selbst abhängt.

Und jetzt werden wir die Briefe einiger Leser meiner Bücher kennenlernen, wo wir mehr über verschiedene Varianten medizinischer Rezepturen erfahren. Wenn Sie wünschen, nehmen Sie bitte diejenigen zur Kenntnis, die zu Ihnen passen, abhängig von der Art Ihrer Krankheit, der Klimazone des Wohnsitzes, finanziellen und anderer Faktoren – um mit Ihrem Arzt oder Heilpraktiker darüber zu sprechen.

Der erste Brief:

„Guten Tag, verehrte Tamara Jakovlevna!

Danke für die Bücher, die mir geholfen haben, meine Krankheitsprobleme zu bewältigen. Ich hatte eine Knotenmastopathie der linken Brust und auch die Lymphknoten schmerzten und vergrößerten sich.

Aber da man mir in der Klinik nicht helfen konnte, entschied ich mich für Ihre Behandlungsmethode.

Zuerst habe ich den Darm und die Leber gereinigt.

Ich aß eine große Menge Preiselbeeren und Knoblauch, bemühte mich richtig zu ernähren. Ich begann die Behandlung mit der Aufnahme von Nystatin 500 000 Einheiten, 4 Mal täglich, für zwei Wochen. In den folgenden Tagen nahm ich ein: 5 Tage Dibazol, 1 Tablette, 4 Mal täglich, 8

Tage Trichopol, 2 Tabletten, 4 Mal täglich. Dann habe ich eine Pause von 3-4 Wochen gemacht. Anschließend nahm ich Erycycline – 2 Standardpackungen (20 Tabletten) und 1 Packung Doxycyclin. Parallel nahm ich während dieser Behandlung Dibazol für 10 Tage. Als vierte Stufe verwendete ich hochwertige Nahrungsergänzungsmittel. Während dieser Zeit machte ich 2 Darm- und 5 Leberreinigungen, wobei bis zu 1 000 Steine abgingen. Aber am wichtigsten: alle Knoten in der Brust lösten sich auf, die Lymphknotengröße normalisierte sich! Ich war überglücklich!

Aber jetzt mache ich mir Sorgen um die Gesundheit meiner Schwester, bei der Krebs entdeckt und operiert wurde. Wir wissen ja, wie das enden kann ...“

Und jetzt möchte ich ein Beispiel dafür präsentieren, wie unsere Landsleute, die das Vertrauen in die Wirksamkeit der ärztlichen Behandlung verloren haben, versuchen, den einzigen Spezialisten zu finden, der helfen kann, mit der Krankheit fertig zu werden; nicht nur dem Patienten selbst, sondern auch seinen Familienangehörigen.

Der zweite Brief:

„Guten Tag, sehr geehrte Tamara Jakovlevna!

Ich habe Ihr Buch mit großem Interesse gelesen und bin mit Ihren Ausführungen vollkommen einverstanden. Tatsächlich, nachdem ich mich mit der Trichomonade infiziert hatte, fühlte ich mich keinen Tag mehr gesund. Darüber hinaus treten jedes Jahr zu den Krankheiten, die da sind, immer neue und neue hinzu.

Als bei mir zum ersten Mal Trichomoniasis diagnostiziert wurde, nahm ich die Tabletten, steckte Kerzen an und fühlte mich etwas besser, aber nicht ganz gut. Ich bekam keine Behandlung mehr, weil die Untersuchungen keine Infektion mehr zeigten.

Doch drei Jahre später wurden zufällig, während einer Routineuntersuchung beim medizinischen Dienst, wieder Trichomonaden gefunden.

Diesmal verordnete mir der Arzt drei Behandlungszyklen. Ich habe aus eigener Initiative fünf Behandlungszyklen der Arzneimittel mit kleinen

Pausen durchgeführt und dachte, dass diesmal alles gut wird. Manchmal fand man in meinen Tests einen Pilz, der gleich behandelt wurde. All die unangenehmen Empfindungen wurden dem Pilz zugeschrieben.

So sind über zehn Jahre vergangen. Ich habe geheiratet und ein Baby bekommen. Wir alle werden oft krank. Und so entschied ich mich kürzlich, nach dem Lesen Ihres Buches, als es akut wurde (es war gerade Herbst), für eine Labor-Diagnose und beim Arzt wurde eine Kultur angelegt. Die war positiv, sie fanden die sogenannte Kultur-Trichomonade.

Ich weiß genau, dass diese Infektion nicht durch Ansteckung kommen konnte. Das heißt, es kann sehr wohl sein, dass dies die schon in der Vergangenheit behandelte Infektion ist, die wahrscheinlich schon wieder nicht ausgeheilt war.

Ich bin sehr besorgt um die Gesundheit meiner Familie und würde gerne von jenen Ärzten behandelt werden, von denen Sie geschrieben haben.

Tamara Jakovlevna, Ihr Buch gab mir Hoffnung. Schreiben Sie bitte, wie ich Valentina Alexandrowna Melnikowa finden kann, die in Woronesch arbeitet. Von ihr bin ich sehr angetan, denn sie behandelt auch Kinder.

Mit großer Dankbarkeit, Galina.

Stadt Korolev“

Zu gegebener Zeit sprachen die gegen mich opponierenden Mediziner: „Wenn die Tumorzelle wirklich eine Trichomonade ist, dann wäre es leicht, das Krebsproblem zu lösen …“ Der letzte Brief zeigt, dass die Trichomonaden, sogar bei banaler Trichomoniasis, sehr schwer loszuwerden sind! Darüber hinaus hat ein vereinfachter Ansatz für diesen pathogenen Keim dazu geführt, dass moderne Ärzte, die nach den – „von oben“ – verordneten Methoden arbeiten, nicht in der Lage sind, ihre Patienten von scheinbar gewöhnlicher Trichomoniasis zu heilen, ganz zu schweigen vom Krebs, der das letzte Stadium dieser parasitären Krankheit darstellt. Die Situation wird durch die Tatsache erschwert, dass die umfangreiche, die Trichomonaden begleitende pathogene Mikroflora nicht berücksichtigt wird.

Und dies deutet sogar bei der Trichomoniasis auf die Notwendigkeit einer komplexen Behandlung hin: Antimykotikum, anti-trichomonadale Mittel, antibakteriell und antiviral bei gleichzeitiger Entgiftung und Stärkung der Abwehrkräfte. Aber vorher, vor dem dritten Stadium des Heilungsprozesses, muss die Person selbst alle Teile des Darms und anderer Organe reinigen, und dann ihren Körper mit Vitaminen und Mineralstoffen nähren. Ich möchte die folgende bemerkenswerte Tatsache unterstreichen: egal wie die offizielle medizinische Führung ihre praktizierenden Ärzte beeinflusst; in Russland gibt es immer wieder solche Naturtalente, die selbst unter den schwierigsten Bedingungen, wenn ihre Patienten nicht die Möglichkeit haben, sich in der Apotheke Arzneimittel zu kaufen, einen gleichwertigen Ersatz für sie finden.

Aber wahrscheinlich ist das der Fingerzeig Gottes, weil die Umstände manche Spezialisten zwingen, von teuren und für den menschlichen Körper fremdartigen Chemotherapie-Präparaten zu Naturheilmitteln zu wechseln, hervorgebracht von Mutter Natur. Darüber können wir etwas im nächsten Brief erfahren.

Der dritte Brief:

„Guten Tag, Tamara Jakovlevna!

Es schreibt Ihnen eine junge Frau aus der tiefen Provinz. In den ersten Zeilen meines Briefes möchte ich Ihnen danken und Ihnen meinen Respekt zollen für Ihren Fleiß und Ihre Beharrlichkeit, für Ihre Rastlosigkeit und Ihre Entdeckungen.

Ein wenig über mich: Ich absolvierte 1992 die Krankenpflegeschule in Tjumen und arbeite jetzt als Hebamme der Erste-Hilfe-Station (EAP). Die Größe der Bevölkerung bei uns im Ort ist unbedeutend: 750 Personen. Wir arbeiten zu zweit: ich und der Feldscher.*

Von der Existenz der Trichomonaden habe ich bereits im Alter von 15 Jahren erfahren, als meine Mutter in einem Krankenhaus mit chronischer Salpingo-Oophoritis (Entzündung der Uterusanhänge) lag. Zu der Zeit war es eine Seltenheit. Heutzutage „ertrinken“ unsere Frauen einfach in diesen Infektionen. Zudem gibt es eine akutes finanzielles Problem, denn

* Feldscher ist eine Fachkraft mit mittlerer medizinischer Ausbildung, die das Recht hat, Diagnosen zu stellen, eigenständig eine Behandlung durchzuführen oder einen Patienten an einen Facharzt zu überweisen.

manchmal leben Familien, aus 5-6 Personen bestehend, nur vom Kindergeld. Das sind 200-250 Rubel pro Monat, eine Behandlung kostet aber 500-700 Rubel pro Person.

Natürlich ist meine Erfahrung mit pflanzlichen Präparaten gering, aber ich möchte nach der Phytotherapie bei Trichomoniasis fragen. Ich selbst verordne eine Tinktur aus Schöllkraut. Aber der Kreis der Menschen, denen man dieses Kraut ohne Bedenken verschreiben kann, ist sehr begrenzt. Tatsache ist, dass sie nach der Behandlung mit Schöllkraut ***niemals Alkohol trinken dürfen!*** *Und die Menschen bei uns beachten diese Warnung nicht besonders.*

Behandlungsbeispiel: B N., die Patientin, geboren 1962, hat drei Kinder. 1987 – Erosion, Trichomonas-Kolpitis. 1995 wurde in der Gynäkologie diagnostiziert: Gebärmutterkrebs im 3. Stadium. Eine Untersuchung in der onkologischen Ambulanz wurde nicht durchgeführt, da selbst für die Reise kein Geld vorhanden war. Es wurde mit der Tinktur von Schöllkraut (100 g getrocknetes Kraut mit 0,5 Liter Wodka) behandelt. Laut Analyseprobe aus der Scheide wurden bereits nach einem Jahre keine Erreger mehr festgestellt, trotz der Tatsache, dass der Ehemann nicht behandelt und das Sexualleben nicht eingestellt wurde. In diesem Falle fasse ich mich am Kopf. Wie soll man das erklären?

Wenn Menschen nicht auf Alkohol verzichten können, verschreibe ich eine lokale Behandlung. Der Effekt ist auch in diesen Fällen dauerhaft, aber der Konsum von Alkohol schwächt schnell die Wirkung der Behandlung. Ich habe nicht die Möglichkeit, das im Labor zu testen. Ich habe Angst, dem Patienten zu schaden, und doch verordne ich es, denn das ist zumindest eine Art von Aufschub für diejenigen, die Kinder haben. Denn diese Eltern sollen ihre Kinder nicht als Waisen hinterlassen.

Von Gräsern probierte ich noch Kalgan (Blutwurz, Potentílla erécta*) Das mit der Synthomycin-Emulsion 1 : 2 vermischte Wurzelpulver kann bis zu zehn Tage im Kühlschrank aufbewahrt werden. Die Haltbarkeit ist ungefähr ein Jahr lang. Ich habe 1998 angefangen dieses Kraut anzuwenden, und werde es weiterhin benutzen. Es gibt auch ein Kraut aus der Familie der Doldenblütler. Das Rezept für die Behandlung stammt von einer Tataren-Frau (in russischen Dörfern benutzen sie es nicht, sie halten es für zu giftig).*

Ich kann den Namen des Krautes nicht finden. Es wächst überall auf den Feldern, hinter den Gärten, hat eine Höhe von 40-60 cm, nicht mehr. Es wird während der Blütezeit gesammelt. Zubereitet wird der Aufguss in folgendem Verhältnis: 1 Esslöffel fein gehackter Kräuter auf ein Glas gekochtes Wassers. Ein Liter Aufguss muss mit dem Grassediment an einem Tag ausgetrunken werden, d. h. das Gras wird dabei mitgetrunken. Das ist die Tagesdosis. Der Behandlungszyklus beträgt eine Woche. Es hilft bei Trichomonas-Kolpitis, währenddessen verschwinden auch ohne lokale Behandlung die Erosionen; Abstriche von Sekreten – ohne Befall.

Beobachtungen mache ich seit 1996. Der Impfstoff SolcoTrichovac® *gibt seit langem positive Ergebnisse bei Frauen im gebärfähigen Alter, und in den Wechseljahren – für 1,5-2 Jahre.*

Jetzt zur Durchführung der Abstriche: ich nehme sie entweder drei Tage vor der Menstruation (wenn die Menstruation bis zu sieben Tage dauert) oder drei Tage nach der Menstruation, manchmal monatlich während eines halben Jahres. Ein zusätzliches Kriterium ist die Beobachtung von Ausscheidungen (ich verstehe, dass es primitiv ist, aber es gelingt bei etwa 80 Prozent der Bevölkerung, und der Rest missachtet einfach die Empfehlungen). Vor den Tests empfehle ich eine Provokation durch Lebensmittel – Bier, gesalzenen oder geräucherten Fisch, etc. Früher verschrieb ich Pyrogenal, aber inzwischen bin ich vorsichtig: viele reagieren mit Fieber bis zu 40°C und darüber, Krämpfen und anderen Erscheinungsformen der Intoxikation. Das Krankenhaus ist aber 46 Kilometer entfernt.

Und jetzt ein wenig über die Reaktion auf Ihr Buch „Trichomonade – der Krebserreger". Meine Feldscher-Kollegin sagte, wenn man an all das glaubt, kann man verrückt werden. Ich aber stimme Ihnen vollkommen zu: ich werde häufiger mit dieser Infektion konfrontiert, und die Behandlungsergebnisse kann ich besser beurteilen.

Hier der Verlauf der Medikamentenbehandlung, empfohlen von der Gynäkologin und Chirurgin, einer Ärztin der höchsten Kategorie, Valentina Alexandrowna Iwanowa (leider ist sie schon pensioniert):

Der 1. Behandlungszyklus.

Die Behandlung beginnt 5-6 Tage nach Beginn der Menstruation. AGT (Autochemotherapie, d. h. Bluttransfusion von der Vene in das Gesäß) – jeden zweiten Tag, 10 Mal + Aloe-Injektion.

1. Trichopol *nach dem Schema:*
3 Tage – 3 Tabletten + 3 Tabl. + 2 Tabl.
Für Geschwächte:
3 Tage – 2 Tabl. + 2 Tabl. + 2 Tabl.
3 Tage – je 2 Tabl. – 3 Mal täglich
3 Tage – 2 Tabl. + 2 Tabl.
3 Tage – 2 Tabl. x 2 Mal
3 Tage – 1 Tabl. + 1 Tabl. + 1 Tabl.
5 Tage – 1 Tabl. x 3 Mal
2. Doxycyclin *nach dem Schema:*
1 Tag – 2 Kapseln 2 Mal;
9 Tage – 1 Kapsel. x 2 Mal
3. Nystatin *nach dem Schema:*
14 Tage je 1 Tabl. (500 Tsd. Einheiten) 4 Mal pro Tag
4. Behandlung des Genitalbereichs *mit* Protargol, *Silbernitrat, 3 % Wasserstoffperoxid (1 % für Männer), Tampons mit* Nystatin- und Levorinsalbe.
5. Festal, Mezym-Forte, Carsil *und andere.*
6. Methyluracil – *1 Tabl. x 3/Tag x 10 Tage.*
7. Kontrolle der Sekretabstriche bis zum 7. Tag vom Beginn der Menstruation an.
Der 2. Behandlungszyklus:
Metronidazol – *1 Tabl. 2 Mal täglich, zehn Tage lang*
Levorin – *1 Tabl. 3 Mal täglich, zehn Tage lang*
Tampons mit Levomecol *und* Nitrofuranen.
Immunstärkende Präparate: Taktivin, Splenin.
Der 3. Behandlungszyklus:
Tinidazol *und Antibiotika (falls erforderlich).*

Die Remission läuft bereits 4 Jahre (ich arbeite seit 1995).

Dank Ihres Buches ist es jetzt einfacher für mich, Patienten zu überzeugen, dass die Behandlung notwendig ist. Den Männern gebe ich Ihr Buch zu lesen, die Familien haben dann weniger Streit und Missverständnisse.

Danke nochmal für alles. Auf Wiedersehen.

Elena L., Tjumen Region

P. S.: Ich schicke einen Briefumschlag, denn ich hoffe auf Ihre Antwort, was die Gräser anbelangt, (an die glaube ich dank meiner Behandlungs-Erfahrungen).“

Ich hoffe, auch Sie haben mit Zufriedenheit bemerkt, was für ein kreatives und engagiertes medizinisches Personal in den Tiefen russischer Provinzen arbeitet. In der Tat, diese großartige Expertin, eine medizinische Mid-Level-Spezialistin, ist mit ihrem Talent, ihrem breiten Horizont und der Tiefe des Fachwissens – das sie nicht nur anwendet, um die Symptome von Beschwerden zu lindern, sondern um die Patienten von Krankheiten zu heilen – einer großen Anzahl unserer Hauptstadt-Doktoren und wissenschaftlichen Mitarbeiter, die in der Gynäkologie und Geburtshilfe tätig sind, um vieles voraus.

In der besten Tradition der russischen Medizin Mitte des 20. Jahrhunderts nimmt sie die Mühe auf sich, im Verlauf eines halben Jahres jeden Monat bei ihren Patientinnen Tests zu machen, Ehepaare zu überzeugen, sich beide behandeln zu lassen, und, wenn teure Medikamente fehlen, natürliche Heilmittel zu verwenden. Was den Brief anbelangt, hat Elena zu dem Umschlag mit einer Absenderadresse noch zusätzlich die Kopie eines Zeitschriftenartikels über Schöllkraut beigefügt. Der lenkte meine Aufmerksamkeit auf diese Pflanze, und ein kleines Herbarium – zwei getrocknete Blumen auf einem kleinen Stiel mit Blättern – diese giftige Pflanze, auf die die Tatarenfrau hinwies. Dem Herbarium wurde beigefügt: „Es wächst überall auf den Wiesen, hinter den Gärten. Es wird während der Blütezeit gesammelt“.

Um das Mandat meiner Adressatin zu erfüllen, den Namen der getrockneten Pflanze zu finden, besuchte ich zuerst die landwirtschaftliche Timirjasew Akademie, und dann den botanischen Garten der staatlichen Universität Moskau. Ich muss sagen, die Botaniker, an die ich mich mit meiner Bitte wandte, waren sehr hilfsbereit und versuchten sofort, die mir gesendete Pflanze zu identifizieren. Es war jedoch nicht einfach, da Doldenblütler eine Vielzahl von Arten einschließen; darunter giftigen Schierling und süße Karotten. Deshalb brauchten wir zur Identifizierung, neben der Blüte, auch die Wurzel der Pflanze und vor allem die Samen. Aber die Spezialisten der staatlichen Universität Moskau haben es glücklicherweise geschafft, diese Pflanze richtig zu identifizieren: Sie heißt *Steingraßfemur*. Mit Hilfe des

Pflanzenklassifikators habe ich sofort die Eigenschaften und therapeutischen Wirkungen des *Steingraßfemur* aufgezeichnet: Die frischen Wurzeln haben Heilwirkung. Sie helfen bei Kopfschmerzen und können als Schleimlöser bei chronischer Laryngitis eingesetzt werden. Als Tinktur bei Lungenentzündung, Bronchitis, Bronchialasthma, Tracheitis, Gastritis, Nierensteinen und Urolithiasis, Aszites, Gicht, Enuresis. Wirkt urinausschwemmend, (diuretisch), schweißtreibend, schmerzlindernd, antiseptisch, laktogen. Äußerliche Anwendung bei Mandelentzündung. In Bulgarien wird es bei Vitiligo verwendet. Wirksam bei Sarkomen. Ätherisches Öl zeigt antibakterielle und fungizide (antimykotische) Wirkung. Frischer Saft der Wurzeln in Form von Lotionen entfärbt Pigmentflecken auf der Haut. Honig- und Futterpflanze, laktogen, für Salat geeignet (junge Blätter).

Darüber hinaus wirken die Brühe und die Tinktur des *Steingraßfemur* entzündungshemmend, adstringierend und blutreinigend. Verwendet wird er bei Gebärmutterkrebs, Harnverhalt, verschiedenen Magen-Darm-Erkrankungen. Zubereitung der Präparate wie folgt.

Brühe. Einen Esslöffel trockenes zerkleinertes Wurzelpulver in einen Emaillebecher oder einen Topf mit Deckel geben und mit 0,5 l kaltem Wasser 10 Minuten bei schwacher Hitze kochen, danach warm eingewickelt 4 Stunden stehen lassen und abseihen. Einnahme 4 Mal täglich 100 ml jeweils 20 Minuten vor dem Essen.

Tinktur:

Nehmen Sie 1 Teelöffel trockenen, zerkleinerten Wurzelstock und gießen Sie ein Glas gekochtes Wasser – abgekühlt bis auf Raumtemperatur – hinzu. Acht Stunden unter gelegentlichem Schütteln ziehen lassen und dann abseihen. Gießen Sie dann die Flüssigkeit ab, begießen Sie den Wurzelstock erneut mit einem Glas kochendem Wasser. Nach 10 Minuten gießen Sie beide Flüssigkeiten zusammen und fügen der Mischung 1 Esslöffel Honig hinzu. Dies ist die Tagesdosis. Nehmen Sie 20 Minuten vor den Mahlzeiten 1/2 Tasse 4 Mal täglich.

Tinktur auf Alkoholbasis:

Mischen Sie getrockneten, zerkleinerten Wurzelstock mit Wodka im Verhältnis 1:10. Lagern Sie es bei gelegentlichem Schütteln an einem dunklen, kühlen Ort (am Boden des Kühlschranks) zwei Wochen lang. Dann abseihen und 20 Minuten vor einer Mahlzeit die Flüssigkeit im Verhältnis 15-20 Tropfen Tinktur pro 1 Esslöffel gekochtem Wasser 3-4 Mal pro Tag einnehmen.

Ich bedankte mich für den freundlichen, lehrreichen Brief, beantwortete die Fragen von Elena L. und schickte ihr ein Päckchen mit einer Auswahl meiner Bücher, damit sie leichter arbeiten und ihre Patienten von der Notwendigkeit einer Behandlung und Prophylaxe der ganzen Familie überzeugen konnte.

Zweifellos sind die Arbeitsbedingungen der Moskauer Ärzte im Vergleich zu den Arbeitsbedingungen ihrer Kollegen in der Provinz bedeutend besser. Außerdem verlassen jene Ärzte, denen der vorgegebene Rahmen ihrer Spezialisierung zu eng wird, in Moskau und anderen Großstädten die offizielle Medizin. Sie wechseln in verschiedene private Gesundheitszentren oder eröffnen ihre eigenen Praxen, um Patienten zu heilen, anstatt nur die Krankheitssymptome zu behandeln. Sie haben die Möglichkeit, vor Publikum zu sprechen und ihre eigenen Behandlungsmethoden vorzustellen. Und ihre Vorträge werden von vielen gehört. Auf diese Art haben die Zuhörer eine Wahl. Manche lassen alles so, wie es ist, und vertrauen sich ganz der offiziellen Medizin an, die leider nicht die Ursachen von Krankheiten bekämpft, sondern nur die schmerzhaften Symptome, die in der Tat Reaktionen des Organismus auf die pathogenen Wirkungen von Krankheitserregern sind.

Aber mit der Heilung stark vernachlässigter bzw. austherapierter Krankheiten können nur diejenigen Patienten rechnen, die wirklich qualifizierte und kreativ denkende Experten an ihrer Seite haben, und sich selbst mit Verstand und Fleiß an die Arbeit machen, nicht nur um ihren Körper von Giftstoffen, Schlacken und Keimen zu befreien, sondern auch um die normale Mikroflora wiederherzustellen und die Abwehrkräfte des Körpers zu stärken.

So ein Beispiel ist meine gute Freundin Maria Iwanowna, die ich bereits erwähnt habe. Bis vor kurzem war sie ein völlig kranker Mensch. Den Rücken gebeugt von schweren Krankheiten, die Beine konnten ihren Körper ohne ihren Gehstock schlecht tragen. Gelenke und Wirbelsäule schmerzten. Beim Gehen „zog“ es sie zur Seite, was auf eine Hirngefäßsklerose hindeutete. Mehrmals war sie von Verletzungen bedroht. Erfolglos wandte sie sich an die Ärzte. Doch Patienten über 50 wird von den Staatsärzten oft gesagt: „Was erwartest du? Es ist das Alter ... „

Aber Maria Iwanowna dachte anders. Sie hat zwei Töchter und kleine Enkel. Ihr Wunsch war es zu helfen, die Kinder aufzuziehen, sich gebraucht zu fühlen, statt den Töchtern zur Last zu fallen. Und sie traf eine Entscheidung: Zuerst für ihre Behandlung Geld verdienen, indem sie ihre Wohnung vermietet, und dieses Geld dann für ihre Heilung auszugeben.

Am Anfang wurde sie von einem bekannten Moskauer Spezialisten mit der „IMEDIS-Methode“ untersucht, und ich untersuchte ihr Blut unter dem Mikroskop.

Dann ging sie mit Hilfe von „geladenen“ Zuckerkörnern zur Langzeitbehandlung über. Aber das schien ihr zu wenig, und Maria Iwanowna begann im Sommer in einer Datscha im Süden der Moskauer Region, wo sie lebte, Kräuter zu ernten und zu trocknen, die ihr im nächsten Herbst sehr nützlich waren. Der Arzt wählte für sie, mit Hilfe der durch seine Ausrüstung erzeugten elektrischen Frequenz, eine Pflanze aus, die dafür geeignet ist, Blut von der Infektion zu reinigen, und überprüfte ihre Kompatibilität mit dem Körper der Patientin. Die ermittelte Heilpflanze war in ihrem Fall der Beifuß. Dabei erklärte er: „Wenn man daraus eine Brühe kocht und trinkt, dann wird sie von den Wänden des Magen-Darm-Trakts absorbiert, noch bevor sie den Dünndarm erreicht. Die Wirkung dabei wird die Reinigung des Blutes sein. Wenn Sie aber am Morgen in trockener Form einen Esslöffel im Mixer zerkleinerten Beifuß einnehmen, wird er im gesamten Darm hauptsächlich als antiparasitäres Mittel wirken“.

Maria Iwanowna hat diese medizinische Prozedur noch verstärkt, indem sie Beifuß in verschiedenen Formen genommen hat. Die Brühe aus Beifuß wurde wie folgt hergestellt. Zwei Esslöffel fein gehackten Beifuß goss sie mit 0,5 Liter kochendem Wasser auf und ließ es für 20 Minuten stehen. Sie trank 100 ml davon dreimal täglich, 30 Minuten vor den Mahlzeiten zwei Wochen lang. Dann nahm sie das Gras fast trocken: Dazu einen Esslöffel zerkleinerten Beifuß leicht mit heißem Wasser anfeuchten, gründlich kauen und schlucken, dazu mehrere Schlucke abgekochtes Wasser. Sie nahm ein- bis drei Mal am Tag dieses für sie wertvolle Heilmittel. Parallel dazu machte sie Einläufe mit Beifußbrühe. Danach untersuchte ich ihr Blut unter dem Mikroskop und war erstaunt über die positiven Veränderungen: Es waren keine Streptokokken zu finden, obwohl es sie vorher in Mengen gab. Erythrozyten haben sich signifikant verbessert. Die Hohlräume darin (Poikilozytose) verschwanden und sie bildeten keine „Geldrollen" mehr. Dies waren normale gesunde rote Blutkörperchen, die sogar bei jungen Menschen nicht oft zu finden sind.

Ihr Glauben an die Reinigungskraft des Beifußes war gestärkt und so behandelte Maria Iwanowna in diesem Winter erfolgreich ihre älteste Tochter, aber von einer anderen Krankheit. Es kam so, dass die junge Frau sich irgendwo an Grippe angesteckt hatte. Sie bekam Gliederschmerzen und das Fieber stieg immer höher, über 38°C. Daraufhin gab die Mutter ihrer Tochter einen Esslöffel Beifußpulver, zu dem sie eine fiebersenkende Brühe aus sieben Kräutern trinken musste.

Dazu mischte sie gleiche Mengen an Wegerich, Majnik (Maianthemum gigas), Johanniskraut, Himbeerblätter, wilden Rosmarin, Lindenblüten und noch irgendein anderes Kraut, nahm dann eine Handvoll dieser Kräutermischung und brühte sie mit einem Liter kochenden Wassers auf. Nach dem Aufkochen musste es solange stehen, bis es genügend abgekühlt war. Auf diese Weise wurde die Tochter gesund, indem sie einige Male die Beifuß- und Kräuterbrühe zusammen einnahm. Schon am nächsten Tag fühlte sie sich besser und ging abends sogar ins Theater.

Nachdem sie ihren Körper mit natürlichen Mitteln von Parasiten und Keimen gereinigt und geheilt hatte, beschloss Maria Iwanowna, eine gesunde Darmflora wiederherzustellen. Zu diesem Zweck entwickelte sie ihre eigene Genesungsmethode. Zum Beispiel, als sie aus dem Dorf Hafer brachte, fing sie an, Hafergelee zu essen, das nach folgender Methode zubereitet wurde:

- Man nimmt 1 kg Hafer und spült es mit fließendem Wasser gut durch, gibt es dann in eine große Schüssel und gießt etwas Wasser auf;
- Innerhalb von 1-2 Tagen wird die obere Haferschicht periodisch besprüht und umgerührt, bis sich Sprossen bilden;
- die Haferkeimlinge mit kaltem fließendem und dann mit kochendem Wasser gut durchspülen;
- den Hafer in einem Fleischwolf oder Mixer zermahlen und in einen emaillierten Topf mit Deckel geben, zuerst so viel warmes, abgekochtes Wasser draufgießen, dass es 3-4 cm über dem Hafer ist; 100 ml Kefir in den Aufguss geben, gut mischen und für einige Stunden auf die Heizung oder einen anderen warmen Ort stellen, damit der Hafer gären kann;
- die Hafermilch abseihen, unter Rühren mit einem Liter abgekochtem Wasser abspülen und in den Kühlschrank stellen, wo es mehrere Tage gelagert werden kann;
- am Morgen 300-400 ml Wasser aufkochen, unter Rühren 100 ml Hafermilch dazugeben und zum Kochen bringen – man erhält Hafergelee.

Maria Iwanowna fügt Honig oder Marmelade hinzu und isst es gerne. Ein zweites Frühstück nimmt sie dann in ein paar Stunden ein. Zwei Wochen lang nahm sie Hafergelee und fühlte sich gesünder, vor allem, sie war in der Lage, ihren Töchtern und Enkeltöchtern unermüdlich zu helfen.

Sie entwickelte auch innovative Ideen zur Reinigung der Leber. Zum Beispiel, wenn sie überzeugt ist, dass die Leber bereits von den Konkrementen befreit ist und der Darm Hilfe braucht, um alles auszuscheiden, fängt sie irgendwo nach 2-3 Uhr am Morgen an, ein Abführmittel vorzubereiten. Dazu macht sie eine kräftige Brühe aus gehackter Hundsrose und lässt sie im Wasserbad abkühlen. Nach dem

Durchseihen gibt sie 3 Esslöffel Sorbitol in den warmen Aufguss, rührt alles gut um und trinkt.

Ich möchte Sie noch einmal warnen: versuchen Sie nicht, den Reinigungsprozess zu intensivieren, wenn Sie das vorher noch nie getan haben. Ein schlechter Gesundheitszustand zeigt an, dass Ihre Organe mit Schlacken, Toxinen und Keimen verunreinigt sind. In solchen Fällen beginnen Sie mit der Reinigung des Körpers, indem Sie die Intoxikation mit weichen Sorptionsmitteln wie Leinsamen- und Haferbrühe beseitigen, sowie die Mundhöhle in Ordnung bringen. Die Auswahl der Säfte, Aufgüsse und Brühen sollte individuell und entsprechend der Blutgruppe erfolgen.

Jedoch möchte ich dazu sagen: Was sich für Maria Iwanowna bis zu einem gewissen Grad als Allheilmittel ausgewirkt hat, muss nicht für mich oder für jemand anderen gelten. Umso mehr, als nach der Unterdrückung der hämolytischen Streptokokken durch den Beifuß wahrscheinlich andere Keime den freiwerdenden Lebensraum nutzen und stärker werden, so dass andere medizinische oder natürliche Heilmittel angewandt werden sollten.

Doch jetzt, ein Jahr später, begann unsere Protagonistin wieder Beifuß zu nehmen und will diese bittere Medizin einen Monat lang anwenden. Gebe Gott, dass es für sie nützlich sein wird. Denn zu intensiver Gebrauch von Bitterstoffen – die zwar in geringen Mengen für das Herz und den Dünndarm hilfreich sind – kann dennoch zu Ungleichgewicht des Herz-Kreislauf-Systems, Dysbakteriose und anderen Pathologien führen. Deshalb ist es nach Beendigung der Einnahme von Bitterstoffen notwendig, auf andere Lebensmittel umzusteigen – saure und süße, salzige und adstringierende, die günstig für die Lunge und die Bauchspeicheldrüse, die Nieren und die Leber sind.

Ich bin bereit, wenn Sie nichts dagegen haben, Ihnen all das anhand eines eigenen Beispiels zu demonstrieren.

Von Ende Januar bis zum 1. April 2002 habe ich zweimal die Nieren von Phosphaten gereinigt und die Leber von Katzenleberegeln, deren Existenz ich aufgrund bestimmter Symptome vermutete. In diesen Zeiten konsumierte ich hauptsächlich salziges oder saures Essen. Und vor der Leberreinigung ernährte ich mich wieder mit saurem

Grapefruit und Apfelsaft. Am 31. März habe ich die Leber mit saurem Zitronensaft und Olivenöl gereinigt. Die ganze Reinigung lief gut, aber am 1. April, als ich, müde von dem zweimonatigen Reinigungs-Marathon, noch bis spät am Abend an diesem Buch arbeitete, fühlte ich plötzlich, zum ersten Mal in meinem Leben, einen dumpfen und ziemlich langen Schmerz irgendwo unter der linken unteren Rippe. Dabei fiel es mir schwer zu erkennen, um welches Organ es sich handelte – die Bauchspeicheldrüse oder das Herz, eher ersteres. Ich beendete meine Arbeit und ging ins Bett, und allmählich ließ der Schmerz nach. Aber ich entschied, einen Monat lang morgens auf nüchternen Magen einen Esslöffel gemahlenen trockenen Beifuß (Bitterstoffe für das Herz und den Dünndarm) einzunehmen, den ich mit einer kleinen Menge heißen Wassers befeuchtete, kaute und mit zwei oder drei Schlückchen warmen Wassers schluckte. Und zum Abendbrot aß ich vorab eingeweichte Aprikosen oder Rosinen (Süße = Fruchtzucker – gut für die Bauchspeicheldrüse, Milz, Magen). Seitdem sind mehrere Tage vergangen und dieser Schmerz ist nie wieder aufgetreten.

Hier möchte ich hinzufügen, dass es nach den Reinigungen auch notwendig war, den stark angesäuerten Organismus gründlich zu alkalisieren, denn ich habe Blutgruppe A*. Dafür begann ich zweimal am Tag einen Salat aus leicht gekochtem Gemüse zu essen – Karotten und Rüben, sowie Radieschen.

Und der letzte Federstrich zu diesem Thema: Zu Hause entdeckte ich ein kleines Päckchen Pinienkerne, die seit dem Herbst dort gelagert hatten. Das passte sehr gut, da ich mit diesem natürlichen Heilmittel die Behandlung der Leber gegen Opisthorchiasis (Infektion mit Leberegeln) fortsetzen kann. Dafür lege ich vor dem Zubettgehen – und das ist meist spät – zwei Handvoll Nüsse auf einen Teller, und öffne beim Lesen eines Buches die Nüsse und versuche, sie gut zu

---

* In Russland – und in vielen Staaten der früheren Sowjetunion – wird die Blutgruppe anders gekennzeichnet als in Deutschland. Dabei handelt es sich weniger um eine andere Art der Blutgruppen-Einteilung, sondern vielmehr um eine andere Benennung.
So bedeutet: I – 0
II – A
III – B
IV – AB

kauen. Ich hoffe, das wird mir helfen, die Erfolge im Kampf gegen Trematoden zu festigen.

Im Herbst ist es gut, morgens auf nüchternen Magen frische Walnüsse zu essen. So pflege ich die Gesundheit meines Organismus. Und auch Ihnen wünsche ich viel Erfolg damit!

Wie sehen ausländische Ärzte das Problem der Trichomonade

Der erste Brief – aus Deutschland:

„Sehr geehrte Frau Lebedewa!

Vor etwa einem Monat erfuhr ich aus dem Buchprospekt des Driediger Verlages zum ersten Mal von Ihrem Buch: Krebserreger entdeckt! *Hier in Deutschland wurden zum Thema Krebskrankheit schon viele Bücher veröffentlicht. Leider haben die meisten von ihnen viel versprochen und wenig gehalten. Im Gegensatz zu diesen Veröffentlichungen hat mich jedoch Ihre wissenschaftliche Arbeit wachgerüttelt.*

Es hat mich sehr beeindruckt, dass Sie die Meinung der Wissenschaftler darüber, dass menschliche Zellen zu bösartigen Krebszellen mutieren, für absurd halten. Auch ich halte es für absurd – ähnlich absurd, wie die Idee, dass die Erde eine flache Scheibe ist. Auf der ganzen Welt kann ich nur wenige Persönlichkeiten nennen, die solchen Mut bewiesen haben, der herrschenden Meinung die Stirn zu bieten. Einer von ihnen ist Nikolaus Kopernikus (1473-1543). Seine damalige Entdeckung, dass die Erde keine Scheibe, sondern ein runder Planet ist, dass die Sonne sich nicht um die Erde dreht und dass die Erde sich um die Erdachse dreht, widersprach den damaligen Grundlagen der Wissenschaft.

Mit Ihrer Entdeckung, dass die Trichomonade das wahre Karzinogen ist, tun Sie das gleiche! Der einzige Unterschied ist, wenn man Ihre Entdeckung ernst nehmen würde, könnte man allein in Deutschland jedes Jahr 220.000 Menschen vor dem Krebssterben retten, jedes Jahr!

Kopernikus erhielt zu seiner Zeit nicht den verdienten Respekt für seine Arbeit. Im Gegenteil, er wurde fast – zusammen mit seiner 80-jährigen

Mutter – auf dem Scheiterhaufen verbrannt. Leider ist die Mehrheit der Menschen auch nicht bereit, Ihnen den verdienten Respekt zu erweisen. Aber dennoch, Ihr Buch wurde bei uns veröffentlicht und es wird gelesen. Menschen, die es lesen, sind freier in ihren Ansichten, als die meisten anderen. In Ihrem Nachwort schreiben Sie übrigens: „Es ist möglich, dass dieses Buch zu einem Katalysator wird und den Beginn einer vielschichtigen Kettenreaktion unserer körperlichen und geistigen Wiedergeburt auslöst.“

Das erinnert mich an ein Interview des Saarländischen Rundfunks mit dem weltberühmten Physiker und Philosophen Karl-Friedrich von Weizsäcker, das ich vor langer Zeit im Radio gehört habe. Als der 89-Jährige nach dem wichtigsten Ereignis in seinem Leben gefragt wurde, erzählte er folgendes (hier der Inhalt, so wie ich ihn erinnere):

„Im Jahr 1965 war das Wort Umweltschutz in der deutschen Sprache ein völliges Fremdwort. Wenn jemand dieses Wort benutzte, verursachte er nur Verwirrung und er konnte glücklich sein, wenn andere ihn nicht auslachten oder demütigten. Zu dieser Zeit waren wir ein Häufchen berühmter Wissenschaftler, ungefähr 200 auf der ganzen Welt. Wir alle haben klar verstanden, dass die Menschheit auf einem direktem Weg in die Katastrophe ist, wenn die Gewalt gegen die Umwelt so weitergeht. Deshalb haben wir beschlossen, ein internationales Komitee zu bilden, um Universitäten, Staatsoberhäuptern, anderen Politikern in hohen Staatsämtern und führenden Wirtschaftsführern die Bedrohung der Erde wissenschaftlich fundiert zu erklären.

1969 mussten wir dieses Komitee auflösen. Wir haben nichts erreicht, und wurden nur belächelt und verspottet. Jedoch, es schien nur so! Wenn in den 60er Jahren des 20. Jahrhunderts das Wort Umweltschutz noch verachtet wurde, dann wurde 10 Jahre später, in den späten 70ern und frühen 80ern in Deutschland dieselbe Parole zu einem entscheidendem Faktor des Wahlsieges“.

Dies erzählte Friedrich von Weizsäcker als einen der wichtigsten Fälle in seinem Leben.

Er fügte seiner Beschreibung folgenden Gedanken hinzu: „Zuerst ist die Idee in einem Kopf, dann in zwei, in fünf, in 17, in 49, und so weiter, und schließlich in den Köpfen der ganzen Nation.“

Ich verspüre den starken Wunsch, meinen tiefen Respekt für Ihre Sache auszudrücken und Ihnen persönlich meine Dankbarkeit und Anerkennung zu übermitteln.

Mit herzlichen Grüßen und besten Wünschen aus Deutschland, Ihr Siegfried H., Heilpraktiker“

Hierzu sollte ich folgendes erklären. Im Jahr 2001 erschien in Deutschland mein erstes deutschsprachiges Buch unter dem Pseudonym Tamara Lebedewa – das ist eine der Übersetzungen meines Namens Svishcheva aus dem altslawischen. Dann wurden drei weitere meiner Bücher auf die gleiche Weise (unter demselben Namen) veröffentlicht. Mein Name Svishcheva ist im Deutschen schwer zu transkribieren und für die Leser, wegen des Buchstabens «щ», der je nach Transkription (shch oder schtsch) aus vier bzw. sieben lateinischen Buchstaben besteht, nur schwierig zu lesen.

Was den obigen wohlwollenden Brief betrifft, so bin ich dem Autor des Briefes sehr dankbar – das ist natürlich eine gute moralische Unterstützung.

Ich hatte eine Vorstellung von den Deutschen als Menschen, die zurückhaltend, zuverlässig und pünktlich sind, und war angenehm überrascht von der ungewöhnlich starken Emotionalität, die, wie mir schien, für Deutsche nicht typisch ist. Und es war mir ein wenig peinlich um die schmeichelhaften Vergleiche, die ich in meinem Fall für übertrieben hielt.

Leider war ich zu der Zeit mit dem Schreiben des nächsten Buches sehr beschäftigt und nicht in der Lage sofort zu antworten, zudem hatte ich damals auch keinen Drucker, um den Brief auszudrucken, in dem ich mich aus Respekt vor dem Adressaten für die Anerkennung meiner Forschungsarbeit hätte bedanken wollen. Letzteres ist besonders wichtig, weil es Menschen Hoffnung gibt, die weder in Russland noch in Deutschland oder anderswo auf unserem riesigen Planeten an Krebs sterben sollen.

Der zweite Brief – aus den USA:

„Sehr geehrte Tamara Jakovlevna!

Mit großem Interesse habe ich Ihre populärwissenschaftliche Bücherreihe über Krebs und Herz-Kreislauf-Erkrankungen gelesen. Ich bin fasziniert von Ihrer Entdeckung (sie ist „einfach" und gleichzeitig fantastisch) und teile Ihnen dies hiermit mit, weil ich nicht anders kann, als meine Haltung zu Ihrer Idee zum Ausdruck zu bringen. Aber das ist nicht die Hauptsache. Ich denke, dass Sie genügend Briefe mit solchen Stellungnahmen erhalten.

Die Motivation, zur Feder zu greifen, gab mir Ihre kritische Ansicht, von der Sie in Ihren Büchern schreiben, über die „Ärzte"-Administratoren, die die Macht und eine entsprechende Position in medizinischen Kreisen haben. Ich, ein ehemaliger Arzt für Gynäkologie und Geburtshilfe, arbeitete zwölf Jahre in Kliniken in Ufa und Kaliningrad und lebe jetzt seit acht Jahren in Baltimore, USA. Die letzten vier Jahre arbeitete ich im Krankenhaus, in der neurologischen Intensivstation für Patienten nach Schlaganfällen und Hirnblutungen. Nebenbei helfe ich bei der Erforschung zu einigen Themen im Bereich der Ultraschalldiagnostik von Hirngefäßen (TCO).

Ich bin nicht im Bilde darüber, an wen man sich mit der Idee wenden sollte, einer Forscherin wie Ihnen zu helfen. Aber mit Ihrer Zustimmung wäre es möglich dieses Thema ernster zu diskutieren. In unserer Universität wird der wissenschaftlichen Forschung zu allen möglichen Themen der modernen Medizin große Aufmerksamkeit geschenkt. Ich könnte versuchen, an die Türen von Personen zu klopfen, die in wissenschaftlichen und finanziellen Kreisen Gewicht haben. Aber, um darüber zu sprechen, bräuchte ich von Ihnen Informationen über Ihre Entdeckung in englischer Sprache und eine Information über rechtlichen Schutz vor möglichen Eingriffen in Ihre Idee und Arbeit.

In unseren Laboratorien arbeiten Hunderte von Forschern, die praktisch von überall auf der Welt kommen. Warum versuchen Sie nicht, hierher zu kommen und Geld für Ihre Idee und Forschung zu bekommen, um Ihre Arbeit innerhalb der Mauern unserer Universität fortzusetzen oder zu beenden?

Verzeihen Sie bitte, wenn mein Lösungsvorschlag und die Wege zur Zielerreichung etwas naiv erscheinen. Es ist einfach eine Antwort auf die Stumpfheit der Menschen aus der Medizin, die Angst haben, ihre

Positionen zu verlieren; die Antwort auf das schmerzende Unverständnis, das einer altruistischen Forscherin wie Ihnen entgegengebracht wird, die das Bedürfnis und das Verlangen verspürt zu helfen.

Vielleicht ist meine Idee ein Hirngespinst? Aber warum sollten wir es nicht versuchen? Und plötzlich kann etwas daraus werden, Sie ergreifen die Möglichkeit hier in Baltimore zu arbeiten, um die Chance zu haben, Ihre Idee mit all ihren, daraus resultierenden, logischen Konsequenzen voranzubringen oder zu beenden.

Man darf nicht aufgeben. Die Entdeckung ist genial in ihrer „Einfachheit" und so extrem wichtig in unserer realen Welt. Mich motiviert auch die Tatsache, dass, wenn Sie Ihre Arbeit abschließen und sie anerkannt wird, der Ursprung dieses wissenschaftlichen Gedankens bei einer Person aus meinem Heimatland sein wird.

Mit tiefem Respekt,

Wladimir W. P., Baltimore, 2001."

Ich bedankte mich bei Wladimir für die Anerkennung meiner Arbeit und den Vorschlag zur Zusammenarbeit, und versprach ihm, ein Exemplar meines ersten Buches auf Englisch zu schicken. Das Buch wurde im Ausland schon veröffentlicht, hatte mich aber noch nicht erreicht.

Der dritte Brief – aus den USA:

„Guten Tag, sehr geehrte Tamara Jakovlevna!

Ich schreibe Ihnen aus den USA. Ich lebe in der Nähe von Washington, etwa 10 Minuten entfernt. Aber auch hier hat man die Möglichkeit Ihre Bücher kennenzulernen. Es war mir jedoch nur möglich, Ihr 2. und 5. Buch zu erwerben.

Ich schreibe Ihnen, weil alles, was sie geschildert haben, meine Vermutungen bezüglich meiner Probleme bestätigt …

Es gibt auch Gedanken von mir zur Behandlung, die Sie nicht beschrieben haben. Ich hätte gerne einen Gedankenaustausch mit Ihnen.

Hochachtungsvoll, A.G."

Vorläufig werden wir unsere Bekanntschaft mit den Briefen ausländischer Spezialisten beenden, von denen die meisten unsere ehemaligen Landsleute sind. Wir werden uns jetzt mit den schriftlichen Berichten russischer Wissenschaftler und Ärzte vertraut machen, die das von mir aufgeworfene Problem nicht gleichgültig ließ.

Leider hinterlassen die meisten Briefe, die mir zugesandt wurden, einen bitteren Nachgeschmack, weil sie von Angst vor der Katastrophe durchdrungen sind, die sie heimsuchte, genannt „KREBS!" und beginnen oder enden in der Regel mit einem Hilferuf. Aber wer kann ihnen, die in verschiedenen Teilen unserer unermesslich großen Heimat leben, helfen, wenn nicht sie selbst? Das alte Verständnis des Wortes „Hausarzt" ist dabei, durch den Begriff „Arzt-Mentor" ersetzt zu werden, aber es hat sich noch nicht etabliert. So sind diese unglücklichen Menschen aus Mangel an individuellen medizinischen Empfehlungen gezwungen, sich der Volks- oder Alternativmedizin zuzuwenden.

Zur Letzteren gehört auch meine Grundlagenarbeit. Nachdem ich den biologischen Erreger von Krebs und anderen unheilbaren Krankheiten entdeckt habe, tue ich alles was in meiner Macht steht, um die traditionelle Medizin zu Beginn des 20. Jahrhunderts in unserem Land wieder zu beleben. Denn sie hat es als Teil der großen Biologie geschafft, nach der Entdeckung der biologischen Erreger von Pest, Cholera, Pocken und Typhus, alle zerstörenden Epidemien zu besiegen.

Aber das Problem ist, dass ihre Nachfolger diese Erfolge nicht konsolidiert haben. Im Gegenteil, nach der Trennung von der großen Biologie wurde die Medizin in eine Vielzahl von Disziplinen aufgeteilt. Seitdem haben Ärzte, die sich nur in ihrem eigenen Spezialgebiet bewegen, begonnen nicht den Menschen als Ganzes zu behandeln, um ihn vor Krankheitserregern zu schützen, sondern hauptsächlich die Symptome zu lindern, obwohl letztere tatsächlich die Reaktionen des Patienten auf die Wirkungen dieser pathogenen Erreger – Keime und Mikroben – sind.

Ärzte nahmen irrigerweise an, dass die Menschen nach dem Sieg über die Epidemien nicht mehr von ernsthaften Krankheiten bedroht seien. Sie übersahen dabei, dass die aggressiven und offensichtlichen Erreger durch neue – versteckte und heimtückische – ersetzt wurden. Ganz besonders gilt das für den einzelligen Parasiten Trichomonade. In den Nachkriegsjahren ereignete sich eine „trichomonographische" Explosion in den Organismen. Damit begann die Epidemie der Geschlechtstrichomoniasis, die in den 1950er Jahren von der Weltgesundheitsorganisation zur weltweit am weitesten verbreiteten Krankheit erklärt wurde. Und weil die Trichomoniasis-Epidemie in ihrer Entstehungsphase nicht besiegt wurde, entwickelte sie sich bis zum Ende des zwanzigsten Jahrhunderts zu einer Pandemie, mit Krebs, Herzinfarkt, Diabetes, Schlaganfall, Multipler Sklerose und vielen anderen unheilbaren Krankheiten. Sie alle sind von Natur aus die letzten Stadien der Trichomoniasis.

Leider wurde dies von den Vertretern der offiziellen Medizin noch nicht wahrgenommen, daher ist die Prävention von unheilbaren Krankheiten auch durch ihre Hilfe nicht möglich.

Das Ergebnis ist: wenn es zum Ausbruch einer unheilbaren Krankheit kommt, die sich mit allen Konsequenzen äußert, können Ärzte vielen ihrer Patienten nicht helfen. Das ist der Grund, warum ich diese Bücher schreibe – damit die Menschen so die Wahrheit über die Hauptursachen der modernen Leiden selbst erfahren können – nicht nur um zu lernen, sie zu bekämpfen, sondern auch um in der Lage zu sein, rechtzeitig vorzubeugen. Ich glaube auch, dass die darin enthaltenen umfangreichen Empfehlungen zu allen vier Stadien des Heilungsprozesses mehr Unterstützung geben, als meine kurzen Antworten auf die Briefe, wobei ich fast immer versuchte, niemandem eine Antwort zu verweigern.

Ärzte sind sich der Tatsache durchaus bewusst, dass Krankheitserreger resistent gegen Medikamente geworden sind. Daher macht die Pharmazie die Arzneimittel – wenn sie neue Generationen von Medikamenten produziert – wirkungsstärker, was enorm risikobehaftet für die Patienten selbst ist. In diesem Zusammenhang möchte ich die

Aufmerksamkeit unserer Wissenschaftler auf die Tatsache lenken, dass beispielsweise bei Verabreichung von Trichopol die Parasiten auseinander laufen und in das benachbarte Gewebe eindringen, aber bei Orsasol, mit Kakaobutter und Glukose gemischt, kommen sie freiwillig heraus und absorbieren gierig dieses Gift. Deshalb muss der Mensch, der mit Intellekt ausgestattet ist, sich klüger als die Keime verhalten, die nur Reflexe haben. Also, warum ändern wir nicht die Taktik? Statt mit der aggressiven immundepressiven Chemotherapie oder karzinogenen Bestrahlung auf die Krankheit zu reagieren, sollten wir mit sanften Mitteln behandeln, die von den Trichomonaden absorbiert werden und die dann daran sterben. Immerhin sind Beispiele für einen erfolgreichen Kampf mit täglichen Schädlingen und Endoparasiten weithin bekannt.

Darunter:

– Kügelchen aus Eigelb mit Borsäure oder gesüßtes Wasser mit Borsäure gegen Kakerlaken,

- eine Mischung aus schwarzem süßem Tee mit Cognac und Rizinusöl gegen Würmer,

- Käse und Mausefalle – gegen Nagetiere.

Kurz gesagt, alles Neue ist in Vergessenheit geratenes Alte. Aber wir dürfen das Gute und für unsere Gesundheit Wichtige nicht vergessen, es ist einfach inakzeptabel, da es zu noch schlimmeren Folgen führt. Das ist zum Beispiel der Fall, wenn nach einem chirurgischen Eingriff Krebspatienten große Mengen an Glukose durch die Venen injiziert werden, weil die modernen Ärzte nicht verstehen, dass eben diese Glukose den Parasiten als Nahrung dient und sie am Leben erhält.

So stellt sich heraus: zunächst versucht man die erkannten Tumore – die Ansammlung von Trichomonaden – zu entfernen, und dann die vielen verbleibenden halbtoten Endoparasiten mit energiereichen Kohlenhydraten zu füttern. Hier haben Sie einen weiteren Grund für das rasche Wiederauftreten von Krebs und die Entstehung von neuen Tumoren. Dieses Beispiel ist der Beweis dafür, dass Trichomonaden und andere pathogene Keime nicht zu bewältigen sind, wenn sie nicht erkannt werden.

Deshalb ist es für Ärzte an der Zeit, ihren Horizont im Bereich der Biologie und Mikrobiologie zu erweitern oder in einen engen Kontakt mit Spezialisten aus verwandten Fachgebieten zu treten. In der Tat, nur durch gemeinsame Anstrengungen, gepaart mit Intellekt und Fleiß, wird es möglich sein, die Heimsuchung namens „unheilbare Krankheit“ zu bewältigen.

✧ ✧ ✧

Ärztin von Gottes Gnaden – Valentina!

Grundlagen der Behandlungsmethodik von Valentina Melnikowa

Ich möchte jetzt die mutige und kreative Ärztin Valentina Alexandrowna Melnikowa vorstellen, die in Woronesch lebt und arbeitet. Als Gynäkologin und Urologin – und im Bedarfsfall auch als Hebamme – kennt sie das medizinische Handwerk nicht nur gut, sondern nutzt dieses Wissen kreativ, um ihre Patienten erfolgreich zu heilen. Deshalb nenne ich sie, seit ich sie kennengelernt habe, Ärztin von Gottes Gnaden. In ihrem Tun ist sie eigentlich, wie alle in der Medizin, auf ein enges Fachgebiet begrenzt. Allerdings hindert sie das schon lange nicht mehr daran, als Gynäkologin nicht nur die Genital- und Fortpflanzungsorgane ihrer Patienten zu behandeln, sondern auch ihren gesamten Organismus. Sie versteht, dass Mikroben und Parasiten, einmal im Intimbereich angelangt, nicht lange dort verweilen, sondern sich schnell – bis tief in den Körper hinein – in die höherliegenden Organe, ins Blut und in die Lymphe ausbreiten.

Ihre kognitive Fähigkeit und ihre große praktische Erfahrung sagten ihr, dass alle Krankheiten von Parasiten und Mikroben verursacht werden. Diese Erreger ernähren sich nicht nur von den Säften ihres Wirtes, sondern sie wetteifern untereinander um den Lebensraum und bekämpfen sich gegenseitig. Dabei werden sie noch bösartiger und widerstandsfähiger. Daher, wenn Ärzte ein übliches Medikament gegen einen bestimmten Krankheitserreger verschreiben, werden diese für den Augenblick vernichtet, doch ihre Vernichtung führt zur Intensivierung anderer pathogener Mikroorganismen. Und diese Wechselwirkung zwischen den Krankheitserregern hat Melnikowa verstanden.

Aus dieser Erkenntnis heraus schuf sie ein Verfahren der sanften Provokation mit Hilfe von Antimykotika (Mittel gegen Pilze), die nicht nur eine provokative Funktion erfüllen, sondern gleichzeitig die erste Stufe des Heilungsprozesses sind. Den Patienten wird empfohlen abwechselnd antimykotische, anti-trichomonadale und antimikrobielle Mittel einzunehmen, dadurch kommt es zur konsequenten Vernichtung von Krankheitskeimen, was zu einer hohen Wirksamkeit ihrer Behandlung führt.

Die Richtigkeit dieses praktischen Ansatzes zur Bekämpfung von Krankheitserregern wurde von mir Anfang der 1990er Jahre experimentell bestätigt, als ich im Leningrader Ott-Forschungsinstitut für Geburtshilfe und Gynäkologie forschte. Während der Re-Kultivierung von Kulturen der Tumorzellen und Trichomonaden in den Nährmedien fügte ich, um ihr bakterielles Wachstum zu vermeiden, Penicillin, Streptomycin und andere Antibiotika hinzu. Doch waren die Zellkulturen anfangs manchmal so stark infiziert, unter anderem auch mit Pilzen, dass diese Antibiotika nicht geholfen haben. Dann, wenn während der Inkubation der Zellkulturen, habe ich folgendes Phänomen beobachtet: in Reagenzgläsern befanden sich normalerweise Pilze, die Sauerstoff benötigen, in der oberen Schicht des Nährmediums, – darunter dann, also in der Mitte, die Bakterien – und auf dem Boden waren die Protozoen, das heißt, Trichomonaden, die es nicht eilig hatten, sich fortzupflanzen, weil sie eine unmittelbare Bedrohung von oben empfanden.

Und tatsächlich spross das Myzel buchstäblich in wenigen Tagen tief in die Reagenzgläser und drückte die begleitende Mikroflora und Mikrofauna – die Trichomonaden – buchstäblich unter sich zusammen.

Das Gleiche passiert im menschlichen Organismus. Als Folge der weit verbreiteten Verwendung von Pilzantibiotika, wie Penicillin und vielen anderen, die seinerzeit zur Heilung von Tuberkulose und einigen anderen unheilbaren Krankheiten beigetragen haben, sind wir nun selbst Opfer dieser Therapie geworden. Eine Vielzahl von Pilzen und ganze Myzele lokalisieren sich (in Form einer weißen Plaque), auf der Zunge, der Schleimhaut der Speiseröhre, des Darms, des Genitalbereichs, der Harnröhre und sogar der Augen, weil sie Sauerstoff und Luft für den Erhalt ihres Lebens und für die Fortpflanzung benötigen. Infolgedessen erlauben die Pilze es den Trichomonaden nicht, die einst als Parasiten der Höhlen galten (Mundhöhle, Darm, Vagina) dort zu bleiben. So sind diese einzelligen Parasiten unter dem Ansturm eines stärkeren biologischen Feindes gezwungen, tief in den Körper und ins Blut einzudringen. Als fakultative Anaerobe können Trichomonaden ohne Luftsauerstoff existieren. Sie sind in der Lage, Zucker ohne Hilfe von Sauerstoff schnell und einfach zu spalten, mit Hilfe der von ihnen produzierten Enzyme Energie aus Kohlenhydraten zu extrahieren – durch anaerobe Glykolyse.

Um also versteckte Trichomonaden, die mit herkömmlichen diagnostischen Methoden nicht nachgewiesen werden können, zu zwingen, sich zu zeigen, ist es notwendig, dies aktiv zu fördern, beispielsweise durch Unterdrückung von Candida-Pilzen. Valentina Alexandrowna tut dies schon seit langem, anfänglich indem sie ihren Patienten Polyen-Antibiotika wie Nystatin und Levorin verschrieb und in letzter Zeit verwendet sie ein stärkeres Antimykotikum – importiertes Diflucan. Unabhängig davon wie individuell die Medikamente für jede Patientin, jeden Patienten, nach der Methode von Melnikowa variiert werden, basiert ihre Behandlung auf zwei ihrer Erfindungen aus dem Jahr 1989:

- „Methode zur aktiven Erkennung von Trichomonaden bei Frauen."
- „Methode zur Heilung der chronischen Trichomoniasis bei Patientinnen der Gynäkologie."

Nachdem die „sanfte Provokation" durch die Verwendung von Antimykotika erfolgt ist, wird durch einen Abstrich im Genitalbereich der Patientin geklärt, ob Trichomonaden vorliegen. Dies ermöglicht nicht nur die Anti-Trichomoniasis-Behandlung, sondern auch die

Durchführung von Verfahren zur Resorption von Verwachsungen im kleinen Becken oder, wie ich sie nenne, „Trichomonaden-Sarkophage". Mit dem Absterben von Trichomonaden wird natürlich die pathogene Mikroflora – Bakterien, Rickettsien, Viren – freigesetzt und vermehrt treten wieder Candida-Pilze auf. Dies erfordert die Durchführung antimikrobieller und antimykotischer Behandlungen.

Valentina Melnikowa befreite also die Organe ihrer Patientinnen Schritt für Schritt von den wahren Krankheitserregern. Die Frauen erholten sich, kehrten ins normale Leben zurück und brachten gesunde Kinder zur Welt. Bereits in meinen früher veröffentlichten Büchern habe ich darüber berichtet, dass es einige Frauen gab, die sich über ihre Ärztin beschwerten und nicht verstanden, wieviel Glück sie eigentlich mit ihr hatten. Jetzt können wir uns daran erfreuen, dass Valentina Alexandrowna nicht nur von Patienten, sondern auch von den städtischen medizinischen Behörden verstanden und geschätzt wird. Mehr noch, einige Betroffene schreiben ihr, rufen an und kommen aus verschiedenen Regionen des Landes, um sie um Hilfe zu bitten.

Langsam beginnen die Menschen zu verstehen, wie schwierig es ist, die Verursacher ihrer Krankheiten loszuwerden. Wenn Valentina Melnikowa ihre Patienten als Mentorin begleitet, besteht sie darauf, dass unbedingt beide Ehepartner behandelt werden müssen, wobei sie sich in sexueller Enthaltsamkeit üben sollen. Den Spuren der Eltern, die den Gesundheitspfad eingeschlagen haben, sollten auch ihre Kinder folgen. Aber es passiert manchmal auch umgekehrt: ein Kind muss dringend behandelt werden. In diesem Fall sollte sich auch die ganze Familie behandeln lassen, denn die Erkrankung eines Kindes bedeutet mit hoher Wahrscheinlichkeit, dass seine Eltern ebenfalls infiziert sind.

In jedem Fall, wenn jemand in der Familie ernsthaft an einer unheilbaren Krankheit erkrankt ist, kann das gleiche Schicksal früher oder später die anderen ereilen, da nicht nur die Gefahr intrauteriner Ansteckung, sondern auch die einer alltäglichen Infektion besteht. Vor all diesen Gefahren sollten sich Menschen im gebärfähigen Alter vorsehen, denn in der Regel werden von kranken Eltern nun mal keine gesunden Kinder geboren. Selbst wenn es scheint, dass sie bei der Geburt gesund sind, wird man in vielen Fällen später eine Infektion entdecken. Letzteres steht außer Zweifel, schon allein deshalb, weil es nach medizinischen Statistiken heute beim Schulabschluss praktisch keine gesunden Schüler mehr gibt – alle haben bestimmte Krankheiten. Dasselbe kann über Wehrpflichtige beim Eintritt in die Armee gesagt werden.

Deshalb sind solche mit einem seltenen Talent begabten Ärzte wie Valentina Melnikowa doppelt so wertvoll. Und ich bin sehr froh, dass die Erfindungen dieser talentierten Frau – die lange Zeit unbeachtet blieben – zuerst in meinen Zeitungsartikeln und Büchern veröffentlicht wurden und nun immer mehr anerkannt werden. Viele Spezialisten verwenden jetzt die Methodik von Melnikowa und bereichern sie mit neuen Erkenntnissen, indem sie andere Medikamente und Therapien verwenden. Und, gebe Gott, dass sie dabei die gleichen Erfolge erzielen, wie es Frau Melnikowa gelingt.

Und nun würde ich Valentina Alexandrowna gerne das Wort erteilen und ihre Briefe vorstellen, in chronologischer Reihenfolge. Aufgrund der Wichtigkeit der Hinweise, die Valentina Alexandrowna in den Briefen geschickt hat, sowie zur besseren Erfassung werden sie im Gegensatz zu anderen Briefen nicht kursiv gedruckt.

Sie dient auch in Briefen ihrer Sache

Brief vom 17. August 1999:

Guten Tag, Tamara Jakovlevna!!

Während der letzten zwei Tage wurde im Fernsehen über den englischen Wissenschaftler, Professor Dowell berichtet. Er habe bewiesen, dass Blutkrankheiten (dies im Zusammenhang mit dem Gesundheitszustand vom Raissa Gorbatschowa) Infektionen sind!! Aber was für eine Infektion, das wurde nicht erwähnt (ein Virus – ich hörte es später). Was sagen Sie dazu?

Dem muss widersprochen werden. Es ist notwendig, die Presse dafür heranzuziehen, der ganzen Welt Ihre Entdeckungen bekannt zu machen und Sie nicht in diesem undankbaren Land festzuhalten. Schließlich haben Sie Entdeckungen zu diesem Thema!!

Es ist notwendig, dass Sie Journalisten verschiedener Länder Interviews geben. Sie sind doch in Moskau! Ich kann hier an der Peripherie nichts tun. Außerdem sind es doch Ihre Entdeckungen. Ich habe nur die Methode, um eine chronische wiederkehrende Infektion zu heilen.

In der „AIDS-Info“ wurden Artikel über die Forschungsarbeit deutscher Wissenschaftler veröffentlicht, die von globalen Chlamydieninfektionen sprechen. Amerikanische Wissenschaftler glauben, dass der Hauptinfekt Candida ist. Aber meine „Methode der aktiven Erkennung von Trichomonaden“ basiert doch auf der Unterdrückung der Candidose, welche verhindert, dass verschiedene Spezialisten die Trichomonade finden können. Sobald ich von der Leukämie der Raissa Gorbatschowa hörte, sagte ich sofort in meinem Haus: „Nun, wenn sie eines Ihrer Bücher gelesen hätten, würden sie sofort den Grund ihrer Krankheit verstehen!!“ (Zu dieser Krankheit wurden verschiedene Vermutungen geäußert.) Ich wollte schon ein Telegramm an Frau Gorbatschowa schicken, aber als ich in den Nachrichten über ihren Zustand hörte, verstand ich, dass es wahrscheinlich zu spät ist! In diesem Zustand wird vermutlich nichts mehr helfen, und meine Methode wäre nur unnötig diskreditiert worden.

Auf Wiedersehen, V. Melnikowa

* * *

In der Tat ist unser Land außerordentlich reich an Naturtalenten, die fähig sind, verschiedene Ideen hervorzubringen und wichtige Entdeckungen für die Menschheit zu machen. Aber viele Erfindungen, die in unserem Land gemacht wurden, werden nicht rechtzeitig verwirklicht und wandern dann ins Ausland ab.

Diesbezüglich möchte ich folgendes ausführen: bereits seit 1989, als meine Entdeckungen gemacht wurden, und insbesondere seit 1991 –

nach Abschluss der Hauptstudien, die es bestätigt haben, auf zellulärer, molekularer und genetischer Ebene – habe ich mich bei fast allen medizinischen Forschungsinstituten, führenden Behörden und verschiedenen Stiftungen von St. Petersburg, Nowosibirsk und Moskau beworben. Die Bitte war mehr als bescheiden – meine Entdeckungen experimentell zu verifizieren, damit die Medizin in unserem Lande mit der Entwicklung neuer Diagnose- und Behandlungsmethoden beginnen könnte. Aber überall wurde das Anliegen abgelehnt.

Das gleiche passierte auch mit unseren akademischen Zeitschriften und medizinischen Publikationen – im Gegensatz zur allgemeinen Presse, die durchaus darüber berichtete. In der Fachpresse jedenfalls wurden meine Artikel nicht veröffentlicht, weil hier eine positive Rezension eines Akademikers aus der Medizin fehlte. Aber kein Fachmann wollte eine positive Rezension abgeben, vielmehr wurden meine Entdeckungen von den medizinischen Experten verneint und zurückgewiesen. Übrigens, gerade sie würden – experimentell bestätigt – dabei helfen, die heimische Medizin aus der Sackgasse zu führen und auf eine neue, höhere wissenschaftliche und praktische Ebene zu heben. In diesem Fall würden Hunderttausende Menschen von bisher „unheilbaren“ Krankheiten geheilt werden, die durch traumatisierende oder nutzlose Behandlungsmethoden gestorben sind. Ich habe mich auch bei der Gorbatschow-Stiftung beworben, wo ich einen Angestellten traf. Ich erzählte ihm von meiner Entdeckung der parasitären Ätiologie von Krebs, die einen neuen Ansatz für die Behandlung von Krebspatienten bedeutet. Mit Interesse hörte er mir zu und erzählte dann, dass seine Mutter Ärztin ist. Der Mann lehnte es ab, etwas in dieser Richtung zu unternehmen, und wir gingen auseinander.

Erst nach all diesen Misserfolgen habe ich beschlossen, Unterstützung von Vertretern des fernen und nahen Auslands zu suchen. Zum Beispiel traf ich mich 1993 mit amerikanischen, deutschen und italienischen Journalisten, die in Moskau akkreditiert waren, zu einem Interview. Sie hörten mir mit aufrichtigem Interesse zu und notierten sich, was ich über meine Entdeckungen berichtete – aber dabei blieb es auch. Später rief ich an und unterhielt mich mit den Wissenschafts-Attachés einiger ausländischer Botschaften und traf sogar einige von ihnen, aber ohne nachhaltigen Erfolg. Ich bekam keine Antwort auf meine Briefe und Artikel in englischer Sprache, die ich an Adressen geschickt hatte, die mir von amerikanischen und deutschen Attachés empfohlen worden waren; sowie an die drei einflussreichsten medizinischen und biologischen Zeitschriften der Vereinigten Staaten, wo mir auch empfohlen worden war, mich zu melden. Damit die Entdeckungen „als meine und die meines russischen Vaterlandes" anerkannt werden konnten, hatte ich Daten vorbereitet und an die Weltgesundheitsorganisation in Genf sowie nach Stockholm gesendet. Als Ergebnis schickte der erste Empfänger eine negative Antwort und der zweite schwieg. Auch aus Österreich kam eine ablehnende Antwort, während die anderen Adressaten überhaupt nicht antworteten, obwohl alle meine Briefe mit einer Empfangsbestätigung verschickt wurden. Und das zu einer Zeit, als ich nicht einmal genug Geld zum Essen hatte.

Und jetzt, trotz des bedrohlichen Gesundheitszustandes der Bürger in unserem Land, ist es die allgemeine Presse, die mir in den letzten Jahren die Veröffentlichung in Zeitungen und Zeitschriften verweigert. Leider ist sie mehr interessiert an kurzlebigen, negativen Sensationen, einschließlich der, die über die mangelnde Gesundheit der Bevölkerung unseres Landes berichten. Aber die Entscheider dieser privaten Presseerzeugnisse wollen die wahren Ursachen eines solchen gefährlichen Phänomens, wie die mangelnde Gesundheit der Nation nicht verstehen und fördern keine langfristigen Programme. Was ausländische Journalisten anbelangt, so sind sie, wie ich bereits sagte, auch nicht in der Lage, solche Veröffentlichungen zu machen. Und dies trotz der Tatsache, dass diese Entdeckungen sensationell sind, aber nur im Inhalt, nicht in der Form: sie stammen nicht – wie sonst üblich – von einem bekannten Mediziner und auch nicht von einer Gruppe, berühmter Wissenschaftler mit zahlreichen wissenschaftlichen Graden und Auszeichnungen. Aber das ist augenscheinlich die Vorsehung Gottes! Also, warum unterstützen diese Koryphäen

– seine Geschöpfe – diese wohltätige Arbeit nicht, um die Menschheit vor dem Aussterben und der Degeneration zu erlösen?

Ich habe kürzlich von einem Arzt erfahren, dass an der Dritten Medizinischen (stomatologischen) Akademie Experimente durchgeführt wurden, um die Studien zu verifizieren, die ich in den Jahren 1990-91 durchgeführt habe. Es wurden positive Ergebnisse erzielt! Aber darüber schweigen alle, und mehr noch, sie informieren mich nicht, ich erfahre nur zufällig davon. Deshalb bin ich gezwungen, ohne Hilfe von Fachleuten, mich mit meiner eigenen Gesundheit zu beschäftigen und Bücher zu schreiben, um die Möglichkeit eines Erfahrungsaustauschs zu schaffen, mit sowohl den hiesigen als auch den besten in- und ausländischen Vertretern auf diesem Gebiet. Dabei stelle ich mit Genugtuung fest, dass 2002 mein erstes Buch in deutscher Sprache erschienen ist. Die Veröffentlichung von zwei weiteren Büchern ist auf dem Weg.

Vielleicht wird dies eine positive Rolle spielen. Schließlich ist es bei uns seit langem üblich, dass alles Neue zuerst im Westen akzeptiert wird, und dann, als Bumerang, nach Russland zurückkommt.

Und jetzt zurück zu den Briefen und Werken von V. A. Melnikowa.

Brief vom 11.03.01:

„Frohes Frühlingsfest, liebe Tamara Jakovlevna!

Seit vier Tagen erhole ich mich von den fünf Patienten, die mich in den letzten zwei Monaten besucht haben. Es kam jemand aus Minsk – Gebärmutterhalskrebs, Stadium II (bereits nach der Bestrahlung). Ein Ehepaar aus Baschkortostan, 32 Jahre, Unfruchtbarkeit 9 Jahre (hier ein Myom mit submukösem Wachstum, das heißt mit Wachstum in die Gebärmutterhöhle, mit Blutungen und rezidivierender Chlamydiose).

Ein Arzt aus Saratow (Lungenfacharzt), 29 Jahre, wurde von allen seinen Kollegen behandelt, doch die Chlamydieninfektion ist rezidiv. Er versteht, in welche Richtung meine Behandlung geht, aber kein Spezialist wollte ihn nach meiner Methode behandeln. Also kam er zu mir zum Gespräch und zur Bestimmung der Krankheitserreger durch Blutanalyse (PZR-Reaktion auf Trichomonaden, Chlamydien, Mycoplasma, Candida-Pilze). Es wurden sowohl Trichomonaden als auch Chlamydien festgestellt. Ich verordnete ihm die ganzheitliche Behandlung. Bei seinem zweiten Besuch nach zwei Wochen, als er die Ergebnisse der Tests erfahren wollte, erzählte er mir, wenn er den Ärzten mein Buch zeige, sagten sie, dass wir zwei schizophrene Personen seien – er und ich. Was für ein hoffnungsloser Stillstand!

Aber der Arzt selbst stimmte allen meinen Argumenten und Anweisungen zu. Zuvor hatte er viel Geld für die Behandlung ausgeben müssen, auch für die Behandlung durch seine Kollegen – niemand behandelt selbst einen Arztkollegen umsonst (es gibt keine Privilegien für Ärzte). Er reiste ab und war sehr überrascht, dass ich für so viel angewendete Kraft und Zeit nicht einen Kopeken von ihm nahm.

Ein Mann aus Moskau rief an: Seine Frau hat Krebs in der Wirbelsäule (normalerweise sind es Metastasen), aber sie hatte keinen primären Herd. Er wollte von mir die Beschreibung der Therapie. Ich riet ihm, zuerst den Tumor operativ zu entfernen und erst dann über die Behandlung zu sprechen.

Weiter. Ich habe mich bis jetzt noch nicht mit der Toxoplasmose-Behandlung (beim Menschen) befasst, da dies die Arbeit von Infektionsspezialisten ist. Wenn wir eine schwangere Frau unter Beobachtung haben, analysieren wir das Blut auf Toxoplasmose und schicken die Blutprobe ins Labor. Bei Erhalt der Ergebnisse wiederholen wir die Blutabnahme nach 2-3 Wochen. Wenn alle drei Ergebnisse negativ sind und dann ein Titer auftritt, wird der Bluttest erneut wiederholt. Wenn der Antigentiter ansteigt, wendet sich die schwangere Frau an den Spezialisten für Infektionskrankheiten.

Und sie schreiben dann: „Chronische Schwangeren-Toxoplasmose“ oder „akute, d. h. während der Schwangerschaft aufgetretene Infektion“. Diese Form muss behandelt werden. Eine chronische jedoch, die eine schwangere Frau bereits vor der Empfängnis hatte, wird nicht behandelt.

Es werden viele unterschiedliche Behandlungsschemata angeboten, denn zu diesem Thema gibt es unter den Fachleuten keine einheitliche

Meinung!! So wird die Prophylaxe der angeborenen Toxoplasmose von den Geburtshelfern durchgeführt. Aber die Toxoplasmose bei Schwangeren wird mit den gleichen Medikamenten behandelt, wie bei Chlamydien bzw. Mykoplasmen.

Ich behandle Schwangere, anders als alle anderen, mit dem Zusatz von anti-trichomonadalen Mitteln, so dass ich gesunde Kinder bekomme, wenn alles rechtzeitig begonnen wird, das heißt ab der 16.-18. Woche. Später, nach der Behandlung, werden die Reaktionen negativ, aber ihr Titer hält sehr lange an. Jedoch gehe ich intuitiv vor und bei einem bestimmten Titer breche ich die Behandlung ab. *(T. L.: So hat Valentina Alexandrowna meine Frage über Toxoplasmose beantwortet. Diese Krankheit trat, wie auch der Krebs, in meinem Hause auf. Und deshalb habe ich vor zwölf Jahren beschlossen, dass ich mich, sobald die offizielle Medizin sich ernsthaft um die Krebsprävention kümmert, mit dem Problem der Toxoplasmose befassen werde. Denn es gibt in Russland heute zu viele Kinder und Erwachsene, die von diesem einzelligen Parasiten des Gehirns – Toxoplasmose – betroffen sind. Ich vermute, dass sie – wenn sie angeboren ist –, auch die Ursache für das Auftreten des Down-Syndroms ist.)*

Hat eigentlich der US-Arzt aus Baltimore Sie angerufen? Was wollte er? Er rief mich spät in der Nacht an und sagte, er sucht seit langem den Kontakt mit uns.

Aber mich hat er nichts gefragt, bat mich um ihre Telefonnummer und sagte, er wolle Ihnen ein Angebot machen. Was die Behandlungsschemata anbetrifft, habe ich Ihnen Programme für junge Leute gesandt – bis zum Alter von 30 Jahren. *(T. L.: Dies war die Antwort auf meine Bemerkung darüber, dass eine Behandlung nicht ausreichend ist.)*

Bei Menschen über 30 sollte sich die Behandlung nach dem Vorhandensein bestehender Krankheiten richten, nach ihrer Dauer, ihrer Widerstandsfähigkeit und nach Art der Schädigung von Geweben und Organen. Hier sollte es wirklich Auffrischungsbehandlungen geben, und zwar nicht nur in einem Monat, sondern auch in einem Jahr, denn die von Mikroben befallenen Organe sind deformiert und verändern sich nicht nur in ihrer Form, sondern auch in ihrer Funktion. Daher sollte bei Menschen im Alter von über 35

Jahren der Ansatz für die Behandlung rein individuell sein. Im Gegensatz zu Samoilova behandle ich nicht die Mikroben, sondern Krankheiten! Dies ist eine sehr schwierige Aufgabe und der Ansatz sollte individuell sein, abhängig von den Fähigkeiten des menschlichen Körpers. Vor allem ist wichtig, womit und wann er (oder sie) behandelt wurde, wie sehr eine Person durch die falsche Behandlung „austherapiert" und „entstellt" wurde und wie steht es um ihre Reserven?! Daher sollen auf keinen Fall pauschale Schemata angewendet werden.

Dann verschreibe ich – vielleicht ist Ihnen das aufgefallen – vor der Verabreichung von Metragil 4-6 Tage Tinidazol (dies ist ein Anti-Trichomoniasis-Mittel mit schneller Wirkung), eine große Menge von Trichomonaden wird im Körper zerstört, und sofort (!) wechsle ich zu intravenösem Trichopol (100 ml 0,5 % Metrogyl) bei gleichzeitiger Aufnahme von Trichopoltabletten – bis zu zehn Tagen. So erhält eine junge und starke Person an einem Tag (24 Stunden) – einschließlich Metragil – 2 Gramm Trichopol, manchmal auch 3 Gramm. Und längst nicht jede Leber und jede Niere werden so viele Medikamente ausleiten, besonders wenn man bedenkt, dass eine parallel vorgenommene intravenöse Injektion eine große Menge an Giftstoffen freisetzt. *(T. L.: Toxine treten nicht nur als Ergebnis der Injektion einer großen Menge von Arzneimitteln auf, sondern auch durch das Massensterben von Parasiten, sowie der durch sie freigesetzten großen Mengen an pathogener Mikroflora, beginnend mit Chlamydien und endend mit den Candida-Pilzen.)*

Nicht jedes Herz kann mit dieser Situation zurechtkommen. Daher, bevor Sie mit der Behandlung beginnen, bitte ich Sie, mir eine allgemeine Blutanalyse mit Gerinnungsfaktor vorzulegen (wenn dies nicht berücksichtigt wird, kann es zu Thrombosen in den Gefäßen kommen!!), außerdem die Ergebnisse einer Ultraschalluntersuchung der Leber, der Nieren, der Bauchorgane, des Urogenitalsystems bei Männern und der Ultraschalluntersuchung der weiblichen Genitalorgane bei Frauen. Und wenn notwendig, das Ergebnis der Hysteroskopie (Untersuchung der Gebärmutterhöhle auf Polypen, submuköse Knoten – Knoten in die Gebärmutterhöhle). Bei Krebspatienten benötige ich ein MRT (Magnetresonanztomographie) des kleinen Beckens, der Wirbelsäule usw. Die dann von mir verordnete Therapie hängt von den Ergebnissen ab.

Wenn ich also eine Behandlung verschreibe, dann habe ich nicht die Mikroben an erster Stelle im Blick, sondern die Gesundheit des Menschen, wobei ich die verschiedenen Organe im Auge behalte – einschließlich des Gehirns, der Lunge, der Wirbelsäule und so weiter. Deshalb erlebe ich auch die positive Wirkung einer solchen Behandlung. Aber für die Planung von individuellen Therapiemaßnahmen habe ich nur nachts Zeit. Oft hält mein Gehirn eine solche Last nicht aus, dann brauche ich ein paar Tage Ruhe. Zu dieser Zeit kann ich mit niemandem über seine Krankheiten sprechen, weil mein Nervensystem extrem überfordert ist. Denn um eine Therapie der betroffener Organe und Gewebe zu verordnen, bedarf es schließlich enormer Kenntnisse und einer großen Denk- und Nervenanstrengung. Ich kann die Behandlung nicht spontan (stereotyp) verschreiben, wenn ich im Büro sitze. Ich muss alles vergleichen, darüber nachdenken und manchmal mehr als einmal.

Ich versuche gemeinsam mit einer anderen Ärztin, eine eigene Privatpraxis zu organisieren, aber die Mietpreise sind entsetzlich hoch. Diese Ärztin wurde von mir behandelt; parallel dazu ihr Mann (Zahnarzt) und ihre achtjährige Tochter. Die Ergebnisse sind erstaunlich. Die Familie ist völlig gesund und glücklich.

Und der Mann, der früher einem Patienten die Zähne zog und ihm sofort Trichopol verordnete, sagt jetzt: „Gott bewahre, dass ich es verordne!“ Er empfiehlt allen, sich nur durch meine Methode behandeln zu lassen.

Seine Frau, meine Kollegin, hat meine Behandlungsmethode an sich selbst erfahren und so behandelt sie seit zwei Jahren all ihre Freunde, Verwandten, Bekannten und berät sich dabei mit mir.

Natürlich kann sie noch nicht so heilen wie ich, dazu fehlt ihr die Erfahrung und die Fachkenntnisse, die ich mir in jahrelanger Arbeit angeeignet habe. In einer gemeinsamen Praxis würde das aber gut funktionieren. Wir brauchen auch einen Urologen, und dann wird ihr Ehemann, ein Zahnarzt – ein sehr guter Spezialist – zu uns gehören.

Auf Wiedersehen.

Mit Hochachtung, V. A. Melnikowa, Woronesch

* * *

Und jetzt sagen *Sie* mir bitte, warum eine „gewöhnliche“ Provinzärztin weiter denkt und qualitativ unvergleichlich besser behandelt als die Medizin-Koryphäen aus der Hauptstadt? Nun, solchen begabten Spezialisten wird oft von Vorgesetzten der „Sauerstoff abgeklemmt“, so dass sie nicht die Möglichkeit haben, ihr Talent voll und ganz zu verwirklichen und das von Gott gegebene Wissen über die Heilung von Krankheiten zu realisieren. Meine Gedanken dazu habe ich bereits in früheren Büchern vorgestellt.

Die offiziell Verantwortlichen in der Medizin sind sich meiner Entdeckung der parasitär-infektiösen Ätiologie des Krebses seit langem bewusst und haben nicht nur experimentelle, sondern auch praktische Bestätigung durch so hochprofessionelle Spezialisten wie Frau Melnikowa, die auf Kosten ihrer Gesundheit und ihrer persönlichen Zeit Patienten heilt, die von vielen anderen hochdotierten Spezialisten ohne Erfolg behandelt wurden. In dieser Hinsicht wünsche ich mir sehr, dass die Russische Akademie der Wissenschaften die RAMN (Akademie der medizinischen Wissenschaften) bei der „Entschlüsselung“ des biologischen Problems von Krebs und anderen unheilbaren Krankheiten unterstützen würde. Unheilbare Krankheiten sind meistens das Ergebnis der Interaktion zwischen dem Menschen und dem ihm innewohnenden Mikrokosmos. Und natürlich müsste Melnikowa, solange sie noch Kraft und Gesundheit hat, als Beraterin in eine der besten Kliniken der Hauptstadt eingeladen werden. Hier würde sie ihre Erfahrung an die besten Spezialisten und Wissenschaftler weitergeben, die ihre Behandlungsmethoden in ganz Russland verbreiten würden. Und damit müsste man sich beeilen, damit andere von ihr lernen können, solange sie noch Kraft und Elan dazu hat.

Es ist erstaunlich – und auch sehr bedauerlich – dass es in einer so großen regionalen Stadt wie Woronesch keine Menschen gab, die ein medizinisches Diagnosezentrum organisieren konnten, wo Valentina Melnikowa – eine Ärztin von Gottes Gnaden – nicht nur Patienten heilen könnte, sondern auch ihre wertvolle Erfahrung an andere Spezialisten weitergeben würde! Aber bis jetzt muss ich mit Bedauern feststellen, dass sie nur einen Schüler hat, oder besser gesagt, eine Schülerin, die selbst ernsthaft erkrankt war und von Melnikowa geheilt wurde. Sie hat die Effektivität der Behandlung nach Melnikowas Methode am eigenen Leib erfahren und jetzt ist sie, aus Überzeugung, ihre Mitstreiterin. Während sie „von oben" nicht unterstützt wird, wurde Valentina Alexandrowna seit langem „von unten" anerkannt, von den Patienten, denen sie unermüdlich hilft. Und dass diese Menschen sie brauchen, beweisen zahlreiche Briefe, die aus allen Teilen unseres Landes kommen. Hier sind einige von ihnen.

Sie suchen Rettung bei Valentina Melnikowa ...

„Guten Tag, liebe Valentina Alexandrowna!

In der Zeitschrift „Gesunder Lebenswandel" las ich eine Notiz „Kampf der pathogenen Flora" und entschloss mich, Sie um eine Konsultation zu bitten und, wenn möglich, eine Behandlung für mich und meinen Mann verordnet zu bekommen. Wir sind seit zehn Jahren verheiratet (Alter: 35 und 39 Jahre).

Im Jahr 1989 – die erste Schwangerschaft, ein Sieben-Monats-Kind wurde geboren, äußerlich normal, konnte aber nicht atmen, war an einen Apparat angeschlossen und starb am fünften Tag.

Eine Autopsie wurde nicht durchgeführt, die Ärzte sagten, dass das Kind eine innere Blutung hatte.

Im Jahr 1992 kam die zweite Schwangerschaft, das Kind wurde rechtzeitig geboren, nach 9 Monaten, aber mit schlechten gesundheitlichen Werten.

Äußerlich ohne Missbildungen starb es nach drei Tagen. Die Autopsie ergab eine multiple Pathologie der inneren Organe (Verdoppelungen, Perfo-

rierungen etc.) Nach der zweiten fehlgeschlagenen Schwangerschaft wurden mein Mann und ich untersucht. In der genetischen Beratung sagten sie, dass alles in Ordnung mit uns sei. Analysen zu UGI (urogenitalen Infektionen) zeigten eine Chlamydiose an. Wir wurden behandelt. Fünf Jahre haben wir physiologisch verhütet.

1997 haben wir uns erneut für eine Schwangerschaft entschieden. Aber bereits seit drei Jahren kann ich nicht schwanger werden. Der Frauenarzt hat mich untersucht, alle notwendigen Analysen einschließlich auf UGI in der Abteilung für Haut- und Geschlechtskrankheiten gemacht. Die Analysen sind negativ. Der Arzt breitet die Arme aus und zuckt mit den Schultern.

Ich besuchte eine Privatklinik. Die machten eine Kymopertubation – jeder Eileiter ist gut durchgängig. Bei meinem Ehemann wurde ein Spermiogramm gemacht (die Ergebnisse sind beigefügt). Wie vom Arzt erklärt, ist das Ergebnis der Spermienanalyse nicht sehr positiv, also schlug er folgende Behandlung für jeden von uns vor:

- *Trichopol 0,25 2 Tabletten 3 x tgl. (5 Tage einnehmen).*
- *Vibramycin (??) 0,1 je 1 Kapsel 2 x tgl. (15 Tage).*
- *Nystatin 0,5 je 2 Tabl. 3 x tgl. (15 Tage).*
- *Hylak 30 Tropfen 3 Mal am Tag (15 Tage).*
- *Chinol-D in der Nacht in der Scheide, jeden zweiten Tag (10 Mal).*

Wir haben die Anweisungen für die Behandlung sorgfältig befolgt. Leider blieb der Erfolg aus. Wir gingen in eine andere Privatklinik für Unfruchtbarkeitsbehandlung.

Bei mir wurden eine Ultraschalluntersuchung und eine Video-Hysteroskopie gemacht – alles entspricht der Norm. Dann noch einmal Analysen auf Urogenitalinfektionen gemacht – es wurden Trichomonaden und Mykoplasmen gefunden. Ich bin ratlos. Mein Mann und ich führen einen gesunden Lebensstil, wir lieben uns. Nebenbeziehungen sind ausgeschlossen.

Jetzt wurde diese Behandlung angeboten:
- *Metronidazol 0,5 x 2 Mal täglich (8 Tage).*
- *Doxycyclin 1 Tablette x 2 Mal täglich (10 Tage).*

Ich weiß nicht, was ich tun soll. Die gleiche Behandlung hatte ich vor etwa sechs Monaten (danach fand man in einer anderen Klinik Trichomonaden und Mykoplasmen). Nach dem Lesen des Artikels „Kampf der pathogenen Flora" erkannte ich, dass das Problem ernst ist, und dass ich nach zehn Tagen Doxycyclin nicht geheilt sein werde.

Ich bitte Sie sehr um Hilfe! Ich wüsste nicht, an wen ich mich sonst wenden sollte. Ich möchte wirklich gesund werden und bin bereit den schicksalhaften Weg zu gehen und alles dafür zu tun, was mich zu meinem Ziel – Mutterschaft – führt. Ich freue mich auf Ihre Antwort.

Auf Wiedersehen.

Mit Hochachtung und Hoffnung auf Erfolg,

Nadeschda und Alexander"

Wie wir sehen, können die konventionell arbeitenden Spezialisten aus der offiziellen Medizin noch nicht einmal die Unfruchtbarkeit heilen, ganz zu schweigen von Krebs. Die Unwirksamkeit ihrer Behandlung ist darin begründet, dass der Hauptfaktor für das Auftreten von Krankheiten nicht berücksichtigt wird – der biologische. Daher wissen die Ärzte es nicht besser, breiten ratlos ihre Arme aus, lassen ihre Patienten jahrelang leiden, die dann ihre lang ersehnten, gerade geborenen Kinder verlieren. Zweifellos denken die Ärzte in den privaten Zentren weiter, aber leider sehen auch sie die Komplexität der Beziehung zwischen pathogenen Erregern und dem menschlichen Körper nicht in ihrer gesamten Tiefe. Daher wird die Therapie nicht zu Ende geführt: bei einer zu niedrigen Dosierung der Anti-Trichomonaden-Mittel und einer Art antimikrobieller Antibiotika geraten diese in die Rolle eines provokativen Faktors für die Entstehung neuer Mengen von Trichomonaden, Pilzen und anderen Krankheitserregern, was der Aufmerksamkeit der Ärzte entgeht, die dieses Phänomen anscheinend nicht kennen. Ich möchte sehr hoffen, dass dieses Phänomen nicht mit Absicht ignoriert wird, so dass unbehandelte Patienten wieder um bezahlte Hilfe bitten müssen, sondern gehe von der Unwissenheit der Therapeuten aus.

Der vorliegende Fall, bei dem das Paar um eine genetische Konsultation bat, zeigte, dass die Missbildungen nicht mit der Genetik zusammenhingen, sondern mit Keimen – Chlamydien, Mykoplasmen und Trichomonaden, die die Beeinträchtigungen und den Tod von Neugeborenen und dann die Unfruchtbarkeit der Eltern verursachten. Zuerst, wie wir bemerken konnten, wurden Chlamydien festgestellt, nachdem sie bekämpft worden waren, erschienen Trichomonaden und Mykoplasmen. Wenn jedoch die Diagnose nach Provokation mit Diflucan oder Pyrogenal durchgeführt würde, wie es Melnikowa und Samoilova tun, dann kämen alle diese Erreger und vielleicht auch andere sofort ins Blut und wären diagnostizierbar. Dann wäre es klar, besonders mit Hilfe eines Fluoreszenzmikroskops, dass die Ursache aller Probleme dieses Ehepaars ein ganzes Konglomerat von Parasiten und Keimen ist. Und, Gott sei Dank, dass Nadeschda und Alexander, deren Gesundheit sich gerade bessert, nach solchen Torturen sich schließlich in letzter Instanz an Valentina Melnikowa wandten, die ganzheitlich behandelt und unbedingt vor und nach der Behandlung den Stand der Mikroorganismen im Körper untersucht.

Der zweite Brief:

„Valentina Alexandrowna, guten Tag!

Meine Tochter ist drei Jahre alt. Mit eineinhalb Jahren wurden bei ihr Chlamydien und Herpes (HSV 2) diagnostiziert. Wir führten zwei Behandlungszyklen (Rovamycin + Neovir) gemäß der Empfehlung durch. Nach dem zweiten Zyklus waren die Chlamydien verschwunden.

Aber der Herpes progressiert. Ich habe schon Angst, ein Kind mit so starken Antibiotika zu behandeln. Während der zweiten Behandlung, Rovamycin – 2 Millionen 250 Tausend pro Tag, wiegt das Kind 11 kg; Neovir – 10 Injektionen, Dosis gemäß Empfehlung.

Nach der Behandlung funktionierten die Leber und der Magen-Darm-Trakt nicht mehr ordentlich, obwohl sie sechs Monate (auch während der Behandlung) Probiotika und Esinuali Forte bekam. Durch die Behandlung ist das Kind erschöpft.

Ich bitte Sie sehr, Schreiben Sie mir, wie man das Kind schonend gegen Herpes behandeln kann. Ich wäre Ihnen sehr dankbar.

P. S. Wir Eltern werden nicht behandelt. Uns wurde versichert, dass das Kind im Alltag nicht infiziert werden kann. Ist es so?"

Dieser Fall ist ein Beispiel für pränatale Infektion eines Kindes von der Mutter. Der Brief macht deutlich, dass die Mutter sich nicht ganz ihrer Verantwortung bewusst ist. Sie und ihr Ehemann müssten die Behandlung beginnen und erst nachdem sie die Behandlung an sich selbst durchgeführt haben, das Kind behandeln. Andernfalls könnten infizierte Eltern das Kind wieder infizieren, sogar wenn es Frau Melnikowa gelingt, das unglückliche Kind zu heilen. Und richtigerweise äußern die besonnenen Eltern im Postskriptum ihre Zweifel über die Unmöglichkeit häuslicher Re-Infektion. Was Melnikowa angeht, die Wirksamkeit ihrer Behandlung hat mehr Aussichten auf Erfolg, weil sie nicht vergessen wird, anti-trichomonadale Mittel zu verwenden. Schließlich sind der Herpes-Virus und die Chlamydien intrazelluläre Parasiten, und ihr Wirt ist die Trichomonade, die die Ärzte nicht entdeckt und nicht vernichtet haben. Im Endeffekt ist es gerade sie, die die Infektiosität aufrechterhält und verstärkt, indem sie den Mikroben ein Zuhause bietet.

Es bleibt noch zu sagen, dass den meisten jungen Leuten vor der Hochzeit nicht bewusst ist, wie viele Schwierigkeiten sie eventuell ihren Kindern bereiten, wenn sie mit pathogenen Mikroben infiziert sind.

In diesem Fall könnten die besagten Eltern Glück haben, wenn Frau Melnikowa die Zeit findet, sie zu behandeln und natürlich nicht nur das Baby allein, sondern alle Familienmitglieder.

Der dritte Brief:

„Liebe Valentina Alexandrowna,

Guten Tag!

Es tut mir leid, Sie zu stören, aber Sie sind meine letzte Hoffnung.

Als ich das Buch von T. J. Lebedewa „Trichomonade – der Krebserreger" kaufte und es an einem Tag gelesen habe, verstand ich, dass dieses Buch von meinen Gesundheitsproblemen berichtet. Vor 25 Jahren wurde bei mir „Trichomonas-Kolpitis" diagnostiziert. Das Labor bestätigte die Diagnose. Mein Ehemann ging fremd und „schenkte" mir diese Parasiten.

Ich wurde regelmäßig behandelt, mein Mann auch. Vier Jahre quälte mich der Juckreiz in der Vagina nach dem Geschlechtsverkehr. Dann wurde ich schwanger, fühlte mich besser, vermutlich kam das durch meine sexuelle Ruhe und hormonelle Veränderungen. Nach der Geburt verschwanden die Beschwerden in der Vagina vollständig. Der lang ersehnte Sohn wurde geboren, außerdem schien er mich von meinem langen Leiden gerettet zu haben: kein Ausfluss, kein Juckreiz. Aber anscheinend blieb ich Trägerin von Parasiten, da mein Sohn von Kindheit an einen sehr übel riechenden Stuhl hatte – der Geruch war stärker als der eines Mannes nach einem Trinkgelage.

Ich wandte mich an die Ärzte, aber niemand hatte eine vernünftige Erklärung dafür. Wenn ich doch das Buch von T. J. Lebedewa zu der Zeit schon hätte lesen können?! Mein Sohn bekam seine Milchzähne, die sofort schwarz wurden, das heißt, sie waren ohne Emailleschicht. Er hatte große Probleme mit den Zähnen. Armes Kind!

Im Alter von drei Jahren ging mein Sohn zu seinem Vater in die Wanne, als der ein Bad nahm. Und nur wenige Tage später wurde er von häufigem Wasserlassen geplagt.

Der Urologe diagnostizierte: „Balanoposthitis." Es wurden Sitzbäder mit Kaliumpermanganat und Massage der Harnblase verordnet.

Ich blättere die Krankenakte meines Sohnes durch, doch es gibt dort keine Anti-Trichomoniasis-Behandlung. Als Folge litt er viele Jahre unter häufigem Wasserlassen. Die bleibenden Zähne wuchsen, aber wiederum ohne Schmelz, schwarz. Im Alter von zwölf Jahren wurde Hepatitis A festgestellt. Diese Krankheit hat er bis heute noch. Vom Militärdienst wurde er für drei Jahre mit der Diagnose „chronische persistierende Hepatitis plus Gynäkomastie" befreit. Er ist bereits 20 Jahre alt. Und ich bin sehr besorgt um seine Potenz.

Nachdem ich Ihre Behandlungsmethode in dem Buch von Lebedewa studierte, habe ich meinen Sohn behandelt, zwei Behandlungszyklen gemacht. Der Stuhlgeruch verschwand (schon nach dem ersten Zyklus), der Stuhlgang wurde regelmäßig und sogar 2 Mal am Tag, morgens und abends.

Ich führte ein Gespräch mit ihm usw.

Was mich anbelangt, ich bin 46 Jahre alt, habe Blutgruppe 2, der Rh-Faktor ist negativ. Ich unterzog mich dreimal einer Behandlung nach Ihrer Methode, die Wirkung war beeindruckend! Das Gesicht erhielt eine gesunde Hautfarbe, der Stuhl normalisierte sich ebenfalls. Und wieder hat mein Mann mich mit dieser Infektion angesteckt. Ich erkrankte wieder an einer Trichomonas-Kolpitis – ihre Symptome kenne ich nur zu gut, sie begleiteten mich 25 Jahre. Also habe ich mich einen Monat lang nach Ihrer Methode behandelt, und einen Monat nach Samoilova. Aber dann kam die nächste Menstruation, und alle Symptome sind wieder aufgetreten: Rückenschmerzen, dickflüssiger Ausfluss, Juckreiz und eine enorm starke Menstruationsblutung. Wieder nehme ich Metronidazol + Ciprofloxacin-Hydrochlorid. Die Blutung hört auf, die Schmerzen gehen vorüber. Aber das hält nur bis zur nächsten Menstruation. Helfen Sie mir bitte! Was soll ich tun, Valentina Alexandrowna? Geben Sie mir einen Rat!

Ich kann sogar zu Ihnen nach Woronesch kommen, damit Sie eine richtige Diagnose stellen konnen und um von Ihnen behandelt zu werden. Hier bei uns sind die Methoden, die Abstriche auf Trichomonaden zu untersuchen, primitiv, und in der Regel werden sie nicht erkannt, eine Blutuntersuchung auf Trichomonaden wird nicht gemacht. Ich fühle, dass diese Parasiten überhand nehmen. Ich habe bereits eine zystenartige Veränderung der Eierstöcke, chronische Endometritis, eine vergrößerte Drüse entlang des Halses rechts schon seit zwei Jahren. Die Schleimhaut im Kehlkopf ist vom Dampf der Säuren irgendwie rot geworden (ich bin Chemikerin, und verbinde es mit der Arbeit im Labor ohne Dunstabzug), der Schmerz ist schließlich vorüber, und die Rötung bleibt als Verwachsung bestehen – von diesem Ort werden ständig Streptokokken ausgesät.

Helfen Sie, ich bitte Sie sehr. Allein schaffe ich das nicht. Meine Immunabwehr ist sehr schlecht. Alle Behandlungen werden von mir bezahlt, dazu bin ich bereit. Ich werde eine Musterpatientin sein, werde alles tun, was von meiner Seite notwendig ist.

Auf Wiedersehen, ich warte auf eine Antwort.

Entschuldigen Sie bitte für die Störung.“

Auf der Fotokopie dieses Briefes, die mir V. Melnikowa geschickt hatte, stehen ihre handgeschriebenen Kommentare. Sie zeugen von der Komplexität der Behandlung dieser Patientin:

„Die Patientin ist nicht 20 oder 30 Jahre alt, so dass wiederholte Behandlungen unter Kontrolle von Bluttests zur Feststellung verschiedener verbleibender pathogener Erreger erforderlich sind. Hier sollte ein Gynäkologe in Bezug auf die Beseitigung von Blutungen hinzugezogen werden. Das heißt, es wäre eine hormonelle Korrektur vonnöten bezüglich der bereits vorhandenen Krankheiten: Polyzystischer Eierstock, Endometriose, Fibromatose, chronische Metroendometritis und andere Krankheiten – alles, was die Infektion angerichtet hat!!! Und diese Angelegenheit ist sehr kompliziert.

Daher ist es einfacher, junge Leute zu heilen: hier gibt es in den meisten Fällen die volle Heilungsgarantie in zwei Monaten für ein Paar bei vollständiger sexueller Enthaltung. Man muss behandeln, bevor die Keime im Gewebe schwere irreparable anatomische Veränderungen bewirkt haben. Gerade diese anatomischen Veränderungen führen zu allen möglichen Komplikationen.“

Zurück zum Brief einer kranken Frau, die um das Schicksal ihres erwachsenen Sohnes besorgt ist. Ich kann nur wiederholen: Die Hilflosigkeit der offiziellen Medizin ist hier offensichtlich, wo selbst in der Urologie die Bekämpfung durch Parasiten und Mikroben infizierter innerer Organe nur mit externen Sitzbädern und mit einer Massage versucht wird. Zur gleichen Zeit entwickelten sich trotz der scheinbar erfolgreichen Selbstbehandlung anatomische Veränderungen im Körper der betroffenen Mutter.

Und das alles, weil ihre Ärzte, wie sich herausstellte, nicht wissen, wie hier eine Heilung möglich ist und ihren Patienten die Gefahr von angeborenen und wiederholten sexuellen Infektionen nicht erklären können, wie es ihre Kollegin Valentina Melnikowa tut.

Der vierte Brief:

„Guten Tag, liebe Valentina Alexandrowna!

Ich las einen Artikel in der Zeitschrift „Gesunder Lebenswandel“ (SOSh) Ausgabe Mai 1999 über die Krankheit „Reiter-Syndrom“. Und so habe ich beschlossen, Ihnen zu schreiben. Mein Sohn Roman, Jahrgang 1972, wurde Ende 1991 schwer krank. Zuerst waren die Augen betroffen – Konjunktivitis wurde diagnostiziert, aber sie reagierte nicht auf die Behandlung. Dann kamen Gelenkschmerzen hinzu: Schulter- und Kniegelenke. Und eines Tages konnte er einfach nicht mehr aufstehen. Als wir uns an den Therapeuten wandten, kam nach der Untersuchung die Diagnose: „Reiter-Syndrom“. Mein Sohn kam zur Untersuchung ins Krankenhaus und die Diagnose wurde bestätigt. Niemand hat uns erklärt, was für eine Krankheit das ist, woher sie kommt.

Bei der Aufnahme ins Krankenhaus wurden wir sofort mit der Nachricht „erfreut“, dass der Sohn behindert bleiben wird, dabei war er erst 19 Jahre alt!

Viele Tränen wurden vergossen, während Roman fast drei Monate lang im Krankenhaus lag. Er hat stark abgenommen, hatte Herzgeräusche, aber schließlich überwand der junge Körper die Krankheit. Roman kam im normalen Zustand nach Hause. Jedes Jahr besucht er den Arzt, wird untersucht und erhält das Analgetikum Indometacin. Das ist die ganze Behandlung.

Es sind acht Jahre vergangen und die Krankheit meldet sich immer wieder. Zurzeit hat er Konjunktivitis, sie geht nicht mehr weg, obwohl ihm die Ärzte viele Medikamente verordneten. Aber sie helfen nicht. Die Kniegelenke schwellen an, davon sind sie steif und tun sehr weh. In der Zeitung las ich, dass diese Krankheit auf sexuellem Wege erworben wird, aber unser Sohn hatte keine sexuellen Beziehungen zu irgendjemandem! Woher kommt diese schreckliche Krankheit?

Was sollen wir tun? Helfen Sie uns bitte. Er ist doch ein junger Mann. Er möchte eine Familie gründen. Wie wird sich das auf die Familie auswirken? Ich sende Ihnen einen Auszug aus der Krankenakte nach der Behandlung. Bitte, sehen Sie es sich an, helfen Sie uns. Sie sind unsere letzte Hoffnung!

Ich sorge mich sehr. Nachdem der den Zeitungsartikel gelesen hat, ist Roman völlig geknickt. Unsere Adresse: Stadt Tambow ...“

A u s z u g

aus der Anamnese von Roman X, der sich vom 19. November 1991 bis zum 17. Januar 1992 in ... zur Untersuchung und Behandlung befand. Diagnose: Reiter-Syndrom, Akut, III. Stadium.

Erkrankt nach eigenen Angaben seit den Anzeichen von Konjunktivitis, Schmerzen beim Wasserlassen, Schmerzen in den Schultergelenken. *(Notiz von Melnikowa: typisch für die Reiter-Krankheit ist dieser Dreiklang, das heißt überall sitzen Chlamydien.)*

Untersuchungsergebnisse (Auszüge aus der Krankengeschichte, Pathologien betreffend):

Allgemeine Analyse des Blutes: HB – 86 Einheiten, ESR – 40 mm/h.

Allgemeine Urinanalyse: Spezifisches Gewicht – 1012 *(Kommentar Melnikowa: die Nieren sind eindeutig infiziert.)*; Leukozyten-Cluster bis 20-30, Erythrozyten 1-2 im Sichtfeld. Konsultation des Venerologen – unspezifische Urethritis.

Ultraschall – das Bild der Leber als einer homogenen Echostruktur, das Gefäßmuster ist vergrößert, diffuse Lebervergrößerung.

EGDS (Ösophagogastroduodenoskopie) – Bild einer Gastritis mit Atrophieherden.

In der Fachabteilung wurde intravenös eine Metragyl-Therapie verabreicht, nicht-steroidale entzündungshemmende Medikamente (d. h. Indometacin), Trichopol, ein kurzer Behandlungszyklus Kortikosteroid-Therapie.

Empfohlen: Indometacin 25 mg 3 Mal am Tag, Delagil 1 Tbl. zur Nacht, Kontrolle der Bluttests. Trichopol 1 Tbl. 2 Mal am Tag.

Auf der Kopie des mir von Melnikowa zugesandten Briefes stehen ihre handgeschriebenen Kommentare:

„Zu diesem Zeitpunkt hatte der Patient bereits eindeutig eine Schädigung des Urogenitalsystems (Niere und Prostata) zu beklagen, so dass es notwendig war, diese Organe zu behandeln, so wie es bei Pyelonephritis und Prostatitis gemacht wird. Aber diese Diagnosen gab es nicht?!! Wenn so viele Jahre der Krankheit vergangen sind, muss parallel gegen Mikroben und Pathologien behandelt werden.

Die Medizin erkennt den Zusammenhang nicht, dass Roman eine angeborene Infektion hat, erworben von seiner Mutter bei der Geburt. Wenn bei Roman bei der ersten Behandlung in der Klinik die angeborene Trichomoniasis behandelt worden wäre und zwar nach dem System zur Verhinderung der Freisetzung von Chlamydien, Mycoplasmen, Viren, Candidapilzen ins Blut, dann wäre dem Kind das alles nicht passiert.

Doch wie wird er behandelt? Er erhält Trichopol intravenös im Krankenhaus, dann oral in Tabletten, dann die Empfehlung den Trichopolzyklus zu wiederholen. Also wird das gesamte Blut eine Menge Chlamydien enthalten. *(T. L.: Melnikowa meint hiermit, dass mit der Zerstörung von Trichomonaden aus ihnen Chlamydien freigesetzt und andere Mikroben aktiviert werden, die in das Blut gelangen.)* Plus die Hormontherapie, die bei dem jungen Mann die Immunität völlig geschwächt hat. Und wo bleibt die Immuntherapie, wo die antimikrobiellen Antibiotika?“

In einem meiner bereits erschienenen Bücher, im Kapitel „Arthritis-Arthrose-Plagen“, habe ich über die Reiter-Krankheit und ihre drei Symptome gesprochen, die sich bei jedem Patienten in verschiedenen Sequenzen und Reihenfolgen entwickeln können. So hat zum Beispiel bei der Patientin Z., die bereits ein Sexualleben führt, alles mit Entzündungen in den Genitalien begonnen, hier aber begann es in den Augen. Wie Sie sehen, sind die Ärzte nicht in der Lage zu erklären, worin die Ursachen der Krankheit liegen, und die Mutter des kranken Sohnes versteht nicht, woher diese Krankheit kam, die angeblich nur durch Sex erworben wird. Aber so ist es nicht! Die erste Infektion erwirbt eine Person im Mutterleib. Folglich bezahlt das Kind auch in dieser Familie für die Sünden seiner Eltern.

Patienten-Feedback zu der Behandlung durch seine Ärztin Melnikowa

„Fast 20 Jahre lebte ich mit ständigem quälendem Schwindel und Depressionen. Angestrengtes Lernen, intensive Arbeit, Stress und Ärger führten, wie die Ärzte mir erklärten, zur „Erschöpfung des Nervensystems". Arztbesuche, Aufenthalt in Krankenhäusern, Sprechstunden bei Heilern führten seltsamerweise zu einer Verschlechterung. Und in meinem Alter von 45 Jahren fühlte ich, dass das Ende nahe ist. Das Denken war nebulös und qualvoll, und der Tag begann mit einem schrecklichen Schwindelgefühl – so vergingen die Jahre voller Leid. Und während dieser Zeit gab mir niemand einen Hinweis, dass die „Erschöpfung des Nervensystems" von der unzureichenden Funktion der Blutgefäße im Gehirn kommt (wegen ihrer Verschlackung durch Mikroben).

Meine Frau wurde von der Gynäkologie-Ärztin V. A. Melnikowa aus Woronesch behandelt, die empfahl, dass beide Eheleute nach ihrer Methode behandelt werden. Ich hatte keine „urologischen" Probleme, aber auf Drängen meiner Frau willigte ich, wenn auch mit Skepsis, ein, und war sehr überrascht, als bereits nach einem Behandlungszyklus der Schwindel fast verschwunden war. Die Besserung ging so rasch voran, dass ich die Behandlung leichtsinnig abbrach, wofür ich in zwei Monaten bitter bezahlen musste, so schnell kam es zu einer Verschlechterung. Ich war besorgt über den Zusammenhang zwischen der Einstellung der systemischen Behandlung, die von der Ärztin Melnikowa verordnet wurde, und der anschließenden starken Verschlechterung meiner Gesundheit. Es kam der Gedanke, dass die Ursache meines Leidens vielleicht irgendwelche Mikroben sind.

In der Zeitschrift „Gesunder Lebenswandel" und der Zeitschrift „Körperkultur und Sport" habe ich einen Artikel über Chlamydien gelesen und nach einer Analyse auf Chlamydien mit positivem Resultat wandte ich mich an lokale Urologen. Die sagten: „Chlamydien behandeln wir, aber die Gefäße sollten von den entsprechenden Spezialisten behandelt werden." Ich wandte mich an Neurologen, Therapeuten, und so begann ein endloser „Ärztemarathon". Ich musste mich einer Osteochondrose-Behandlung der Halswirbelsäule unterziehen, und zwar: Röntgen, Massage, Augenhintergrunduntersuchung, Behandlung mit Rumalon, Nootropil, Cerebrolysin, Cinnarizin usw. Eine Menge Geld, Zeit, ermüdende und nutzlose Arztbesuche, und als Ergebnis – weitere fortschreitende Verschlechterung der Gesundheit.

Ich sah mich gezwungen, mich wieder an V. A. Melnikowa in Woronesch zu wenden. Auf alle Fragen erhielt ich eine Antwort, und da es keinen anderen Weg gab, musste ich eine arbeitsintensive, teure komplexe Behandlung beginnen, völlig anders als das, was ich früher verordnet bekommen habe.

Die Medikamente sind sehr teuer und die Preise steigen. Die Behandlung nach Melnikowas Methode ist konsistent, wird in mehreren Phasen durchgeführt und dauert fast vier Monate. Zuallererst – Reinigung der inneren Organe, dann gesunder Tagesrhythmus, richtige Ernährung, Medikation nach Zeitplan.

Wie ich verstehe, behandelt V. A. Melnikowa nicht die Chlamydiose, sondern sie hat den ganzen Körper im Blick. Die Vorbereitungsphase ist die Reinigung der inneren Organe, dann kommt eine gut durchdachte medikamentöse Therapie. Dann nach der Leberreinigung – Reinigung der Blutgefäße und Ausleitung der Giftstoffe. Ein Wunder ist nicht geschehen, aber als Folge einer langen und sehr harten Arbeit erhole ich mich allmählich und meine Gesundheit kehrt wieder zurück, ich kann leben und arbeiten. Ich bin froh, dass ich mich erhole und zugleich traurig, dass ich so viele Jahre der Krankheit geopfert habe, auf so vieles im Leben verzichtet, so vieles nicht realisiert habe, und man könnte sagen, mein Leben fand nicht statt, weil die Krankheit mich so viel Anstrengung kostete, dass ich nur schwer über die Runden kam. Und hätte nicht der Zufall nachgeholfen, würde es bis zum heutigen Tag nur Hoffnungslosigkeit geben. Diesen Brief schreibe ich an die Leiter unseres nicht immer wirksamen Gesundheitswesens. Ich bitte Sie, der Erfahrung von V. A. Melnikowa Beachtung zu schenken. Wir brauchen ein Zentrum, in dem unsere einheimischen Ärzte ihre Methoden erlernen –

denn genau so wäre der Gesundheit der Menschen am besten geholfen. Einfache Sterbliche können sich, wenn notwendig, nach Woronesch wenden.

Mit Respekt und besten Wünschen,
*Das Ehepaar Kovalenko**«

Dieser Fall ist ein sehr anschauliches Beispiel dafür, wie ernst man das Problem der medikamentösen Behandlung chronischer Krankheiten nehmen sollte. Die Geschichte dieser Patienten zeigt, dass Trichomonaden und andere Mikroben, trotz einer korrekten, aber dann nicht abgeschlossenen Behandlung, als Ergebnis wiederbelebt und medikamentenresistent werden. Dies erschwert die nachfolgende Behandlung und liefert nicht die erwarteten Ergebnisse. Diese hätten jedoch erreicht werden können, wenn der Patient seine Behandlung nicht auf Druck seitens seiner Frau, sondern aus eigener Überzeugung vorgenommen und dann auch bis zum Ende durchgehalten hätte.

Es ist jedoch sehr gut, dass er zu dieser Einsicht gekommen ist – besser spät als nie. Und natürlich würde ich sehr gerne sehen, dass die medizinische Führung es einsieht und auf die hart erkämpfte Meinung dieses „Experten" hört, der am eigenen Körper die Wirksamkeit der Behandlungsmethode von Melnikowa getestet hat. Das Gesundheitsministerium sollte schließlich der richtigen und wirksamen Genesung unserer Bürger dienen. Und dies wird für jeden Einzelnen und für den Staat als Ganzes von großem Nutzen sein.

Und jetzt werden wir die Behandlungsmethoden dieser wunderbaren Ärztin kennenlernen. Ich hoffe, dass diejenigen, die meine Bücher lesen, bemerken werden, dass die neuen Empfehlungen sich von den zuvor veröffentlichten unterscheiden. Dies zeigt auch, dass das kreative Denken von Valentina Melnikowa sich im Einklang mit der immer größer werdenden Erfahrung weiterentwickelt, die sie als Ergebnis der Behandlung vieler Patienten erhält, welche zunehmend durch verschiedene schwere Krankheiten belastet sind, die durch pathogene Mikroben und Parasiten verursacht werden.

---

* Name von der Redaktion geändert.

Ich hoffe, dass auch Fachleute dieses Material sorgfältig studieren und es auf der Basis neuer Inhalte und Variationen mit einer individuellen Herangehensweise an jeden Patienten bereichern werden, wie es Valentina Melnikowa tut.

Behandlungspläne von V. A. Melnikowa

Guten Tag, Tamara Jakovlevna!

Ich schicke Ihnen als Beispiel ein Behandlungsschema, für das 10-jährige Kind des Ehepaares Kovalenko* und für das kranke Ehepaar selbst. *(T. L.: Kovalenkos „Rezension" aus Novorossiysk über die Qualität der Behandlung von V. Melnikowa ist oben dargestellt.)*

Schema Nr. 1

Ein Kind 10 Jahre alt, Gewicht 35 kg (zu schwer, vor allem für ein Mädchen)!

Die Knochenentwicklung ist dem Alter des Kindes zwei Jahre voraus. Es liegt eine Schädigung des Magen-Darm-Trakts vor: chronische Duodenitis (Entzündung der Gallenblase und der Zwölffingerdarmknolle), ausgeprägte Dysbakteriose, chronische Candidose sowie chronische Hepatitis (Entzündung der Leberzellen), Magenschleimhautentzündung, chronische Entzündung der Bauchspeicheldrüse), Entzündung der Schilddrüse, Schmerzen in den Gelenken. Es gibt eine Anomalie der linken Niere – ein gespaltenes Becken. Das Zahnfleisch blutet ständig. Verstopfung alle 2-3 Tage, der Bauch bläht sich auf.

Vor zwei Jahren wurde Lambliasis Amöbiasis (Giardiasis amebiasis) behandelt. Sie nahm Trichopol und Tinidazol ein. Bei der letzten Konsultation in der regionalen Kinderklinik wurde folgende Behandlung verordnet: Motilium, Phosphalugel, Bifiform, Narine, Creon, Ranitidin. Aber das alles hat nicht geholfen.

Die Mutter wendete sich unter Tränen an mich. Dem Mädchen war die in Schema 1 angegebene Behandlung verordnet worden. Es wurde keine Infektion festgestellt, außer einer wiederkehrenden Candidose. Und klinisch hat sie: eine bei der Geburt erhaltene, jetzt chronische Trichomoniasis und auch schon Clamydiose. Die Behandlung läuft seit Mitte April.

(T. L.: Melnikowa notiert ihren Patienten den Behandlungsplan in Form eines Zeitplans – mit Datum – auf einem langen karierten Blatt, zur besseren Übersichtlichkeit bei der Anwendung des Behandlungsschemas. Leider erlaubt mir das Format dieses Buches nicht, dasselbe zu tun, deshalb habe ich diesen Zeitplan in Tabellen umgewandelt. Wenn Sie jedoch aus irgendeinem Grund nicht selbst zu Melnikowa kommen können, schlage ich folgendes vor. Basierend auf den Ergebnissen der Tests, Ihrer Untersuchung und unter Berücksichtigung der unten aufgeführten Schemata können Sie mit einem aufgeschlossenen Arzt Ihren eigenen individuellen Behandlungsplan erstellen, er wird dann die dritte Stufe Ihres Behandlungs- und Genesungsprozesses sein. Natürlich erst nach der inneren Reinigung und Umstellung auf eine vollwertige Ernährung entsprechend der Blutgruppe.)

Schema 1 - für die Behandlung eines Kindes

Bezeichnung	Dosis pro Einnahme	Tage der Einnahme des Medikaments
Diflucan	1 Kapsel, 50 mg	1., 28., 42., 56. Tag
Tinidazol	3 bzw. 2 Tabl. einmalig	28. (3 Tabl. einmalig) 29. (3 Tabl.), 30 (2 Tabl.)
Glaskörper	1,0 intramuskulär	Vom 16. bis zum 26. Tag (einmal täglich)
Doxycyclin (für Kinder)	1 Kapsel 0,05	Vom 28. bis zum 37. Tag (1. Tag – 2 Kaps. um 20.00 Uhr, danach je eine Kapsel um 8.00 und um 20.00 Uhr)
Hepar Formula	1 Kapsel	Vom 6. bis zum 65 Tag (tagsüber)
Trichopol	1 Tabl., 0,25 mg	Vom 39. bis zum 48. Tag (morgens und abends)
Sumamed (für Kinder)	1 Kapsel, 125 mg	Vom 49. bis zum 52. Tag (1. Tag – 3 Kapseln einmalig, danach je 1 Kapsel täglich)
Toxfighter	Nach Anleitung	Vom 6. bis zum 26. Tag (morgens, abends)
Discovery	1 Kapsel	Vom 28. bis zum 87. Tag (morgens)
Katzenkralle (Cat's claw)	1 Kapsel – 375 mg	Vom 39. bis zum 87. Tag (abends)
Lezithin	½ Teelöffel	Vom 28. bis zum 87. Tag (morgens, abends)
Fermente	1 Kapsel mittags	Vom 28. – 34. Tag; 42.-48., 56.-62., 70.-78. Tag
Likopid (für Kinder)	1 Tabl. – 1 mg	Vom 39. bis zum 48. Tag (morgens)

Wie wir sehen, werden hier antimykotische, anti-trichomonadale und antimikrobielle chemische Mittel verwendet: Diflucan, Tinidazol, Doxycyclin, Trichopol, Likopid, Sumamed. Aus dem vorgeschlagenen

Schema der Behandlung des Kindes ist es offensichtlich, dass zuerst die Candidapilze durch ein so starkes Mittel wie Diflucan vernichtet werden. Danach folgt eine reinigende und unterstützende Therapie und dann – ein resorptives Mittel gegen Trichomonadenverkapselungen. Und dann, wenn die Trichomonaden freigesetzt werden, kommt das starke Anti-Trichomonadikum Tinidazol hinzu. Das Kind nimmt es einmalig (wie in der Anleitung zum Medikament empfohlen) – je eine Tablette mit einem Abstand zwischen den Dosen von 15 Minuten. Zum Beispiel, wenn es die erste Tablette um 9 Uhr genommen hat (mit einer kleinen Menge abgekochtem Wasser), dann die zweite um 9:15 Uhr, und die dritte (und letzte) um 9:30 Uhr. Tinidazol wird wiederum die Zerstörung von Trichomonaden verursachen, was zur Freisetzung von deren Endoparasiten, beispielsweise Chlamydien, und zur Aktivierung anderer begleitender pathogener Mikroflora führen wird. Um diese abzutöten, wird daher empfohlen, eine Schockdosis von Doxycyclin – ein Breitbandmittel – am Abend einzunehmen. (Doxycyclin ist indiziert bei verschiedenen Infektionen der Harnwege, des Darms, der Augen, der Atmungsorgane, sowie bei Infektionen mit Mykoplasmen, Staphylokokken, Streptokokken, Gonokokken, bleicher Treponema, Milzbrandstiften usw.)

Diese Behandlung erfolgt bei gleichzeitiger Einnahme biologisch aktiver Nahrungsergänzungen, die den Körper reinigen, nähren und die Wirkung der medikamentösen Therapie mildern. Die hier vorgestellten Nahrungsergänzungsmittel sind jedoch nicht als Werbung für die Company Art Life aus Tomsk gedacht, zumal ich persönlich die Qualität oder die Wirkungsweise dieser Produkte nicht beurteilen kann. Es ist auch möglich, dass Melnikowa jetzt bereits begonnen hat, andere, wirksamere biologisch aktive Substanzen zu verwenden. Wichtig ist folgendes: Der durch die Krankheit erschöpfte Körper mit hochtoxischem Blut und geschwächten Organen, die praktisch unfähig geworden sind, ihre Aufgabe zu erfüllen, sollte, insbesondere während einer intensiven medikamentösen Behandlung, mit Hilfe von für ihn nützlichen Substanzen, Enzymen, Mineralien und anderen biologisch aktiven Bestandteilen genährt und wiederhergestellt werden. Und diesen wesentlichen Faktor berücksichtigt Valentina Alexandrowna unter allen Umständen. Daher verwendet sie Nahrungsergänzungen nicht nur während der Chemotherapie, sondern auch für eine lange Zeit nach Abschluss der Therapie.

Schema Nr. 2 und Nr. 3 zur gleichzeitigen Behandlung eines Ehepaares

Diese Behandlungspläne wurden für das Ehepaar Kovalenko gemacht, das Sie schon kennengelernt haben. Vom Gesundheitszustand der beiden erfuhren Sie aus der Zuschrift des Patienten.

Was die Ehefrau anbetrifft, hatte sie Uterusmyome mit hämorrhagischem Syndrom, d. h. mit Blutungen und Schmerzsyndrom. Beide Ehepartner hatten Chlamydien, und die Frau zusätzlich auch Ureaplasma.

(T. L.: Ich möchte gerne diesem offenen Mann danken, der ehrlich über sein Problem berichtet hat und es jetzt mit Hilfe von Valentina Melnikowa lösen konnte. Ich hoffe, dass er ein gutes Beispiel für viele andere Männer wird, die sich noch nicht mit ihrer eigenen Gesundheit beschäftigen und die Leiden ihrer Frauen ignorieren. Letztere leiden jedoch häufig an der – vergangenen oder aktuellen – Untreue ihrer Ehemänner. Dabei wird jede kranke Frau – es ist wichtig, sich das klarzumachen – zu einer Art „Indikator" (eigentlich ein Gerät, das den Zustand des Beobachtungsobjekts anzeigt), auch für andere Familienmitglieder. Mit anderen Worten, es besteht auf jeden Fall die Möglichkeit, dass beide Ehepartner infiziert sind, aber bei einem hat sich die Krankheit bereits offen gezeigt, während sie sich beim anderen noch in einer latenten Form entwickelt. Deshalb ist es notwendig, beide Ehepartner gleichzeitig zu behandeln, auch um eine erneute Infektion der Frau durch den unbehandelten Ehemann zu vermeiden. Andernfalls werden beide wieder gesundheitliche Probleme haben. Und trotz der Tatsache, dass die Krankheit des Mannes eine andere Richtung haben kann und sich in einem anderen Szenario entwickelt, ist die biologische Ursache von allen diesen Krankheiten immer noch dieselbe.)

Behandlungsschema Nummer 2 – für den Ehemann:

Bezeichnung d. Medikaments	Dosis pro Einnahme	Tage der Einnahme
Diflucan oder Forcan	1 Kapsel, 150 mg	1., 20., 35. Tag (insgesamt nur 3 Tage einnehmen, je eine Kapsel)
Tinidazol	4 Tabl., einmalig	Vom 1. bis zum 5. Tag (je 1 Tabl. im Abstand von 15 Min.)
Glaskörper	2,0 intramuskulär	Vom 1. bis zum 20. Tag
Doxycyclin	1 Kapsel, 0,1	Vom 1. bis zum 10. Tag (1.Tag - 2 Kapseln um 20.00 Uhr, danach je eine Kapsel um 8.00 und um 20.00 Uhr)
Trichopol	2 Tabl., 0,5	Vom 6. bis zum 15 Tag (3 Mal täglich)
Metrogyl	100 ml intravenös	Vom 6. bis zum 10. Tag (Infusion)
Gemodes*	200 ml	6., 8., 10. Tag
Cycloferon	2,0 intramuskulär	1., 2., 4., 6., 8., 11., 14. 17., 20., 23. Tag
Katzenkralle (Cat's claw)	1 Kapsel, 500 mg	Vom 24. bis zum 53. Tag (zweimal täglich)
Klacid	1 Tabl., 250 mg	Vom 12. bis zum 26. Tag (um 8.00 und um 20.00 Uhr)
Hepar Formula (Schutz f.die Leber)	1 Kapsel	Vom 1. bis zum 30. Tag (zweimal täglich)
Green star	1 Kapsel	Vom 1. bis zum 30. Tag (morgens, mittags)
Discovery	1 Kapsel	Vom 27. bis zum 56. Tag (morgens, mittags)
Lezithin	1 Esslöffel	Vom 1. bis zum 52. Tag - oder bis zum 120. Tag (tagsüber)
Memory rise (Nahrungsergänzung zur Unterstützung bei Gefäßerkrankungen)	2 Kapseln, 2 Mal täglich	Zweiwöchiger Zyklus mit zweiwöchigen Pausen dazwischen - 2 Monate oder länger

* Derzeit in Rußland wg. starker Nebenwirkungen verboten.

Anmerkungen:

Klacid wird zu jeder Zeit eingenommen, aber in Abständen von zwölf Stunden, zum Beispiel um 7 und 19.00 Uhr oder um 8.00 und 20.00 Uhr, um 9.00 und 21.00 Uhr.

Die **Hepatische Formel** (Leberschutz) kann zum Zeitpunkt der Behandlung durch Tykveol oder Carsil ersetzt werden (Einnahme – 3 Mal am Tag), aber vor der Behandlung – in der Vorbereitungsphase (während der Körperreinigung) – nur Hepar Formula.

Lecithin sollte eine lange Zeit genommen werden – idealerweise vier Monate.

Memory rise kann für zwei Wochen getrunken werden, und dann durch Neuro strong ersetzt werden – 1 Kapsel 2-3 Mal am Tag.

Behandlungsschema Nr. 3 - für die Ehefrau

Das Behandlungsschema für die geschwächte Frau ist schonender. Daher beträgt der Zeitabstand in der Anti-Trichomonaden-Therapie zwischen der Einnahme von Metrogyl und Trichopol auch zwei Wochen und genau der gleiche Zeitraum ist auch bei der Einnahme der beiden Antibiotika (Sumamed und Rovamycin) einzuhalten, denn die Patientin hat Fibromyome mit Blutungen.

Behandlungsschema Nr. 3 – für die Ehefrau:

Bezeichnung d. Medikaments	Dosis pro Einnahme	Tage der Einnahme
Diflucan oder Forcan	1 Kapsel, 150 mg	1., 20., 35. Tag (insgesamt nur 3 Tage einnehmen, je eine Kapsel)
Tinidazol	4 Tabl., einmalig	Vom 1. bis zum 3. Tag je 1 Tabl. im Abstand von 15 Min.)
Glaskörper	2,0 intramuskulär	Vom 1. bis zum 20. Tag
Sumamed	1 Kapsel, 250 mg	5. (4 Kapseln), 6. (2 Kapseln), 7.-12. (1 Kapsel)
Rovamycin	Nach Anleitung	Vom 27. bis zum 41. Tag (zweimal am Tag)
Metrogyl	100 ml intravenös	Vom 5. bis zum 9. Tag (Infusion)
Trichopol	2 Tabl., 0,5	Vom 23. bis zum 32. Tag (3 Mal täglich)
Gemodes*	200 ml	5., 7., 9. Tag (Infusion)
Cycloferon	2,0 intramuskulär	4., 5., 7., 9., 11., 14., 17., 20., 23., 26. Tag
Katzenkralle (Cat's claw)	1 Kapsel, 500 mg	Vom 27. bis zum 56. Tag (zweimal täglich)
Hepar Formula (Schutz f.die Leber)	1 Kapsel	Vom 1. bis zum 60. Tag (morgens und abends)
Calcimax	1 Kapsel, 200 mg	Vom 1. bis zum 30. Tag
Super shield	1 Kapsel	Vom 57. bis zum 86. Tag (zweimal am Tag)
Discovery	1 Kapsel	Vom 42. bis zum 71. Tag (morgens, mittags)
Lezithin	1 Esslöffel	Vom 1. bis zum 60. oder 90. Tag (tagsüber)
Memory rise (Nahrungsergänzung zur Unterstützung bei Gefäßerkrankungen)	2 Kapseln	Vom 27. bis zum 41. Tag (morgens, mittags)
Green star	1 Kapsel	Vom 2. bis zum 31. Tag (zweimal am Tag)
Haifischknorpel	2 Kapseln	Vom 87. bis zum 116. Tag (dreimal am Tag)

* Derzeit in Rußland wg. starker Nebenwirkungen verboten.

Schema Nr. 4. Ein Ehepaar im Alter von 33 und 35 Jahren mit chronischer Trichomoniasis und Chlamydien, bestätigt durch die Blutanalyse.

Der Ehemann: eine schon langandauernde Prostatitis plus ein Zwölffingerdarmgeschwür mit häufigen Rückfällen, Zahnfleischbluten plus vegetativ-vaskulöse Dystonie hypotonischen Typs.

Die Ehefrau: schwerwiegende lang anhaltende Störung des Menstruationszyklus, chronische wiederkehrende Adnexitis (Entzündung von Eileiter, Eierstock und umliegendem Gewebe). Chlamydien wurden durch Fluoreszenzmikroskop nachgewiesen. Leidet seit langem an Dysbakteriose!

Beide werden gegen Chlamydien behandelt, denn bei chronischen Entzündungsprozessen leidet die männliche Sexualfunktion und bei Frauen – die weibliche (Erschöpfung der Hormone).

Daher ist es für Männer wünschenswert, die mannliche Formel von Hepar Formula zu nehmen – eine Kapsel 2 Mal, und für Frauen – die weibliche Formel, 1 Kapsel 2 Mal am Tag, beides mindestens einen Monat lang.

Vor Beginn der medikamentösen Behandlung ein Monat Vorbereitung: Reinigung des weiblichen Trakts und der Leber mit Nahrungsergänzungsmitteln: Toxfighter – 2 Mal am Tag (nach Angaben im Beipackzettel) + Hepar Formula – 1 Kapsel 2 Mal täglich (morgens und abends).

Behandlungsschema Nummer 4 - für ein Ehepaar, 33-35 Jahre alt:

Bezeichnung d. Medikaments	Dosis pro Einnahme	Tage der Einnahme
Forcan	1 Kapsel, 150 mg	1., 20., 39. Tag
Tinidazol	4 Tabl., einmalig	Vom 2. bis zum 4. Tag (je 1 Tabl. im Abstand von 15 Min.)
Glaskörper	2,0 intramuskulär	Vom 1. bis zum 20. Tag
Sumamed	1 Kapsel, 250 mg	Vom 26. bis zum 31.-34. Tag (1.Tag - 4 Kapseln auf einmal! danach je eine Kapsel)
Trichopol	2 Tabl., 0,5	Vom 6. bis zum 15 Tag (3 Mal täglich)
Metrogyl	100 ml intravenös	Vom 6. bis zum 10. Tag (Infusion 1 Mal täglich, 30 Min.)
Gemodes*	200 ml intravenös	6., 8., 10. Tag, 60 Min.
Cycloferon	2,0 intramuskulär	5., 6., 8., 10., 12., 15., 18., 21., 24., 27. Tag
Klacid	1 Tabl., 250 mg	Vom 6. bis zum 15. Tag (um 8.00 und um 20.00 Uhr)
Hepar Formula (Schutz f.die Leber)	1 Kapsel	Vom 1. bis zum 30.-50. Tag (morgens, abends)
Super shield	1 Kapsel	Vom Vom 30. bis zum 59. Tag (morgens, abends)
Discovery	1 Kapsel	Vom 16. bis zum 45. Tag (morgens, mittags)

Zusätzliche Verfahren

Der Mann bekam eine Prostata-Massage (vom 6. bis 15. Tag der Behandlung) + Spülung der Harnröhre mit einer 3 % Lösung von Protargol (oder nach Verschreibung des Urologen) + rektale Zäpfchen mit Propolis (vom 6. bis zum 35. Tag)

* Derzeit in Rußland wg. starker Nebenwirkungen verboten.

Vitamine – 1 ml jeden zweiten Tag: B1 (16., 18., 20., 22., 24., 26., 28., 30., 32., 34., 36., 38., 40., 42., 44. Tag) und B6 (15, 17, 19, 21, 13, 15, 17, 19, 21, 23, 25, 27, 29, 31, 33, 35, 37, 39, 41, 43. Tag) Die Frau wurde mit Geräte-Therapie behandelt – vom 6. bis zum 35. Behandlungstag.

Weiter, Tamara Jakovlevna, auf Ihre Bitte, erkläre ich die Bedeutung der Verwendung einer Reihe von Mitteln.

Der Glaskörper gehört zur Gruppe der biogenen Stimulanzien, er wird zur Erweichung und Resorption von Narbengewebe verwendet (am besten für Injektionen, da es schmerzfrei ist). Dazu gehören: Fibs (Glaskörper), Aloe Vera und viele andere Mittel (einschließlich Lidase, aber es ist besser, sie in Form von Elektrophorese zu verwenden). Gut für diese Zwecke ist Trypsin (Chymotrypsin) – ein Enzympräparat, wie die Lidase, aber ebenso wie die Lidase wird es auch für die Elektrophorese verwendet (an der Stelle, an der gerade die Behandlung stattfindet, d. h. der für den Patienten am meisten beunruhigenden Stelle: es können sowohl die Genitalien als auch die Lungen usw. sein). Es kann intramuskulär bei 5-10 mg einmal täglich für zehn Tage verabreicht werden. Normalerweise, wenn ein ausgeprägter Adhäsionsprozess vorliegt, wende ich es nach dem Glaskörper an.

Alle oben genannten Medikamente beeinflussen also die unspezifische Reaktivität des Organismus und aktivieren die reparativ-regenerativen Prozesse. Die Behandlung, die ich durchführe, kann verwendet werden, um jede Form von wiederkehrenden entzündlichen Erkrankungen zu behandeln. Es sollte immer das Alter, die Verschleißerscheinungen des Körpers, das Vorhandensein somatischer Pathologie berücksichtigt werden, die den Patienten belastet. Die Behandlung sollte bei Mann und Frau gleichzeitig durchgeführt werden, bei sexueller Enthaltsamkeit für 3-4 Monate. (Der Geschlechtsverkehr ist untersagt, sogar mit Kondomen!!) Zum Beispiel, junge körperlich starke Menschen, ohne schwere kardiovaskuläre Pathologien (ischämische Herzkrankheit, Zustand nach Schlaganfällen, Herzinfarkt), können das Schema Nr. 4 anwenden. Und im Alter von 45-50 Jahren – das Schema Nr. 2, vorgeschlagen für den Patienten Kovalenko.

Eine Gynäkologin an der medizinischen Front

Ist Ihnen aufgefallen, wie viel Lehrreiches und Nützliches wir aus den schriftlichen Aufzeichnungen der Ärztin Valentina Melnikowa für uns selbst lernen können?

Ich hoffe sehr, dass ihre herausragende Erfahrung und ihr Wissen früher oder später von den Verantwortlichen in der medizinischen Versorgung unseres Landes anerkannt und geschätzt werden, was letztlich dazu führen würde, dass das Problem der Prävention und Behandlung von unheilbaren Krankheiten genau aus diesen Positionen heraus betrachtet wird.

Wünschenswert wäre auch, dass die von Melnikowa vorgeschlagenen Behandlungsmethoden bereits jetzt von ihren Kollegen in der medizinischen Praxis aktiv umgesetzt würden und landesweit Verbreitung finden.

Doch lassen Sie uns die Bekanntschaft mit der Grundlagenarbeit von Valentina Melnikowa fortsetzen.

Was heißt „unheilbare Krankheit" nach Melnikowa?

Wir sollten immer daran denken, dass es beim Umgang mit Krankheiten um die Folgen geht, die eine Infektion während ihrer Existenz im Körper des Patienten verursacht hat. Und am wichtigsten sind anatomische Veränderungen in Geweben in Form eines Makro- und Mikroadhäsionsprozesses! Dies ist die Pathogenese der Entzündung selbst. Je älter die Person ist, desto ausgeprägter werden die Folgen sein: es sind nicht einfach nur Adhäsionen, sondern Zysten in der Leber, den Nieren (und in anderen Organen), gutartige Neubildungen in der Gebärmutter – Fibromyome, fibrozystische Mastopathie usw.

Und da schon ein Kind in den ersten Stunden nach seiner Geburt erkranken kann, zum Beispiel an einer Lungenentzündung, ist dies nichts anderes als die Folge einer Infektion, die das Baby in der Gebärmutter oder während der Geburt bekommen hat. Erfolgt dann eine erste Behandlung des Kindes durch einen Neonatologen (Kinderärzte, die mit Neugeborenen arbeiten), wird in der Regel ein Antibiotikum verabreicht. Somit werden bereits in der Entbindungsklinik die Vorbedingungen bereitet für:

- Candidose,
- Dysbakteriose,
- reduzierte Immunität,
- Übergang von Chlamydien aus elementaren Körpern (wenn dies zum Beispiel Chlamydienpneumonie ist) in einen Zustand der Persistenz.

In diesem Zustand ist es praktisch unmöglich, Chlamydien zu vernichten. Mehr noch, sie werden sich viele Jahre in dieser Phase befinden und die Reaktion im Blut auf Chlamydien positiv beeinflussen. (*T. L.: Persistente Chlamydien werden als retikuläre Körper bezeichnet. Ihr Hauptwirt ist die Trichomonade, in der die Chlamydien sich vermehren und Mikrokolonien bilden. Deshalb wird es ohne Zerstörung der Trichomonaden nicht möglich sein, diese Chlamydien und ihre Nachkommen auszuleiten. Darüber hinaus sind mehrzellige Parasiten – wie z. B. Würmer – auch Reservoirs für zahlreiche Mikroben. Auch aus diesem Grund ist es notwendig, die Parasiten loszuwerden. Es ist besser, große geschlechtsreife Helminthen nicht zu zerstören, um keine Vergiftung zu verursachen und die Freisetzung der pathogenen Mikroflora zu verhindern, sondern die Helminthen aus dem Darm auszuleiten.*)

Wird ein Kind bei einem neuerlichen Aufenthalt in einer Kinderklinik oder beim Besuch einer Kinderarztpraxis mit neu verschriebenen Antibiotika behandelt, werden diese Chlamydien dadurch nicht zerstört, weil die Persistenzphase nicht mit Antibiotika behandelbar ist. (*T. L.: Tetracyclin-Antibiotika, gefährlich für Chlamydien, zerstören keine Trichomonaden.*) Hier muss die Immunkraft gestärkt werden, die selbst mit dieser Phase des Erregers fertig werden muss!!!

(*T. L.: Ich präzisiere noch einmal: Chlamydien haben zwei Lebensphasen: frei lebend und persistierend. Die Chlamydien werden in die letztgenannte, die persistierende Phase in den Trichomonaden durch eine falsche Behandlung der Ärzte gezwungen. Mit anderen Worten: bei einer Behandlung, die nur gegen Chlamydien gerichtet ist, dringen die elementaren Körper in die Trichomonade ein, um sich zu verstecken und die ungünstige Zeit zu überleben; die retikulären Körper, die sich in den Trichomonaden befinden, beeilen sich nicht, diese zu verlassen. Um diese pathogenen Bakterien aus ihrem Versteck zu locken, ist es folglich notwendig, ihre Wirte, die Trichomonaden, zu zerstören – natürlich bei gleichzeitiger Aktivierung des Immunsystems. Diese Vorgehensweise wird durch die Behandlungsmethoden von Melnikowa bestätigt. Daher ist es bei der Suche nach der Ursache einer Infektion notwendig, bei einem Kind genauso wie bei einem erwachsenen Patienten, nicht nur nach Chlamydien, sondern auch nach Trichomonaden, Mykoplasmen, Cytomegaloviren und anderen pathogenen Infektionen zu suchen. Ein Lumineszenzmikroskop kann dabei helfen.*)

Der Übergang in die Phase der Persistenz resultiert also daraus, dass der Erreger, der die Lungenentzündung des Kindes verursachte – Chlamydie –, nicht erkannt wurde. In der ersten Phase der Behandlung des Kindes in der Entbindungsklinik wurden Antibiotika verordnet in falscher Dosis, über eine falsche Anzahl von Tagen und nicht das richtige Antibiotikum, das in der Lage wäre, Chlamydien zu zerstören!!. (*T. L.: Noch besser und zuverlässiger ist es, Chlamydien und andere Krankheitserreger bei den zukünftigen Eltern eines Kindes bereits vor der Empfängnis auszuleiten oder zumindest die Mutter in der zweiten Hälfte der Schwangerschaft zu behandeln.*) Fernerhin, wenn es um Infektionen geht – sollten sie immer (!!!) als protozoisch-bakteriell (oder -viral) betrachtet werden. Da Chlamydien und Mykoplasmen praktisch Viren sind, sollte die Behandlung nicht mit Antibiotika begonnen werden, wie es heute in der Medizin üblich ist, sondern mit anti-trichomonadalen Mitteln und parallel oder nachfolgend mit Verabreichung von Antibiotika. Weil die Ärzte diese Option, dass es Trichomonaden in allen menschlichen Körpern gibt, nicht akzeptieren, „zäumen wir das Pferd von hinten auf“, d. h. erst Antibiotika und dann – die daraus resultierenden negativen Folgen.

Im Laufe der Jahre dringt die Trichomonade in verschiedene Organe und Gewebe des menschlichen Körpers und in die Wände der Blutgefäße ein und verursacht so Entzündungen.

Und das Endergebnis einer jeden Entzündung sind, wie ich bereits sagte, Adhäsionen des Organs (mikroskopisch nur sichtbar in den Organ-Entnahme-Proben durch Pathomorphologen, oder makroskopisch – palpiert mit Händen in der bimanuellen (Zweihand-) Untersuchung des Patienten (gynäkologisch); oder bestimmt durch die Methode der Laparoskopie beim Einführen eines Laparoskops in die Bauchhöhle; oder mit Ultraschalldiagnostik). Nachweis des Adhäsionsprozesses ist die Faltenbildung, das Zusammenziehen des Organs, eine Veränderung seiner Anatomie oder anatomischen Lage in Relation zu anderen nahegelegenen Organen. Beispielsweise die Lageveränderung des Uterus von seiner üblichen Lage, in der Regel mittig, nach links oder rechts von der Mittellinie oder stark nach hinten in Form einer sogenannten Beugung des Uterus mit Einschränkung seiner Beweglichkeit. Bilder des Adhäsionsprozesses können auch mit einer Ultraschalluntersuchung der Patientin diagnostiziert werden, wenn der Arzt folgendes auf den Bildern sieht und beschreibt: das Ovarium klebt innen am Uterus oder das Ovarium befindet sich nicht an seiner normalen Stelle und klebt an der Hinterwand des Uterus (oder beide Eierstöcke).

Der Arzt kann aufgrund des Bildes auch polyzystische Ovarien (Polyzystisches Ovar-Syndrom) mit vielen nicht geplatzten Follikeln erkennen (Blasenbildungen, in denen sich Eizellen bilden), die vor allem wegen ihres (der Follikel) adhäsiven Prozesses untereinander, als Folge der übertragenen Entzündung im Stroma (d. h. innerhalb) des Eierstocks (der Eierstöcke) entsteht.

Oder aber, bei der Annäherung an die Oberfläche der Ovarien platzt der Follikel nicht, aufgrund der Adhäsion um seine äußere Hülle. Die Beschreibung eines solchen Ovariums ermöglicht bereits die Diagnose einer chronischen Oophoritis (chronische Entzündung des Ovariums). Wenn der Follikel nicht platzt (und er muss am 12.-14. Tag nach Beginn des Menstruationszyklus platzen), dann verlässt Östrogen, das Hormon der ersten Phase des Menstruationszyklus, nicht das Blut und dessen Anhäufung führt im Körper der Patientin zu einer Verdickung der inneren Gebärmuttermembran (deren Schleimhaut). Es kommt zu Endometriumhyperplasie (eine Zunahme der inneren Schleimhaut der Gebärmutterwand durch übermäßiges Zellwachstum), dann Polyposis des Endometriums und dann zu Gebärmutterkrebs (Endometrium-Karzinom). (*T. L.: In diesem Fall wird das weibliche Hormon Östrogen für die geschlechtslosen Trichomonaden zur Stimulanz und trägt damit zu ihrem Wachstum bzw. Neubildungen bei, bis hin zu Krebs.*) Wenn der Follikel in der Mitte des Menstruationszyklus platzt, folgt die Bildung des Gelbkörpers aus dem geplatzten Follikel, und als Reaktion darauf, beginnt die zweite Phase der Gebärmutterschleimhaut – ihre sekretorische Phase. In 10-12 Tagen trennt sich die Schleimhaut von der Gebärmutter ab, d. h. die Menstruation ist da. Und dann reift ein neuer Follikel, der wieder platzen muss, und der Kreis beginnt von vorne.

Wenn ein Follikel mit einem anderen verklebt, erreichen beide nicht die Phase des Platzens und die Freisetzung von Östrogen ins Blut findet nicht statt. Die Follikel werden durch die entzündliche Flüssigkeit in ihnen gedehnt und es bildet sich eine Ovariumzyste. (*T. L.: Die biologische Füllung verschiedener Zysten, die im menschlichen Körper entstehen, sind vor allem Helminthen, zum Beispiel Echinococcus, dessen Hauptwirt der Hund ist. Ich vermute, dass die Bildung einer „Entzündungsflüssigkeit" eine schützende Reaktion des Körpers ist, da es sich um Plasma des Blutes oder der Lymphe handelt, welches in die Höhle eintritt, um die Toxine zu neutralisieren, die von Parasiten und den sie begleitenden pathogenen Keimen freigesetzt werden.*) Am Anfang ist die Zyste gutartig, doch bei falscher Behandlung (wie es derzeit geschieht), wird die gutartige Zyste bösartig. Verwachsungen sind nichts weiter als eine Ansammlung von Trichomonaden. Wenn sie resorbiert werden, gibt es daher immer (!) eine zusätzliche Freisetzung von verschiedenen Mikroben, was die Fortsetzung einer anti-parasitären (d. h. anti–trichomonadalen) Behandlung, antimikrobiellen und Anti–Candida-Behandlung erfordert.

Behandlung von „unheilbaren" Krankheiten nach Melnikowa

Das Ergebnis einer chronisch rezidivierenden Infektion ist immer eine Abnahme der Immunität, die bei einer Chlamydien-Infektion am schwächsten ist. Dabei funktioniert das Immunsystem nicht adäquat, die Reaktion kommt spät und immun-pathologische Reaktionen dominieren gegenüber den Schutzreaktionen. Daher ist die unkontrollierte Verwendung von Breitbandantibiotika oder anderer chemischer Mittel für diesen Zweck kontraproduktiv, insbesondere wenn eine sorgfältige kontinuierliche Überwachung des Immunsystems fehlt. Aus diesen Überlegungen wechsle ich in meiner Behandlung von Cycloferon (Neovir, Licopid, etc.) auf pflanzliche Arzneimittel wie: Katzenkralle oder Supershield oder Shark cartilage (Haifischknorpel), die die Funktion des Immunsystems verbessern.

Als Folge der während des gesamten Lebens des Patienten häufig angewandten Antibiotika entwickelt sich eine generalisierte Candidose. Klinisch ist dies nicht nur ein Soor in der Scheide, sondern auch eine dicke platzende Haut an den Fersen, verdickte Nägel an den Händen und Füssen, eine stark belegte weiße Zunge und weiße Plaques auf der Mundschleimhaut – die sogenannte Leukoplakie, Zahnfleischbluten usw. Bei einer solchen Form der generalisierten Candidose haben Medikamente wie Nystatin, Levorin, Nizoral und andere keine Wirkung.

Basierend auf all dem oben beschriebenen, ist meine gegenwärtige Methode der Behandlung von Patienten mit chronisch rezidivierenden Erkrankungen aufgebaut: des Urogenitalsystems, des Magen-Darmtrakts, des Atemsystems und der kardiovaskulären Pathologie. Es ist das gleiche Prinzip, aber die Medikamente sind anders (modern), es ist nicht notwendig, Zäpfchen in die Vagina einzuführen, da der Heilungsprozess im Blutsystem verläuft.

Was Pyrogenal angeht: es hat sehr gute Parameter, aber manchmal gibt es schwere Reaktionen, wenn die Dosis, in der es verordnet wird, nicht richtig kontrolliert wird. Dies sind 10 μg, 25 μg, 100 μg. Wenn Ampullen mit einer Dosis von 10 μg und 100 μg verwechselt werden, kommt es zu einem anaphylaktischen Schock und zum Tod (Anaphylaxie ist ein pathologischer Prozess, der sich entwickelt, wenn fremde Substanzen (Antigene) in den Körper hineingelangen – meist unter Umgehung des Verdauungstraktes –, meist ein Protein). Dieses Mittel verschwindet bereits aus dem Verkehr.

Die Behandlung sollte aus folgenden Phasen bestehen:

1. Unterdrückung der Candidose (mit Antimykotika: Diflucan, Forcan).
2. Parallel (!) zu der antimykotischen Therapie Verabreichung von Biostimulanzien oder Enzympräparaten, um Adhäsionen aufzulösen und Bedingungen für eine erneute Freisetzung von Mikroben zu schaffen, sowie für eine bessere Durchdringung von Wirkstoffen ins Gewebe. Manchmal geht ihre Verabreichung für eine Woche der Anticandidose-Behandlung (oder vielmehr der Einnahme von Diflucan oder Forcan) voraus, besonders bei Menschen über 40 Jahren.
3. Gleichzeitig werden Antibiotika genommen, vorzugsweise diejenigen, die Chlamydien zerstören, und damit in der Lage sind, viele andere begleitende pathogene Mikroorganismen zu vernichten.
4. Parallel dazu wird eine Anti-Trichomoniasis-Therapie durchgeführt.
5. Gleichzeitig werden Mittel eingenommen, die die Funktion des Immunsystems verbessern.

Da während der Verabreichung von Biostimulanzien eine neue Freisetzung von Candida, Trichomonaden, Mikroben, Viren usw. auftritt, wird die Einnahme des Diflucans 3 Mal wiederholt und die von Forcan 4 Mal wiederholt, es kommt zum Wechsel der Antibiotika.

Antibiotika können nacheinander verabreicht werden oder mit einer Pause von 7-10 Tagen – dies findet sich in den Behandlungsschemata wieder. Eine Behandlung ist jedoch immer abhängig davon, mit welcher Art von Infektion wir es zu tun haben, wie alt der/die Patient/in ist, wie stark der Magen-Darm-Trakt betroffen und vorbereitet ist, in welchem Zustand sich das Herz-Kreislauf-System befindet (dadurch kann es zu Behandlungsstörungen kommen).

Während der Behandlung ist es wünschenswert, den Blutdruck zwei Mal pro Tag zu messen (weil er stark schwankt), im Falle einer Verschlechterung – ein Elektrokardiogramm zu machen und einen Spezialisten zu konsultieren, um die Arbeit des Herzens zu normalisieren. Praktisch jede Person, ob Kind oder Erwachsener, hat anfänglich bereits eine Dysbakteriose (in unterschiedlichem Ausmaß) – bei Erwachsenen natürlich stärker ausgeprägt und sogar noch mehr bei älteren Menschen.

Das Verabreichen von Antibiotika, insbesondere sehr starker, wie Klacid, bringt wiederum:

a) eine Verschlimmerung der Candidose – schon als Komplikation infolge der Klacideinnahme. Deshalb wird die Aufnahme von Diflucan (bzw. Forcan) wiederholt.

b) Eine Verschlimmerung, die möglicherweise zu Beginn nicht besonders auffällt: eine Darmdysbiose. Deshalb soll parallel zu der medikamentösen Therapie durch die gleichzeitige Einnahme von Kräutermitteln bzw. Nahrungsergänzungen und Enzymen dieser krankhaften Besiedelung des Darms entgegengewirkt werden.

c) Enorme Schwächung der zu Beginn der Behandlung ohnehin schon angeschlagenen Immunkraft.

Daher erfolgt während der gesamten Behandlung eine Immuntherapie: zuerst mit chemischen Präparaten (Cycloferon, Neovir, Likopid, etc.), und dann verschreibe ich Pflanzenprodukte der Firma Art Life – das findet sich in meinen Behandlungsschematas wider.

Ich mag die Wortkombination Nahrungsergänzungsmittel nicht. Das sind in Wahrheit wunderbare Heilmittel pflanzlichen Ursprungs, die sich in meiner Praxis seit mehr als vier Jahren äußerst positiv bewährt haben (ich habe selbst alle mehr als einmal eingenommen, deshalb spreche ich aus voller Überzeugung darüber).

Sie werden von mir zur Reinigung der Leber, des Magen-Darm-Trakts und der Blutgefäße sowohl vor als auch während der medikamentösen Behandlung und auch nach Beendigung der Behandlung verwendet. Ohne sie wäre die Therapie nur sehr schwer zu ertragen, denn so wird zum Beispiel durch die Einnahme von Tinidazol für 4-5 Tage eine große Menge von toxischen Krankheitserregern freigesetzt und gelangt ins Blut, und das intravenös verabreichte Metrogyl erschwert diese Situation noch zusätzlich. Daher ist es notwendig, während der Metrogylinjektionen, 2-3 Mal intravenös Hemodez zu injizieren (zur Entgiftung!) und auf die Aufnahme von Flüssigkeit bis zu 2,5-3 Liter pro Tag zu achten (darunter 0,5 Liter Preiselbeer- bzw. Moosbeersaft).

Darüber hinaus wird parallel zu intravenösem Metrogyl ja noch Trichopol verabreicht. So sammelt sich eine Menge Schlacke im Blut an, die Reizbarkeit, Blutdruckschwankungen sowie eine Verschlechterung der Arbeit von Herz, Leber und Magen-Darm-Trakt verursachen. Allerdings, solche Arzneimittel mit Anti-Trichomoniasis-Wirkung, wie Tiberal, Naxogin, Atrican, werden von mir wegen ihrer geringen Wirksamkeit nicht verwendet. Gemodes wird unter Aufsicht eines Arztes 1-1,5 Stunden lang mit einer Geschwindigkeit von 60 Tropfen pro Minute langsam injiziert. Gemodes verursacht bei Dauerverwendung starke Nebenwirkungen, ich verwende es nur wenige Tage.

Eine Geräte-Therapie muss von einem dafür ausgebildeten Spezialisten verordnet werden. Er bestimmt die Prozeduren, die die Indikationen und Kontraindikationen einer bestimmten Behandlung berücksichtigen, unter Beachtung der allgemein-somatischen Pathologie der Patientin (des Patienten) und ihres (seines) Alters. Der Zweck der Verfahren könnte sein entweder entzündungshemmend oder schmerzlindernd zu wirken, um die Blutzirkulation in den Organen zu normalisieren oder die Resorption des Narbengewebes zu verbessern. Meistens wird eine Behandlung verordnet und später wechselt man zu einer anderen (zum Beispiel von Elektrophorese zu Ultraschall).

Wenn es sich um einen Mann mit Prostataentzündung handelt, ist es notwendig, eine Harnröhrenspülung zu machen (vom Urologen) mit einer 3-prozentigen Lösung Protargol. Zahl der Behandlungen: je nach Zustand des Organs und Stadium der Krankheit, plus Prostata-Massage 1 Mal täglich 10 Tage; danach können Geräte-Prozeduren verordnet werden. Während der letzten vier Jahre habe ich die Produkte vieler Hersteller von Nahrungsergänzungsmitteln getestet, aber die besten, die meine Anforderungen in der laufenden Behandlung am ehesten erfüllen, sind die Produkte unserer inländischen Firma in Tomsk – das Unternehmen Art Life Company. Diese Produkte sind sehr nützlich für die Betroffenen. Ein Patient bekommt bei mir ein Rezept auf eine ziemlich beträchtliche Summe, aber das ist für eine erfolgreiche Behandlung notwendig.

Nun, das ist alles. Ich denke, dass ich alle Ihre Fragen beantwortet habe. Es war nicht leicht, all dies zu tun, weil es nur Schwierigkeiten in meinem Leben gibt. Meiner Mutter geht es immer schlechter – sie hatte eine Thrombophlebitis der unteren Extremitäten, ich behandelte sie nach meinen Prinzipien und nicht nach der allgemein anerkannten Behandlungsweise der Chirurgen. Sie musste nicht ins Krankenhaus, das Bein ist gerettet, und das Leben auch, es ist eine starke Verbesserung eingetreten. Und so hängen alle Familienangelegenheiten an mir. Freizeit habe ich überhaupt keine mehr.

Mit herzlichen Grüßen, Valentina Melnikowa

Was müsste von den Verantwortlichen im Gesundheitswesen initiiert werden?

Brief vom 12.01.2000

Guten Tag, Tamara Jakovlevna!!

Frohes Neues Jahr 2000!!

Ihr Brief wurde von mir erst zu Weihnachten geöffnet – erst dann war er an der Reihe. Und das deshalb, weil mich nach der Veröffentlichung meiner Adresse im Blatt „Gesunder Lebenswandel“ Nr. 20/1999 eine ganze Flut von Briefen erreichte. Die Briefe passten nicht in den Briefkasten, der Postbote brachte sie mir in die Wohnung.

Kranke begannen zu kommen in der Hoffnung, dass ich sie zu Hause ohne vorherige Absprache empfangen würde. Es gab ein Chaos. Drei Wochen lang hatte ich keine Ruhe.

Meine Familienangehörigen – vor allem der Ehemann – sammelten die Zuschriften im Korb. Ich versuchte nach Möglichkeit die Briefe zu öffnen, las sie und schrieb nachts die Antworten. Jeder schrieb so, als ob er zu mir in die Sprechstunde käme und bat um sofortige Antwort, das heißt, jeder erwartete einen Therapieplan für ihn persönlich. Ich ließ keinen einzigen Brief ohne Antwort, und es waren mindestens dreihundert. Dadurch war eine sehr nervöse Atmosphäre im Haus, da es mich von den häuslichen Pflichten abhielt.

Viele schrieben mir, dass sie versuchten, sich nun gemäß den in meinem veröffentlichten Artikel erwähnten Therapieverfahren, selber zu behandeln, aber das ist absurd, da die Behandlung nur von Ärzten durchgeführt werden sollte.

Doch die Ärzte müssen sich zunächst einmal diesen Behandlungsmethoden öffnen und sie selbst erlernen! Diejenigen, die jetzt versuchen, Selbstheilung zu betreiben, sollten wissen, dass die von mir beschriebene Behandlungsmethode – nur ein grobes Schema ist, es sind lediglich die Kernpunkte genannt. Der Behandlungsprozess aber ist etwas ganz anderes: man muss den Patienten regelmäßig untersuchen, seine Beschwerden anhören, Puls und Blutdruck messen, die Zunge und den Magen beobachten und bei Bedarf rechtzeitig korrigierend eingreifen.

Der Inhalt meiner Methoden wurde bereits 1989 bekannt, besonders als man sie veröffentlichte und in unserer Stadt (Woronesch) an alle Geburtshilfe- und Gynäkologie-Institutionen verteilte, an die Chefärzte und medizinischen Leiter sowie an die Mitarbeiter der drei Abteilungen für Geburtshilfe und Gynäkologie der Staatlichen Medizinischen Fachhochschule in Woronesch.

Aber nach dem Tod von Professor A. I. Matsujew im Herbst desselben Jahres, geriet diese kleine Publikation allmählich in Vergessenheit. Niemand hat diese Initiative weiter unterstützt, auch nicht sein Nachfolger, Prof. Minajew N. N., der zu mir nach Hause kam, um diese Broschüre über meine Methoden abzuholen, da ich sie selbst gedruckt hatte (500 Exemplare). (*T. L.: Wie ich vermute wurde Professor Matsujew die Mitautorenschaft von Melnikowa angeboten, ansonsten würden ihre Methoden gar nicht in den medizinischen Einrichtungen angewandt werden.*)

Nachdem er zuvor Matsuevs Assistent war, will er jedoch dieser neuen Behandlungsmethode nicht den Weg ebnen. Er ist jetzt Professor an der Fakultät für die Fortbildung von Ärzten und letztes Jahr sagte er während eines Gesprächs: „Sie heilen, Valentina Alexandrowna, und ich auch, aber dass die Trichomonade ein Blutparasit ist, ist noch nicht wissenschaftlich bewiesen.“ (*T. L.: Diese wissenschaftlichen Beweise werden von Hämatologen leider noch lange nicht kommen – aus irgendeinem Grund sind sie daran nicht interessiert. Jedoch, der Beweis dafür, dass Trichomonaden Blutparasiten sind, haben die zahlreichen Ergebnisse von Bluttests gezeigt, die mit der Methode der direkten Immunfluoreszenz durch die Dermatovenerologin Natalja Zhur (Tochter und Mitarbeiterin von Ella Samoilova) durchgeführt wurden, und meine eigene langjährige Erforschung der Blutprodukte mit einem Lichtmikroskop, die auf Farbfotografien im Buch "Diagnostische Mikroskopie" zu sehen sind, zeigen Trichomonaden in allen ihren Stadien – Flagellaten, Amöben, Knospen.*

Daher kann Professor Minajew selbst, falls gewünscht, Trichomonaden mit Hilfe spezieller Marker und eines Fluoreszenzmikroskops leicht ausleuchten, wenn er wenigstens die Präparate seines eigenen Blutes untersucht, besonders nach der Provokation, die Valentina Alexandrowna mit Diflucan oder Pyrogenal erzeugt. Erst danach wird es notwendig sein, sofort mit der Behandlung zu beginnen, und es ist besser, nicht nach seiner eigenen Methodik vorzugehen, sondern nach dem Schema von Valentina Melnikowa, individuell für ihn zusammengestellt. Eine solche Behandlung würde qualitativ und zuverlässig sein.)

In Bezug auf Nahrungsergänzungen: jede von ihnen hat einen Anwendungsschwerpunkt. Im Verlauf der Behandlung des Patienten wird natürlich das eine oder andere Korrekturadditiv verwendet. Nahrungsergänzungen werden auch zur inneren Reinigung eingenommen: vor und nach der Behandlung. Aber es ist sehr wichtig, gute Qualität zu verwenden.

Weiter. In Bezug auf die Prävention im globalen Maßstab: 1. Behandlung von schwangeren Frauen, bei denen eine Trichomonas-Kolpitis diagnostiziert wurde. Ich erhielt viele Briefe von Schwangeren, mit der Bitte, ihnen zu helfen bei der Heilung langwieriger Kolpitis nach der Einnahme von Trichopol (eitriger Ausfluss aus der Scheide mit unangenehmem Geruch). Die Patienten selbst fragen: „Vielleicht sollten wir mehr Nystatin einnehmen?"

2. Viele Leute fragen, woher ihre Kinder mit 1,5-2 Jahren Chlamydien, Viren, Candida-Pilze, etc. haben? All dies ist das Ergebnis der Tatsache, dass eine Schwangere nur Trichopol und Zäpfchen nahm und man nichts tat, um „den Geist in der Flasche" zu halten. Sie (d. h. die Ärzte) haben es selbst zugelassen, dass die schwangeren Frauen eine langwierige Kolpitis hatten und die Kinder mit Chlamydien geboren sind. Jetzt müssen praktisch alle, 100 Prozent der Schwangeren einen Abstrich auf Chlamydien machen, auf eigene Kosten, und das kann die Mehrheit nicht bezahlen!! Für alle musste ich auch durch Zeichnungen erklären, woher ihr Kind Chlamydien bekommen hat. Es kommen solche herzzerreißenden Briefe, davon kannst du verrückt werden!!! (*T. L.: Auf einer Seite von Melnikowas Brief ist eine Trichomonade dargestellt in deren Körper folgende Mikroorganismen zu finden sind: Chlamydien, Mycoplasmen, Ureaplasmen, Candida-Pilze. Und so ist es, jeder menschliche Parasit kann der Wirt eines „eigenen" Parasiten oder einer ganzen Kolonie von Mikroben sein. Die Essenz des Gesagten bleibt jedoch unverändert: Chlamydien, Viren, Candida-Pilze finden ihren Schutz in den Trichomonaden, und wenn diese wichtige Tatsache nicht berücksichtigt wird, bleibt eine Behandlung immer unwirksam und wird nur zu einer Dysbakteriose führen.*)

Es ist notwendig so zu behandeln, dass diese Chlamydien die Trichomonaden nicht verlassen; sollte dieser Fall aber doch eintreten, darf ihnen keine Zeit gegeben werden, den Zyklus der Entwicklung zu vollenden. (*T. L.: Persönlich verstehe ich dies nur auf folgende Weise: pathogene Bakterien, die Chlamydien, sollten gleichzeitig mit ihrem Wirt zerstört werden – den Trichomonaden. Diejenigen aber, die trotz der verabreichten Medikamente sich unabhängig oder infolge des Absterbens von Trichomonaden aus ihnen herauslösen können, müssen zerstört werden, so dass sie keine Zeit haben, einen neuen Wirt zu finden und sich in ihm für den Zweck der Fortpflanzung zu verstecken.*) Aber die Ärzte lassen zuerst die Chlamydien, Candida und andere Arten von Krankheitserregern ins Blut und jagen sie dann, wobei sie den Patienten selbst mit einer endlosen Antibiotikatherapie „erschlagen".

Es ist schrecklich sich vorzustellen, dass zwei Jahre alte Kinder mit Rovamycin bzw. Sumomed behandelt werden. Die Behandlung von Kindern sollte vom Kinderarzt aus oben beschriebener Sicht durchgeführt werden und nicht nur mit Antibiotika, von denen die Immunität des Kindes enorm geschwächt wird.

Um dies zu verhindern, muss das zukünftige Ehepaar mit meiner Methode zur Behandlung chronisch rezidivierender entzündlicher Erkrankungen des Urogenitalsystems vor der Eheschließung behandelt werden. Und dazu muss man verstanden haben, dass die Trichomonade ein Blutparasit ist, dass daraus etwas entsteht, was den Ehepartnern und ihren Kindern viel Ärger bereiten wird. Und das sollte alles von den Verantwortlichen des Gesundheitswesens in Gang gesetzt werden!!

Für die Gesundheit der Menschen und eine bessere Vorbeugung ist es notwendig, dass die Verantwortlichen des Gesundheitswesens des Landes Ihre Theorie anerkennen.

Hochachtungsvoll, Valentina Melnikowa

Ich möchte sehr gerne glauben und hoffen, dass die Methodik von Valentina Melnikowa unmittelbar nach ihrer Veröffentlichung hier im Buch von ihren Kollegen übernommen wird.

Die Schwierigkeiten der Ärztin Valentina Melnikowa

Aus den klaren und klugen Briefen von V. Melnikowa wird leicht verständlich, was die Hauptursache unserer Krankheiten ist und wie wir die Krankheitserreger bekämpfen können.

Und gerade weil ihr Konzept überzeugend durch eine erfolgreiche medizinische Praxis bestätigt wird, gleichzeitig aber gegen die offizielle Doktrin verstößt, die sich als Sackgasse herausstellt, möchte ich sagen: Valentina Melnikowa ist ein echtes russisches Naturtalent. Gerade weil sie mehr weiß und kann als ihre Kollegen und Vorgesetzten, weckte sie unter ihnen oft Neid und Missgunst mit diesen ihr von Gott gegebenen Qualitäten. Es gab, zu verschiedenen Zeiten, Schwierigkeiten mit Patientinnen, die nicht verstanden hatten, worum es geht und es eilig hatten, sich über die Ärztin zu beschweren, weil sie sich nicht darauf beschränkte, Standardrezepte auszuschreiben, sondern sie besser und sorgfältiger behandelte als andere.

Unglücklicherweise gab es die „Missgönner" auch später, als Valentina Melnikowa bereits weit über die Grenzen ihrer Stadt bekannt wurde. Erstaunlich, aber sie waren – aus Gründen, die nur ihnen bekannt sind – bereit, Valentina Alexandrovna zu verleumden. Und leider bin ich zweimal auf diese „Masche" reingefallen, weil die Nachrichten durch meine Moskauer Bekannten kamen, denen ich Vertrauen schenkte. Folglich musste Valentina Alexandrowna sich vor mir rechtfertigen, und dann, nachdem die Situation geklärt wurde, musste ich mich bei ihr entschuldigen. Jetzt mache ich es wieder, aber schon öffentlich. Bei diesen beiden Frauen, die sich unserer vorübergehenden Missverständnisse schuldig gemacht haben, hat sich herausgestellt, dass sie dadurch nur verloren haben, indem sie die effektive Hilfe dieser Spezialistin mit seltenem Wissen und Talent, aber auch einer anspruchsvollen und selbstbewussten Art und Weise, nicht bekamen.

Also lesen wir den Brief vom 18.02.2000.

Guten Tag, Tamara Jakovlevna!

Am 6. Februar erhielt ich Ihren Brief und war äußerst überrascht, dass ein riesiges Briefpaket, das ich am 12. Januar an Sie geschickt habe, bei Ihnen nicht angekommen ist.

(T. L.: Ein großer und sehr wichtiger Brief vom 12.01.00 mit Behandlungsplänen und Patientenbriefen wurde tatsächlich mit großer Verspätung

geliefert. Ich habe Ihnen bereits alle diese Materialien vorgestellt.). Es war so schwer für mich, diesen Brief zu schreiben, Fotokopien zu machen, zumal ich zu der Zeit gerade den jährlichen Bericht schreiben musste und eine Lawine von Briefen aus allen Regionen unseres Landes kam, und aus jedem von ihnen sprach ein menschliches qualvolles Leiden. Dazu noch meine eigene Familie und ein vollständiger Mangel an Freizeit. 3/4 aller eingehenden Briefe habe ich beantwortet, wenn auch nur kurz. Nicht beantwortet blieben die, die ohne rückadressierten Umschlag waren.

Ich sende Ihnen die Fotokopie eines Briefes – dies ist das erste offene Geständnis eines Mannes und seine tiefe Dankbarkeit für die Behandlung. Ich habe den Mann persönlich nicht kennengelernt. Seine Frau kam, um mich zu konsultieren, und ich gab ihr Behandlungspläne für beide mit. Sie führten diese Behandlung unter der Kontrolle ihrer Ärzte an ihrem Wohnort durch. Ich habe die Patientin nur einmal gesehen!! (*T. L.: Anscheinend handelt es sich um die Familie Kovalenko aus Simferopol, deren Fall weiter oben präsentiert wurde.*)

Wenn ich einen Therapieplan schreibe, beziehe ich mich immer darauf, dass meine Behandlung medikamentös ist, aber sie ist weniger wirksam, wenn eine Person sie ohne innere Reinigung startet, wie Sie in Ihren Werken empfehlen. Wenn es speziell um die Trichomonade geht, sage ich, dass sie über den Erreger besser in den Werken von T. Lebedewa informiert werden, und ich bin nur eine Praktikerin, keine Forscherin.

Ich bin in Wirklichkeit keine Privatärztin. Ich arbeite einfach als Frauenärztin und Geburtshelferin in einer Frauenberatungsstelle mit allen Funktionen eines Kreisarztes, und das ist eine sehr große Aufgabe, um auf dem Niveau eines Arztes der höchsten Kategorie zu arbeiten. Deshalb habe ich keine Zeit für eine private Praxis.

Manchmal bitten einige in ihren Briefen um Hilfe bei der Behandlung der Raynaud-Krankheit. Nun, wie kann ich ihnen klarmachen, dass das nicht ein kurzes Heilverfahren, sondern eine komplexe systemische Behandlung ist – ich habe Ihnen bereits einige Pläne zugeschickt. Wie kann ich einen Behandlungsplan schreiben, wenn er auf Menschen verschiedener Altersgruppen mit verschiedenen körperlichen Erkrankungen angewendet werden soll; hier gilt es, Komplikationen zu verhindern, die auf dem Weg der Behandlung eines jeden Patienten auftreten können. Und wenn sich diese Komplikation als ein tödlicher Fall herausstellt?! Man wird sagen: es ist passiert, weil der Patient nach dem im Buch beschriebenen Schema behandelt wurde, und die Autorin dieses Schemas Valentina Alexandrowna Melnikowa ist. Sie werden mich ins Gesundheitsministerium nach Moskau zitieren, es kommen dann Fragen: „Sie sind Geburtshelferin und Gynäkologin, warum behandeln Sie andere Krankheiten, woher haben Sie das Recht dazu?" Was soll ich tun?

(*T. L.: Ich möchte jetzt darauf antworten und nicht am Ende des Briefes, sondern gleich hier folgendes sagen: Es hat mich viel Überredungskunst gekostet, Melnikowa zu überzeugen, mehrere Schemata für die Medikamenteneinnahme zu schreiben, die positive Behandlungsergebnisse aufweisen. Sie tat es uneigennützig, trotz des großen Zeitmangels und sandte einen großen, schweren Brief, der so lange von Woronesch nach Moskau brauchte, dass es zu Missverständnissen und Sorgen auf beiden Seiten führte.*

Ich muss jedoch warnen: Die obigen Behandlungspläne sind kein Allheilmittel für alle und für jede Krankheit, insbesondere nicht für die Selbstbehandlung. Ebenfalls zu beachten ist: die Pläne sind für noch recht junge Menschen mit einem gesunden Herzen, Leber und Nieren konzipiert, die eine massive Gabe von anti-trichomonadalen und antimikrobiellen Wirkstoffen ertragen können. Ich möchte jedoch hier anmerken: Diese Medikamente und Nahrungsmittelzusätze sind nicht aus der Luft gegriffen, sondern sind für die gezielte Zerstörung jener Krankheitserreger gedacht, die eine schwere multifaktorielle Erkrankung verursachten. Aus diesem Grunde geben die Therapiepläne von Melnikowa eine neue und vor allem richtige Vorstellung davon, welche Behandlung erforderlich ist, um das gewünschte Ergebnis zu erzielen: Heilung.

Daher muss der Patient in jedem Fall einen qualifizierten Arzt finden, der nach Auswertung von Untersuchungen am Patienten diese Behandlungspläne versteht und sie gegebenenfalls an den jeweiligen Fall anpasst. Danach würde er seinen Patienten bis zu dessen Gesundung behandeln. Noch besser wäre es, wenn Valentina Melnikowa selbst oder ihre Nachfolger die Patienten behandeln könnten. Damit dies aber geschehen kann, müsste das Gesundheitsministerium sie tatsächlich nach Moskau holen, aber nicht um sie zu kritisieren, sondern als Lehrende, um ihre wertvollen Erfahrungen zu verbreiten.

Es wäre daher kein Fehler, eine landesweite medizinische Konferenz zu organisieren zum Thema: „Weitergabe von Erfahrungen der Ärztin Valentina Melnikowa bei der Behandlung von unheilbaren Krankheiten.“)

Weiter im Brief von V. Melnikowa:

Also, wozu brauche ich solche Kopfschmerzen? Liebe Tamara Jakovlevna, es ist doch nicht so, dass die Patientin einfach zum Gynäkologen gekommen ist. Ich empfange sie, mache einen Abstrich, nehme Blut ab und biete eine Behandlung entsprechend den Analyseergebnissen an. Alles ist legal, alles in Ruhe, weil die Patientin sich an den richtigen Facharzt gewendet hat.

Doch hier ein anderes Beispiel. Patientin G., 58 Jahre alt. Sie bat um eine Behandlung zur Krebsprävention, da ein naher Verwandter an Magenkrebs gestorben ist. Die Patientin hatte viele Krankheiten: ihr Herz machte ihr Sorgen (ischämische Krankheit); Gastritis, oft wiederkehrend; chronische Pyelonephritis; in der Vergangenheit, vor etwa zwölf Jahren, wurde die Schilddrüse operiert. Ich verordnete ihr eine sehr schonende Behandlung, ohne intravenöses Metrogyl, und die Dosen von Trichopol waren niedrig – nicht in dem Maße, wie für jüngere und stärkere Menschen.

Nach dem ersten Behandlungszyklus, oder vielmehr am Ende, kamen Verschlimmerungen in einer Reihe von Organen: die ischämische Herzkrankheit wurde akut, sie bekam Atemnot, wegen akuter Beschwerden in der Schilddrüse. (*T. L.: Die Zuspitzung ist fast immer ein Zeichen für eine wirksame Behandlung der Krankheit, auf die die*

Bemühungen des Arztes gerichtet sind, und darauf müssen sowohl der Arzt als auch sein Patient vorbereitet sein.) Die Patientin rief mich an, und ich sagte ihr, sie solle parallel einen Kardiologen und einen Endokrinologen aufsuchen.

Der Endokrinologe verordnete eine Punktion der Schilddrüse. Als Ergebnis einer doppelten Punktion wurden sowohl im ersten als auch im zweiten Fall atypische Zellen gefunden. Die Patientin wurde an die onkologische Ambulanz überwiesen, wo die Laborgläser von Spezialisten der regionalen onkologischen Ambulanz konsultiert wurden, und der Patientin wurde zu einer radikalen Operation geraten. Während sie sich untersuchen ließ und über die OP nachdachte, kam die Zeit für den zweiten Behandlungszyklus. Sie fühlte sich besser und wagte diese Behandlung zu machen. Am Ende ging es ihr viel schlimmer, und sie stand vor der Frage, ob eine Operation in diesem Alter sinnvoll wäre? Die Patientin konsultierte wieder die Onkologen, doch diese sprachen nochmals die gleiche Empfehlung aus. Die Patientin entschied sich daraufhin für eine Operation. Aber als die Zeit für den Krankenhausaufenthalt kam, fasste sie doch den Entschluss, auch den dritten Behandlungszyklus durchzustehen. In der Folge zeigte das EKG eine deutliche Verbesserung.

Aber sie wurde jetzt operiert, denn früher war eine OP wegen eines schlechten EKG nicht möglich gewesen. Nach der Operation fanden die Histologen in den histologischen Abschnitten des entfernten Organs (der Schilddrüse) keine atypischen Zellen. Für die Patientin war alles klar, aber für die Ärzte blieb ihre Krankengeschichte ein Rätsel. (*T. L.: Der obige Fall zeigt, dass unsere Patienten, die von der offiziellen Medizin geprägt sind, welche hauptsächlich Krankheitssymptome behandelt, die Zuspitzung noch nicht als obligatorischen Genesungsfaktor wahrnehmen können. Diese Symptome sind aber eine Reaktion des Organismus auf ihre pathogenen Erreger. So beeilen sie sich, Hilfe von Vertretern der offiziellen Medizin zu bekommen, die noch vor Kurzem abgelehnt hatten, sie zu behandeln. Natürlich versteht Melnikowa die Fehlbarkeit dieser Entscheidungen, aber da sie streng an einen engen Spezialisierungsrahmen gebunden ist, ist sie leider verpflichtet, solche Patienten zu den jeweiligen Spezialisten zu schicken.*

Und dann bleibt die Wahl, wie es auch sein sollte, bei den Betroffenen selbst – den Meistern über ihre eigene Gesundheit. Leider ist die Entscheidung, die sie treffen, oft falsch.

Zum Beispiel, diese Frau mit einer schnell fortschreitenden disseminierten Enzephalomyelitis, die sich mit großen Schwierigkeiten in einer Moskauer Klinik angemeldet hat, wird sicherlich mit Hormonen behandelt werden, die eine „Zufütterung" für pathogene Erreger werden – damit wird die Behandlung von Melnikowa auf null reduziert, und der pathologische Prozess wird beschleunigt.

Aber durch die Behandlung der Ärzte verlor diese bereits fast gesunde Frau ihre Schilddrüse – das wichtigste Immunschutzorgan. Und dieser Verlust wird ihrer Gesundheit natürlich nicht zugutekommen ...)

Das Gerüst meiner Arbeitsweise mit Patienten ist, wie bisher, meine Behandlungsmethode (*T. L.: Sie ist in den vier oben beschriebenen Behandlungsschemata dargelegt.*), und ihr Aufbau richtet sich nach dem jeweils konkreten Fall: Alter, Dauer der Krankheit und Art der anatomischen Veränderungen, die die Infektion im Organismus verursacht hat.

Sechs Monate lang habe ich die 42jährige Patientin S. behandelt. Sie kam nicht alleine zu mir, sondern in Begleitung ihrer Mutter. Sie war Ökonomin von Beruf, aber schon seit acht Jahren ist sie als Behinderte der Gruppe II eingestuft. Ihre Krankheit begann, wie bei vielen anderen, im Alter von 23 Jahren. Als erstes hatte sie eine Eileiterschwangerschaft, danach gab es keine Schwangerschaften mehr. Nach der Behandlung mit Antibiotika bekam sie eine Allergie. Nach 2-3 Monaten kam eine Erkrankung der Kopfhaut und der Dammregion – trockene Seborrhoe. Von den Ärzten wurde nur eine Behandlung der jeweils lokalen Symptome durchgeführt, was ohne Ergebnis verlief. Mit 28 Jahren kamen Schmerzen in den Gelenken!! Mit 33 Jahren – scharfe Zuspitzung aller aufgelisteten Krankheiten. Folgendes wurde diagnostiziert: Psoriasis. Psoriatische Polyarthritis. Dysbakteriose.

Kondylomatose (so nennt man Hautmanifestationen am Damm). Candidomykose! Die Diagnose wurde im regionalen Krankenhaus gestellt und der Patientin wurde Invalidität der Gruppe II bescheinigt. Im Alter von 34 Jahren begannen Ohnmachtsanfälle mit Krämpfen, die im Dezember 1995 und im Januar, Juli, September 1996 wieder auftraten. Eine medizinische Diagnose hierzu wurde nicht gestellt.

1997 ließ die Patientin aus eigener Initiative ein Tomogramm des Kopfes erstellen. Dabei wurde im linken Schläfenbereich ein Tumor von 3 x 3 cm festgestellt.

Die Patientin lehnte die von der onkologischen Ambulanz empfohlene Operation ab. Die Art des Tumors ist natürlich nicht klar: gutartig oder nicht? Sie lehnte die Chemo- und Strahlentherapie ab. Seit 1997 begann sie, Wodka mit Öl nach Schevchenko zu trinken. Sie trank es lange – drei Jahre lang.

Jährlich ließ sie ein Tomogramm machen: der Tumor dehnte sich nicht aus, was von der Gutartigkeit des Tumors sprach. Im Jahr 2000 fuhr sie nach Stary Oskol, wo man eine Angiographie machte (Einführung eines Kontrastmittels in die Blutgefäße, und dann erscheint der Tumor deutlich, wenn er in den Blutgefäßen sitzt). Die Diagnose wurde präzisiert – es war ein cavernoses Angiom in der linken Schläfenregion. Ein Angiom ist eine Vorwölbung in Form einer Weintraube in einem besonders gefährdeten Teil eines Blutgefäßes, das mit Sicherheit seit einigen Jahren einer chronischen Infektion ausgesetzt war. Infolgedessen steigt der Druck in dem Gefäß an, und dort, wo die Gefäßwand einer Umwandlung von Epithelgewebe in Bindegewebe unterworfen ist, bilden sich diese Vorsprünge. (*T. L.: Ich hoffe, Sie erinnern sich noch aus meinen Büchern, dass Trichomonaden, wie auch andere Parasiten, das Enzym Hyaluronidase absondern und in das Blutkreislaufsystem eintreten können. Trichomonaden produzieren auch das Enzym Tilacogen, das das immunkompetente Bindegewebe dazu bringt, darauf zu „kriechen" und sie, wie eine Decke, zu bedecken. So bilden sich zahlreiche Stacheln oder Kapseln von gutartigen Tumoren oder, wie in diesem Fall, die „Transformation" des Epithelgewebes der Blutgefäßwände in Bindegewebe.*)

Die Ärzte legten den Diagnoseschwerpunkt bei der Patientin auf die Candidamykose – deshalb fühlte sie sich gezwungen mich um Hilfe zu bitten – nicht um ihre Krankheiten zu heilen, sondern um die Candida-Pilze zu vernichten. Im April 2001 unterzog sich die Patientin einer Ultraschalluntersuchung der Nieren, der Milz, der Leber, der Gallenblase und der Schilddrüse. In den Nieren, der Milz und der Leber wurden keine Pathologien festgestellt. In der Gallenblase – Cholezystitis. Aber in der Schilddrüse: im unteren Drittel des rechten Lappens zwei Knoten – 11 x 9 x 8 mm und 12 x 8 x 9 mm; im unteren Drittel des linken Lappens – ein Knoten 4 x 4 x 4 mm. Schlussfolgerung: „Knotenkropf."

Zuerst weigerte ich mich, ihr zu helfen, da der Fall für meine Schemata äußerst schwierig und die Gefahr für das Leben der Patientin zu groß war. Schließlich könnte jede Manipulation einen Anstieg des Blutdrucks und eine Ruptur dieses Tumors verursachen. Ich versicherte ihr im Gespräch, dass nicht nur die Candida Pilze für ihre Krankheit verantwortlich sind, sondern auch andere Arten von Krankheitserregern, und dass die Infektion angeboren ist, denn für die Bildung eines solchen vaskulären Tumors und der anderer Krankheiten sind mehr als sieben Jahre notwendig. Sieben Jahre, das ist die Zeit, nach der die Krankheit sichtbare Symptome zeigte. Und da jetzt in der Medikamentenarena das starke Medikament Diflucan erschien, ist die Provokation wesentlich kürzer, als zuvor mit den Antimykotika Nystatin und Levorin. *(T. L.: Als Provokation für eine neue Manifestation der Krankheit gilt hier der Faktor der Unterdrückung von Candidapilzen mit dem Antimykotikum Diflucan, dadurch entstehen die Bedingungen für das schnellste Auftreten von Trichomonaden und der begleitenden pathogenen Mikroflora.) Jetzt geschieht das alles innerhalb von 5-7 Tagen. Wenn sie beispielsweise an einem Montag 1 Kapsel Diflucan einnehmen würde – 150 mg, nach 4 Tagen am Freitag Pyrogenal in einer Dosis von 10 µg und am Sonntag eine weitere Pyrogenal-Injektion in einer Dosis von 20-25 µg, wäre es danach bereits möglich, eine Blutentnahme durchzuführen, um die Chlamydien von zwei Typen – Lungen- und urogenitale – mittels ELISA (immunologisches Nachweisverfahren) zu bestimmen durch die Titer der Immunglobuline IgM und IgG, Mycoplasma, Trichomonas, Harnstoffplasma (falls erforderlich, auch Cytomegalievirus usw.)*.

Nach einer solchen (in dieser Situation) riskanten Provokation durch Pyrogenal erschienen bei der Patientin: Toxoplasma, urogenitale Chlamydia, Candida-Pilze.

(*T. L.: Um die Candidose im Blut zu unterdrücken, ist eine Kapsel Diflucan bei weitem nicht ausreichend, aber für die Manifestation des Hintergrunds einer anderen Infektion reicht es völlig*).

Trichomonaden kamen nicht ans Licht, aber, da die Patientin und die Verwandten Ihre Theorie kannten und Ihre Bücher lasen, verstanden sie, dass eine Anti-Trichomoniasis-Behandlung obligatorisch erfolgen sollte. (*T. L.: Trichomonaden traten im Blut nicht auf, weil sie von pathogenen Pilzen und Bakterien unterdrückt wurden. Als Ergebnis mussten die einzelligen Parasiten in das Bindegewebe, Organe und Gefäßwände fliehen, wo neue Wucherungen auftraten, von denen einige auf Veranlassung der Patientin selbst und von Frau Melnikowa identifiziert wurden.*)

Die Werte des ersten Bluttests waren:
Hämoglobin – 70 g/l (Norm: 120-140 g/l).
Erythrozyten – 2 340 000 (Norm: 3,9-4,7 Millionen/μl)
Leukozyten – 3 900 (Normwert: 4,0-9,0 Tausend/μl)
Stichleukozyten – 3 (Normwert: 1-6 %)
Segmentkernige – 67 (Norm: 47-72 %)
Eosinophile – 3 (Norm: 0,5-5 %)
Lymphozyten – 24 (Norm: 19-37 %)
Monozyten – 3 (Norm: 3-11%)
ESR (Erythrozytensedimentationsrate) – 30 (!) (Norm: 2-15 mm/Stunde)

Signifikant ausgeprägte Anisozytose, dies deutet auf eine tiefe Anämie, d. h. Intoxikation, hin. (*T. L.: Die häufigste Ursache der Anisozytose – der Hohlräume in Erythrozyten – ist eine Streptokokken-Sepsis.*)

Während der Behandlung:
Hämoglobin – 86
Erythrozyten – 2 900 000
Leukozyten – 7 700

(*T. L.: Der starke Anstieg der Leukozytose kann auch durch die Freisetzung von Trichomonaden im Blut während der Behandlung erklärt werden, die von Hämatologen für Lymphozyten gehalten werden und in der Gesamtzahl der weißen Blutkörperchen enthalten sind. Letzteres wird durch die folgende, dritte Analyse bestätigt, die nach Abschluss der Behandlung durchgeführt wurde. Das Ergebnis wird nachstehend dargestellt.*)

Nach der Behandlung:
Hämoglobin – 100
Erythrozyten – 3 400 000
Leukozyten – 5 600

(*T. L.: Die Leukozytose nahm ab, offenbar aufgrund der Unterdruckung von Trichomonaden, die zuvor für Lymphozyten gehalten worden waren. Es ist schade, dass in diesen Analysen die Thrombozyten nicht gezeigt werden, deren Anzahl bei der Zerstörung von Trichomonaden zuerst zunehmen und dann abnehmen sollte – aufgrund der Phagozytose durch die Leukozyten und Lymphozyten.*)

ESR – 15 (entspricht der Norm). Der wichtigste Behandlungshintergrund war in diesem Fall Pyrogenal. Ich sagte bereits, dass es verwendet werden kann, aber unter Aufsicht eines Arztes. In der Klinik weigerten sie sich kategorisch, ihr diese Injektionen zu geben, weil sie die Patientin mit ihren Tumor- und Gefäßattacken gut kannten. Sie musste jeweils zu mir zur Arbeit fahren, und ich habe ihr jeden zweiten Tag das Mittel injiziert, angefangen mit sehr kleinen Dosen mit langsamer Steigerung von jeweils 2,5 μg. Dies sind therapeutische Dosen, so dass wir nach und nach 65 μg erreichen konnten. Bei dieser Dosis ist die Körpertemperatur auf 40°C gestiegen!! Dies zwang mich, die Pyronenal-Gabe abzubrechen, obwohl die Patientin bereit war, die Injektionen fortzusetzen. (*T. L.: Es wäre möglich, zur Senkung der Temperatur den Körper mit einem Laken einzuwickeln, das mit einer 3prozentigen Lösung von Apfelessig angefeuchtet wird, und die Patientin dann mit einer Decke zu bedecken. Es ist hilfreich, regelmäßig natürliche fiebersenkende und schweißtreibende Mittel einzunehmen. Fiebersenkende Aufgüsse können aus Blüten oder Blättern von Sonnenblumen, Enzianwurzeln sowie aus bitteren und adstringierenden Nahrungsmitteln hergestellt werden, die den Körper kühlen. Und der schweißtreibende Aufguss wird aus solchen Pflanzen hergestellt wie: Himbeerfrüchten, Lindenblüten, Löwenzahn, Erlenzapfen, Holunderbeeren.*)

Es gelang mir, ihr Metrogyl dreimal je 10 Tage mit 10-14-tägigen Pausen zu tropfen. Die ganze Zeit nahm sie einmal pro Woche Diflucan (nur 5 oder 6 Kapseln) und Antibiotika gegen Chlamydien – den ganzen Monat.

Der Patientin ging es besser: Die vorher unbeweglichen großen Gelenke konnten bewegt werden, der allgemeine Gesundheitszustand besserte sich erheblich, die Psoriasis-Läsionen begannen auszutrocknen, Krampfanfälle traten viel seltener auf (es gab sehr seltene und kurze – für Sekunden). Sie nahm aber auch viele Nahrungsergänzungsmittel: gegen Dysbakteriose und zur Reinigung der Blutgefäße, der Leber, des Magen-Darm-Trakts, zur Stärkung und Aufrechterhaltung des Immunsystems sowie einen Komplex von Spurenelementen zur Verbesserung der Herzfunktion und einen entzündungshemmenden Komplex für die Gelenke.

Durch die Zerstörung von Infektionen waren die Blutgefäße weniger belastet, so dass sich der Tumor ruhig verhielt und nicht in die nächstgelegenen Zentren zog – den Bewegungsapparat, was die Häufigkeit und Stärke von Krampfanfällen verringerte. Nach zwei Monaten Behandlung entließ ich die Patientin für zwei Monate – Dezember 2001-Januar 2002 – von mir selbst, aber sie nahm weiterhin Ergänzungsmittel für die Gelenke und für die Schilddrüse ein. Im Dezember 2001 machte sie ein Angiogramm – das Bild war das gleiche. Es wurde klar, dass sich nach der Behandlung keine neuen konvex geformten Formationen in nahe gelegenen Arterien bilden würden, so dass Anfälle weniger häufig wären.

Im März kam sie, um mir anlässlich des 8. März zu gratulieren, und ich erkannte sie nicht wieder. War es früher eine gebeugte Patientin, mit hängenden ungepflegten Haarsträhnen im Gesicht, so war es jetzt eine Frau mit Hut, anständig gekleidet, mit geradem Gang. Die Handgelenke hatten ihre Beweglichkeit wiedererlangt. Meine Freude kannte keine Grenzen: Ein weiteres menschliches Leben wurde aus den Klauen der Krankheit gerissen, die diese junge Frau fesselte. Sie lächelte, ihre Lippen waren geschminkt. Habe eine Ultraschalluntersuchung der Schilddrüse durchgeführt. Ergebnis: keine Knoten. Diagnose: „Anzeichen einer chronischen Autoimmun-Thyreoiditis.“ (Schilddrüsenentzündung). Ich denke, dass diese mit der Zeit verschwindet. Aber nach der Pyrogenal-Einnahme traten erneut Psoriasis-Plaques auf. Ich habe ihr empfohlen, ein SCENAR-Gerät zu kaufen. Ich werde ihr zeigen, wie man es benutzt, und dann wird sie damit an verschiedenen Organen arbeiten (insbesondere an den Gelenken, bei denen es bereits gravierende Veränderungen zum Positiven gegeben hat).

Inzwischen lasse ich mir von den Patienten folgendes Dokument unterschreiben, um mich bei schweren Komplikationen zu schützen:

Erklärung:

Ich, (Name, Vorname) geboren am ..., leide an einer schweren, unheilbaren Krankheit.

Meiner Mutter: (Name, Vorname)

und/bzw. mein Ehemann/Ehefrau: (Name, Vorname)

kennen die Hoffnungslosigkeit meines Zustands. Die offizielle Medizin lehnte es vollständig ab mich zu behandeln und gab mich auf. Wir wissen, dass die Ursache meiner Krankheit in erster Linie eine angeborene Infektion ist: Candidose, Trichomoniasis, Chlamydia-Infektion.

Ich bin vertraut mit der Theorie von T. Lebedewa und den Behandlungsmethoden von V. A. Melnikowa – auf der Basis dieser Theorie.

Wir finden keine Hilfe von der offiziellen Medizin und bitten V. A. Melnikowa eindringlich, diese chronische Infektion mit ihrer Methode zu behandeln, weil wir ihr vertrauen. Weder ich noch meine Angehörigen werden im Falle eines möglichen nachteiligen Ausgangs des Behandlungsprozesses (sogar im Todesfalle) Beschwerde einlegen.

Ich stimme dieser Behandlung freiwillig zu.

Patient/in: Unterschrift, Datum

Mutter: Unterschrift, Datum

Ehemann/Ehefrau: Unterschrift, Datum

* * *

Ja, am 29. März hat mich ein Patient aus Deutschland angerufen und um Rat gefragt. Er sagte, dass ein Buch in Deutschland unter dem Namen Tamara Lebedewa veröffentlicht wurde. Ich habe ihn korrigiert: Swischtschewa. Aber er sagte: Lebedewa. Was könnte es bedeuten? (*T. L.: In der Tat erschien 2001 in Deutschland mein erstes Buch auf Deutsch: „Krebserreger entdeckt!" unter dem Pseudonym Lebedewa, da vier (bzw. sieben) deutsche Buchstaben nötig wären, um den Buchstaben „щ" in meinen Nachnamen zu schreiben, und es das Lesen und Aussprechen erschweren würde. Gleichzeitig steht im Impressum des Buches mein Name, Vorname und Vatersname in russischer Sprache.*)

Auf Wiedersehen

V. Melnikowa, Woronesch

Aus den von Valentina Melnikowa vorgelegten Fallbeispielen ist nicht schwer zu ersehen, dass es entgegen der offiziellen Vorstellung keine „unheilbaren“ Krankheiten gibt, schon allein deshalb, weil auch die von den Ärzten abgelehnten Patienten von Melnikowa geheilt werden können. Diese Beispiele sind lediglich Auszüge, ich könnte Ihnen von vielen anderen Fällen berichten. Natürlich ist es einfacher, die Krankheit eines Patienten zu behandeln, die noch Aussicht auf Heilung verspricht und wenn ein Mensch die Krankheit noch überwinden will und in der Lage ist, sein Leben selbst zu meistern. Schließlich ist es für die Wiederherstellung der Gesundheit eines solchen Patienten erforderlich, seinen Intellekt und eine langandauernde

Behandlung sowohl seitens des Arztes als auch des Patienten bzw. der Patientin selbst einzusetzen. Das wird Vertretern der amtlichen Medizin leider nicht zugestanden, weil sie einfach nicht kreativer denken dürfen und für das erste, wichtigste Gespräch mit dem Patienten nur 15-20 Minuten vorgesehen sind.

Der bekannte Satiriker Zadornov hat in der Fernsehsendung vom 30.04.2002 „Fantasien des Michael Zadornov" am Beispiel amerikanischer Ärzte sehr lustig darüber gesprochen, wenn es nicht so traurig wäre. Die Essenz eines seiner humorvollen Sketche bestand im Folgenden. Ein Patient kommt zum Arzt. Dieser fragt den Patienten nach seinem Nachnamen, dem Vornamen und der Krankheit, wegen der er den Arzt aufsucht. Dann schaltet er den Computer ein, und dieser spuckt eine Liste von Antibiotika aus. Und der Arzt kann nichts Anderes Hilfreiches für die Behandlung dieses Patienten anbieten, sonst verklagen ihn die Anwälte ...

Scherz beiseite. Auf jeden Fall müssen unsere Ärzte, von Geburt an intelligente Menschen (schließlich ist es für die Aufnahme in die medizinische Fakultät erforderlich, gegen eine große Konkurrenz zu bestehen), die Komplexität der beim Menschen ablaufenden biologischen Prozesse erkennen und einen gewissen Spielraum erhalten, ihre Patienten angemessen zu behandeln. Schließlich ist vor allem das Ergebnis wichtig – die vollständige Wiederherstellung der Gesundheit des Patienten.

Daher muss unser Arzt, zusätzlich zum vollständigen Namen und der Krankheit, die der Patient anspricht (schwer zu glauben, dass diese bescheidene Anforderung für einen amerikanischen Arzt wirklich ausreicht?), eine große Anamnese zusammentragen, wie es Valentina Melnikowa tut. Dazu gehören: Alter und Geschlecht, Vorhandensein von Symptomen und Pathologien der Organe, Arten von Invasionen, Infektionsgrad und viele andere Indikatoren. All dies dient dem besseren Verständnis der Beziehung zwischen Krankheitserregern sowohl untereinander als auch mit dem menschlichen Körper sowie der Bestimmung des Schadens, den die Parasiten den Organen des Patienten zugefügt haben. Ein solcher Arzt wird sich nicht darauf beschränken, Rezepte aus der Top-Down-Liste der Chemotherapeutika auszustellen, sondern in der Lage sein, die richtige mehrstufige Behandlung zu verschreiben und seinen Patienten bis zu seiner Genesung als Mentor zu begleiten. Und dann werden unsere Bürger nicht jahrzehntelang von Klinik zu Klinik wandern oder auf den Tod warten ohne jede Hoffnung je geheilt zu werden, was weder für sie noch für den Staat erfreulich ist.

✧ ✧ ✧

Nicht Krankheiten behandeln, sondern den Menschen heilen

Ganzheitliche Behandlung nach Ella Samoilova

Viele unsere Ärzte erkannten die Sinnlosigkeit ihrer Arbeit im Rahmen der offiziellen Medizin, die nicht einmal versucht hat aus ihrer Sackgasse, in die sie gelangt ist, herauszukommen und suchen nun nach einer Möglichkeit, selbstständig und frei zu arbeiten, um ihre Patienten effektiver zu heilen. Einige von ihnen arbeiten in entgeltpflichtigen Gesundheitszentren, andere gründen ihre eigenen Praxen. Zu Letzteren gehört auch Frau Samoilova. In früheren Büchern habe ich bereits von Ella Stepanovna erzählt, und jetzt möchte ich diese Geschichte ausführlicher vorstellen. Vor nicht allzu langer Zeit lebte sie im Norden, wo sie aktiv als Fachärztin engagiert war und sich ständig weiterqualifizierte. Aber eines Tages, schwer erkrankt, bat sie ihre Kollegen aus einer anderen Stadt um Hilfe, von denen sie glaubte, ihnen vertrauen zu können. Jedoch, wegen der Nachlässigkeit und Unaufmerksamkeit des Krankenhauspersonals, das nicht rechtzeitig reagierte, ist sie dort fast gestorben. Danach zog sie nach Kolomna, wo sie ihre eigene Praxis eröffnete. Während sie tagsüber als Frauenärztin arbeitete, behandelte sie abends in ihrer Wohnung Patienten, die an ihrem Arbeitsplatz, gemäß der allgemein anerkannten Methodik, nicht geheilt werden konnten.

In diesem Fall musste natürlich die Diagnostik durch direkte Immunofluoreszenz die Konsultation und die Behandlung von Patienten bezahlt werden. Bemerkenswert ist dabei folgendes: um die

Effektivität ihrer Arbeit zu erhöhen, erwarb Ella Samoilova ein Fluoreszenzmikroskop, das es in keiner der Frauenkliniken, wo sie arbeitete, gab. Dies erhöhte erstens die Nachweisbarkeit nicht nur von Trichomonaden und Chlamydien, sondern auch von anderen pathogenen Keimen, wonach in den Kliniken einfach nicht gesucht wurde. Aber das sind sehr gefährliche Mikroorganismen: Mycoplasma, Ureaplasma, Cytomegaloviren und andere. Zweitens wurden die Ergebnisse der Analysen zu einem gewichtigen Argument für die Patienten, dass es notwendig ist, die Krankheitserreger zu bekämpfen, das heißt, richtig zu behandeln.

Die Tatsache, dass viele unserer Leute – obwohl verarmt, und trotz des Rechts auf kostenlose Behandlung – einen Privatarzt aufsuchen, den sie bezahlen müssen, und ihm oft ihr letztes Erspartes geben, zeigt deutlich, dass sie von den konventionell arbeitenden Spezialisten keine wirksame Hilfe bekommen konnten. Es ist auch klar, dass solche Patienten versuchen herauszufinden, welche Vorteile sie in der Behandlung haben werden, wenn sie dafür bezahlen. Um die Patienten von der Richtigkeit ihrer Entscheidung zu überzeugen, hat Ella Stepanovna hier auf meine Entdeckungen der parasitär-infektiösen Ätiologie von Krebs und anderen unheilbaren Krankheiten hingewiesen und auch auf die Zeitungs- und Zeitschriftenpublikationen hierzu. All dies bewog auch mich, einer Ärztin zu helfen, die nicht gegen Krankheitssymptome, sondern gegen die Krankheitserreger kämpft. Als Samoilova einen Konflikt mit Kollegen in Kolomna hatte, half ich ihr, eine Stelle in einem der bekannten Gesundheitszentren in Moskau zu bekommen. Inzwischen lebt sie in Moskau und arbeitet selbstständig in einer eigenen Praxis.

Neben der Behandlungsmethodik, die der Methodik von Valentina Melnikowa ähnlich ist, hat Ella Stepanovna gegenüber anderen behandelnden Ärzten den Vorteil, dass sie, wie bereits erwähnt, ein Fluoreszenzmikroskops besitzt, das mit Hilfe spezieller Marker eine ganze Reihe der wichtigsten Erreger moderner Krankheiten aufzeigen kann. Dadurch wird dem Arzt klar, was behandelt werden muss.

Solche Diagnosen, die auch nach Ende des ersten Behandlungszyklus durchgeführt werden, können die Effektivität der Behandlungsprozeduren und die Notwendigkeit ihrer weiteren Anwendung feststellen. Was sich daraus ergibt, können Sie anhand der Rückmeldungen dankbarer Patienten sehen, die mir von der Ärztin zur Veröffentlichung gegeben wurden. Dabei muss ich zugeben, dass nicht alle Patienten mit den Ergebnissen der Behandlung zufrieden waren. Dafür gab es jedoch verschiedene Gründe, darunter: die Vernachlässigung der Krankheit, die Unzulänglichkeit der eigenen Arbeit bei der Reinigung des Dünndarms, der Leber von Steinen und Trematoden, der Nieren von Phosphaten und Harnstoffen sowie einige Mängel bei der vorgeschlagenen Behandlung, die nahezu einheitlich für alle ist. Daher glaube ich, dass für die erste Stufe der Behandlung jedes Patienten, abhängig von den Ergebnissen seiner Untersuchung und den Analyseergebnissen, ein individuelles Schema (nach Melnikowa) erstellt werden sollte – mit Einbeziehung von mehr anti-trichomonadalen Mitteln vor dem Hintergrund einer sanfteren resorptiven Therapie. Und um den Behandlungsprozess abzuschließen, ist es wünschenswert, eine intensive Resorptionstherapie mit Pyrogenal (nach Samoilova) durchzuführen, die es ermöglicht, viele „Trichomonaden-Gräber" wieder aufzulösen, verborgene Keime zu beseitigen und die darüber hinaus nicht so schmerzhaft sein wird, wie bei der Anwendung von Beginn an bei einer durch die Krankheit geschwächten Person. Doch lassen wir Ella Samoilowa selbst zu Wort kommen.

Beseitige die Ursache – und die Krankheit wird besiegt

Nicht eine Krankheit, sondern eine Person zu heilen – diese Ansicht erschloss sich mir nicht aus der Theorie, sondern aus der Praxiserfahrung von mehr als fünfzehn Jahren. Davor arbeitete ich als traditionelle „enge Spezialistin", wie man uns nennt, Ärztin für Gynäkologie und Geburtshilfe, und behandelte das Organ, für das mir durch meinen Status die Zuständigkeit erteilt worden war. Die

Ergebnisse waren beschränkt erfolgreich, alle chronischen Prozesse wurden nie geheilt, mehr noch, sie hatten im Alter noch eine negative Dynamik – viele wurden zu gutartigen und bösartigen Tumoren. Alle gutartigen Tumore des Uterus, die sogenannten Fibromyome, wurden überhaupt nicht behandelt, sondern nur „beobachtet", und wenn keine Beeinträchtigungen vorlagen, waren alle Patienten daran gewöhnt, alle drei Monate einen Arzt aufsuchen, um die Größe des Tumors zu „messen". Alle Störungen des Menstruationszyklus wurden nach histologischer Diagnose an den Endokrinologen-Gynäkologen zur hormonellen Behandlung überwiesen. (*T. L.: Wir wissen bereits, dass hormonelles „Zufüttern" die Vermehrung von Trichomonaden stimuliert und dadurch das von Samoilova oben erwähnte Wachstum von Tumoren beschleunigt.*) Alle sogenannten Erosionen des Gebärmutterhalses wurden nach der Biopsie durch verschiedene Methoden vereist, die Zervixpolypen wurden mehrmals wegoperiert, unabhängig von der Anzahl der Rückfälle, etc.

In der Geburtshilfe wurde die Gefahr der Schwangerschafts-Unterbrechung mit Beruhigungsmitteln behandelt, die eine besänftigende Wirkung auf das Zentralnervensystem haben, mit spasmolytischen Medikamenten – im besten Fall; im schlimmsten Fall – mit Hormonen. Warum hat sich diese Behandlung durchgesetzt? Immerhin lernten wir es im Studium ganz anders: es soll nach der Ursache und der Entwicklung der Krankheit behandelt werden; nicht die Krankheit, sondern den Kranken heilen. Selbst jede Person, die keine medizinische Ausbildung hat, versteht, dass die Krankheit dann verschwinden kann, wenn man die Ursache beseitigt, nicht die Folge. Und ohne die Ursache der Krankheit zu beseitigen, ist jede Operation ineffektiv: man entfernt den Tumor, der die Folge der Krankheit ist, und die „Ursache" führt zu einem anderen Tumor in einem anderen Organ. Aber wenn wir das Gegenteil tun, das heißt, die Ursache der Krankheit zu beseitigen, dann passiert oft eine Rückbildung des Tumors. Sollte er zu groß geworden sein, kann er auf operativem Weg entfernt werden – ohne Ursache wird kein anderer mehr wachsen. Alles ist so einfach! Leider verstehen meine Kollegen das nicht.

So zwang mich das Leben selbst dazu, die Heilkunst anders zu betreiben. Irgendwann im Studium in der Fakultät für Pathologische Anatomie erwarb ich Kenntnisse in der irisdiagnostischen Methode – diese konnte ich 20 Jahre später anwenden. Denn die Irisdiagnose ist die „Pathoanatomie" einer lebenden Person. Der Mensch ist ein ganzheitlicher Organismus. Nachdem ich mit der Methode der Irisdiagnose mehr als 20 000 kranke und „praktisch gesunde" Patienten untersucht habe, konnte ich nicht mehr nach der konventionellen Art, also „nur" als Geburtshelferin und Gynäkologin arbeiten.

(*T. L.: Silvester 2000 feierten wir – Ella Stepanovna und ich – zusammen, und sie schlug vor, mich mit der irisdiagnostischen Methode zu untersuchen. Ich lehnte es nicht ab und sie wunderte sich sehr, dass meine Leber gesund war, was bei ihren Patienten offenbar ein seltenes Phänomen ist. Ich kann wirklich bestätigen, dass ich nie Leberschmerzen hatte und die Ärzte in den Untersuchungen bei mir dieses Organ niemals besonders beachtet haben – wie übrigens auch die anderen Organe. Allerdings bin ich mir ziemlich sicher, dass ich zu dieser Zeit bereits Trematoden in der Leber und der Bauchspeicheldrüse gehabt haben musste, die laut Dr. Hulda Clark ein provozierender Krebsfaktor sein sollen. Aber dank der Tatsache, dass ich sie im Frühling und Sommer systematisch bekämpft habe, kann ich jetzt mit voller Zuversicht sagen, dass mein Körper sich im Allgemeinen gesundheitlich regeneriert hat und insbesondere auch die Leber. Alles das spiegelt sich besonders in den Augen wider, die ein Spiegel des Körpers und der Seele sind. Deshalb strahlen jetzt, nachdem ich mehrere Behandlungen durchgeführt habe, meine Augen so, wie Sie es selbst bei vielen jungen Leuten nicht antreffen werden. Auch wenn die Irisdiagnose nicht von der offiziellen Medizin anerkannt wird, würde ich den Ärzten dennoch raten, auch wenn sie keine Augenärzte sind, häufiger in die Augen ihrer Patienten zu schauen.*)

Als den Ärzten in unserem Lande per Gesetz ermöglicht wurde, sich selbständig zu machen, hatte ich die Möglichkeit, mein Studium fortzusetzen. Mit großem Interesse habe ich Diättherapie, Phytotherapie, Labordiagnostik, Psychotherapie und andere Gesundheitsfächer studiert. Als die ersten Publikationen über sexuell übertragbare Krankheiten (SÜK) und deren Diagnostik erschienen, stürzte ich mich „Hals über Kopf" darauf, machte Fortbildungen und führte diese Erhebungsmethoden in meine Praxis ein.

In verschiedenen Epochen der Menschheit sind jeweils eigene Krankheitskeime charakteristisch. Früher gab es die Pest und die Cholera, die ganze Städte hinwegrafften und es gab die Syphilis, durch die Nasen „einbrachen" und die Körper verfaulten. Jetzt haben wir es mit einer subtileren Infektion zu tun: AIDS und die sogenannten Geschlechtskrankheiten, deren Erreger die folgenden sind: Chlamydien, Ureaplasmen, Mykoplasmen, Cytomegalovirus und neue Formen von Trichomonaden. Diese pathogenen Einzeller sind die „Anführer". Die anderen pathogenen Mikroorganismen koexistieren mit ihnen, sie bleiben in ihren Schatten, und müssen nicht unbedingt diagnostiziert werden, da sie mit der Behandlungsmethode, die zur Unterdrückung der durch die „Anführer" verursachten Krankheit bestimmt ist, ohnehin absterben.

In den menschlichen Körper gelangen sie meiner Meinung nach hauptsächlich auf folgende Weise: in utero, beim Geschlechtsverkehr oder bei der Bluttransfusion. Aber unter normalen Lebensbedingungen geschieht die Übertragung kaum, da diese Mikroben in der äußeren Umgebung nicht anzutreffen sind, nur in den Zellen lebender Organismen existieren sie. (*T. L.: Die von den Parasitologen der sechziger Jahre seit langem nachgewiesene Kontamination in den normalen Lebensbedingungen ist weitverbreitet, und ihre Beispiele sind in meinen früher veröffentlichten Büchern beschrieben. Wobei Trichomonaden das Reservoir und der Überträger von Bakterien, Rickettsien und Viren sind. Die Infektion überträgt sich zum Beispiel durch Speichel. Wenn zwei Freunde abwechselnd ein Getränk aus einer Flasche trinken oder wenn die Großmutter einen Apfel oder eine Banane abgebissen hat, und ihr Enkel den Rest bekommt. Dasselbe kann passieren: wenn der Sohn mit seinem Vater in der Wanne badet, die Tochter mit der Mutter, oder die ganze Familie ein Handtuch benutzt, wie auch gemeinsames Geschirr. Es ist auch bekannt, dass eine Grippeinfektion beim Husten übertragen wird, Mycoplasmose – bei einem Zungenkuss, Stomatitis (Pilze Candida) – beim Verzehr von ungewaschenem Obst. Gleichzeitig sollten wir die Gefahr der Infektion mit Wurmlarven und Keimen aus schlecht gewa-*

schenen kultivierten und wilden essbaren Pflanzen nicht vergessen, aus Fleisch, Fisch und Eiern sowie von Haustieren, die Reservoire für Helminthen, Toxoplasmen, Trichomonaden und verschiedene pathogene Infektionen sind.)

In meiner Praxis gibt es keinen einzigen Patienten, bei dem wir diese Mikroben nicht finden konnten – in unterschiedlicher Anzahl und verschiedenen Kombinationen. Indem ich die Behandlung Schritt für Schritt durchführe, beobachten ich und meine Kollegen die Anwesenheit dieser Mikroben in ihrer Dynamik, mit deren Verschwinden auch die Krankheit aufhört.

In der öffentlichen Medizin war ich ständig mit dem gleichen Bild konfrontiert: Patienten, die sich mit verschiedenen Pathologien an mich wenden, behaupten oft, dass, nachdem in anderen Labors diese pathogene Mikroflora untersucht wurde, der Befund negativ war. Die Krankheit ist da, aber in den Analysen gibt es keine Keime. Doch nach der richtigen Vorbereitung dieser Patienten wird in den Abstrichen regelmäßig diese pathogene Flora gefunden.

Erstaunlich ist, dass einige Patienten sich darüber beklagen, dass wir die Infektion feststellen, während sie in anderen Labors nicht gefunden wird. Man sollte annehmen, dass der Patient dankbar sein könnte, dass die Ursache seiner Krankheit gefunden wurde.

Aber viele Betroffene, die diese oder jene Krankheit haben, wollen die wahre Ursache ihrer Krankheit nicht sehen (für sie wäre es angenehmer, dass die Krankheit von einer Erkältung kommt, oder Ähnlichem), und sie gehen lieber in ein Labor, das die wahre Ursache der Krankheit nicht erkennt.

(T. L.: Die Effektivität der Tests von Ella Samoilova ist auf einem viel höheren Niveau, sowohl im Vergleich zur offiziellen Medizin, als auch zu den privaten Laboratorien, da sie die direkte Immunofluoreszenz-Methode zur Diagnostik verwendet. Wie ich oben schon sagte, ist das die effektivste Methode. Mithilfe des Fluoreszenzmikroskops und der Marker leuchten die gesuchten Mikroben, und man kann sie sogar zählen. Zweitens nimmt sie das Blut zur Analyse nicht vor der Behandlung, wenn die Infektion noch unbehandelt, also „im Ruhestand" ist, sondern am nächsten Tag nach der Pyrogenal-Injektion und der Verwendung anderer provozierender Faktoren, zum Beispiel salziger und scharfer Nahrung mit Alkohol. All dies provoziert die Freisetzung von Tricho-

monaden und anderen pathogenen Keimen aus ihren Nischen in den Blutstrom und erhöht die Sekretion von infiziertem Schleim im Genitalbereich. Genau diese „geöffnete" Infektion ist mit der richtigen Behandlung leichter zu unterdrücken.) Aber trotz dieser einzelnen Episoden wird die Mehrheit der Patienten gesund, die eine korrekte Diagnose erhalten und eine auf sie angepasste Behandlung durchgeführt haben.

So wird die Diagnose selbst aufgebaut (alle Schritte der klassischen Medizin):

1. Beschwerden des Patienten
2. Die Lebensgeschichte
3. Die Anamnese
4. Der objektive Status
5. Klinische- und Hilfs-Diagnostik.

Die Diagnostik umfasst folgende Analysen: Irisiagnostik; Labordiagnose von sexuell übertragbaren Krankheiten (SÜK) mit direkter Immunfluoreszenz als lokale Form (Abstriche aus dem Urogenitalsystem) und generalisierte Form (Blutpräparate); Ultraschalluntersuchung (nach Indikationen) und andere Methoden. Nach Erhalt aller Ergebnisse der Untersuchung wird eine klinische Diagnose gestellt und ein individueller Behandlungsplan für den Patienten erstellt.

Der Behandlungsprozess verläuft in mehreren Phasen. Die Behandlung umfasst vor allem anderen die Reinigung der Seele – in der Religion Beichte genannt –, d. h. die Reflexion der eigenen Handlungen und, als Reaktion darauf, eine Veränderung der Lebensweise. Dann beginnt die Reinigung des Darms mit einer hypertonischen Schöllkrautlösung. Es wird eine leichte (ohne Fleisch) und fast salzfreie Diät empfohlen. Außerdem wird empfohlen, während dessen den Organismus mit einer sogenannten „Infusion durch den Magen" zu reinigen: reichhaltiges Trinken (2-3 Liter am Tag) eines Aufgusses aus Heckenrose mit Honig. Größere Flüssigkeitsmengen sind bei Patienten mit Nieren- und Herzerkrankungen nicht kontraindiziert, die Flüssigkeit wird ausgeschieden, da die Heckenrose eine diuretische

Wirkung hat. Darüber hinaus werden verschiedene Nahrungsergänzungsmittel genommen, die die Reinigung des Körpers von Giftstoffen fördern (Tee und „LiFiber“ der Firma „Inrich“, sowie unserem heimischen Produkt „Fervital“).

Parallel dazu werden Medikamente verordnet. Dies natürlich streng individuell (unter Aufsicht eines Arztes). Zu allererst sind es Medikamente zur Stärkung der Immunität: Pyrogenal, Immunophan, Cycloferon, Likopid, Isoprinosine usw. Ich verwende sehr oft (wenn keine Kontraindikationen vorliegen) ein sehr wirksames altes Mittel aus unserer Heimat – Pyrogenal. Wir passen die einzelnen Dosierungen individuell an, und verursachen im Körper wahre „Explosionen“, der chronische Entzündungsprozess wird akut und dann entfernen wir ihn schrittweise gänzlich. Diese „Explosionen“ bringen dem Körper ein gewisses Unbehagen – Schüttelfrost, Fieber, flüchtige Schmerzen in jenen Teilen des Körpers, von denen die Entzündung ausgeht. Aber dieser Schritt ist wichtig, weil wir einen schon viele Jahre alten chronisch-adhäsiven Entzündungsprozess auf andere Weise nicht bewältigen könnten.

Ich gehe mit meinen Patienten gemeinsam diesen schwierigen Weg und treffe mich fast täglich mit ihnen. Man sagt nicht von ungefähr, das Problem ist nicht so wichtig, sondern die Haltung dazu. Mit der richtigen Einstellung gehen wir am Ende immer als Sieger hervor. Als nächstes werden verschiedene antibakterielle Wirkstoffe angewandt, die anhand der Mikrobiologie identifizierter pathogener Mikroben ausgewählt wurden und 6-8 Generationen der Parasitenentwicklung abdecken. Das nimmt ca. 24-28 Tage in Anspruch. Jetzt kommt ein Monat Rehabilitation, während der die Behandlung mit verschiedenen Kräuterpräparaten, je nach Beschwerden, fortgesetzt wird, die Leberreinigung, Rehabilitation der Wirbelsäule (jeweils nach Indikation), usw.

Nach Ende der Behandlung und einem Monat Rehabilitation werden neue Abstriche aus dem Genitalbereich und Blutproben entnommen und analysiert, mit Hilfe derer die Dynamik der pathogenen Flora überwacht wird. Basierend auf den Ergebnissen der Analyse wird die zweite Behandlung verordnet usw., bis zur vollständigen Genesung. In der Regel sind es 2-3 Behandlungszyklen, d. h. in den Laboranalysen sollte am Ende keine pathogene Flora mehr zu finden sein. Und erst danach widmen wir uns wieder dem kranken Organ, an dem die Behandlung begonnen hat, und sehen, wie viel Pathologie noch vorhanden ist. Wenn nötig, beginnt nun die lokale Behandlung des Organs (alle Methoden unserer modernen Medizin, einschließlich chirurgischer Eingriffe). Aber jetzt geschieht das in einem sauberen, durch gestärkte Abwehrkräfte geschützten Organismus: das Risiko eines Rückfalls wird dadurch minimiert und im Grunde ausgeschlossen.

Dies betrifft oft gutartige Tumore des Uterus, die sogenannten Fibromyome. In diesen Fällen beobachten wir oft eine Rückbildung des Tumors. Bei pathologischen Symptomen (Störung des Menstruationszyklus, Schmerzen usw.) verschwinden sie in der Regel, wenn vor der Behandlung Indikationen für die Operation vorlagen, dann treten sie nach der Behandlung oft nicht mehr auf. In meiner Praxis gab es viele Beispiele, wo sich Tumore zurückbildeten und Patientinnen vollständig gesund wurden.

Interessant ist, dass die Polypen (gutartige Auswüchse) des Darms oder auch des Gebärmutterhalses im Verlauf der Behandlung irgendwie absterben, verkümmern und blutlos abfallen. Das histologische Ergebnis in diesen Fällen ist ein fibröser Polyp mit dem Phänomen der Entzündung und Nekrose. Submuköse Myome (submuköse Gebärmutterknoten) werden ohne Schmerzen und ohne Blut „geboren“ und rollen wie ein Ei aus dem Gebärmutterhalskanal heraus. Auf der Haut „sterben“ auch Papillomen. Dies beweist erneut, dass die Infektion das Wachstum dieser Neubildungen verursacht – Papillome, Polypen, Tumore. Entferne die Ursache und alle Auswüchse sterben ab. Aus dem Darm werden während der Darm-Reinigung ausgeschieden: Steine verschiedener Größen, Polypen, Würmer.

Infolge dieser Behandlung verschwinden verschiedene Krankheiten des Gebärmutterhalses (Erosion, Leukoplakie, Dysplasie verschiedener Grade und sogar die ersten Merkmale des Krebses) in der Regel ohne chirurgischen Eingriff und ohne Verätzung. In diesen Fällen wird zusätzlich eine lokale Therapie durchgeführt: Vaginalbäder, Tampons, Globuli usw. Nach Durchführung von normalen Labortests als Folge einer adäquaten Behandlung bei Frauen, die bereits geboren haben (im Falle einer ausgedehnten Erosionsfläche) kann eine Kryotherapie oder Diathermokoagulation unter kolposkopischer Kontrolle durchgeführt werden.

Chronische entzündliche Prozesse der Gebärmutter, der Eierstöcke und benachbarter Organe lösen sich zusehends auf. Der Uterus, der vor der Behandlung durch Verwachsungen (Adhäsionen) in die eine oder andere Scheidenseite verschoben war, nimmt seine mittlere Position ein, und seine Beweglichkeit wird wiederhergestellt. Die sogenannten Phänomene der Adenomyosis, die auch als Folge eines langandauernden chronischen Entzündungsprozesses im Blinddarm und der Gebärmutter entstehen (der hormonelle Faktor ist hier sekundär, da die erkrankten Eierstöcke nicht richtig funktionieren und daher die Hormone „fehlproduziert" werden), werden kleiner oder verschwinden ohne Hormontherapie (die Menstruation wird schmerzlos und es gibt keine Schmierblutungen vorher und nachher).

In der Praxis der Geburtshilfe, nach spezifischer antibakterieller Kombinationstherapie, während der eine richtige Tagesstruktur und ausgewogene Ernährung gewährleistet war, verschwinden die Risikosymptome der Schwangerschafts-Unterbrechung (ohne zusätzliche sedierende und krampflösende Medikamente), das Blutbild – ESR und rotes Blut – wird wiederhergestellt (ohne Eisenpräparate), die Anzeichen einer Präeklampsie verschwinden, und die Werte des intrauterinen fetalen Status (Ultraschall und CTG) normalisieren sich.

Kurz gesagt, entferne die pathogene Mikroflora, reinige den Organismus, stärke die Immunkräfte, und der Körper balanciert alles andere selbst aus. Die Behandlung beider Sexualpartner wird parallel durchgeführt. Die lokale Therapie bei Männern beläuft sich in der Regel auf eine Instillation der Harnröhre mit verschiedenen Mitteln, manchmal auch weitere Verfahren wie: Massage, Gerätetherapie, etc.

Nach einer solchen Behandlung spreche ich mit dem Patienten über einen gesunden Lebensstil. Der Herr schuf den Menschen und gab ihm Regeln fürs Leben. Und das ist die Wahrheit! Es gibt keine Alternative dazu. Und das bedeutet: Führe eine rechtschaffene Lebensweise in allem – im intimen Leben und im Essen, beachte das Fasten, sei freundlich, barmherzig im Umgang mit anderen. Sei bescheiden und in der Lage, deine Fehler zu bekennen und sie zu korrigieren. Bete und beichte, vereinige dich mit Gott in der heiligen Kommunion. Dann wird dein Leben schön und harmonisch sein.

Abschließend möchte ich die Worte des bekannten griechischen Homöopathen Georgos Vithoulkas zitieren: „Gesundheit ist Freiheit auf verschiedenen Ebenen:

- auf der physischen – frei von Schmerz, Wohlbefinden;
- auf der emotionalen – befreit von Leidenschaften, ein Zustand von Gleichmut und Gelassenheit;
- auf der geistigen – frei von Selbstsucht, Erkennen der Wahrheit und die Anerkenntnis Gottes."

* * *

Soweit die Ausführungen von Ella Samoilowa. Zu all dem möchte ich von mir selbst hinzufügen: „Behandle nicht die Krankheit, sondern heile den Patienten" – diese weisen Worte wurden von dem größten Vertreter der antiken Medizin, Hippokrates, überliefert, einem altgriechischen Arzt, der schon deshalb jedem jungen Arzt bekannt ist, weil er das Recht auf ärztliche Tätigkeit erhält, in dem er den „Hippokratischen Eid" leistet. Aber, wie wir sehen, wird er in seiner Essenz von einer überwältigenden Mehrheit der Ärzte nicht befolgt.

Bedeutet es, dass sie ihren Eid brechen? Urteilen Sie selbst. In Wirklichkeit spiegeln die Arbeiten von Hippokrates die Idee der Ganzheitlichkeit des Körpers sowie die Notwendigkeit einer individuellen Annäherung an den Patienten und seine Behandlung wider. Der Name Hippokrates ist verbunden mit der Idee hoher moralischer Werte und eines ethischen Verhaltens seitens des Arztes. Aber wie viele Ärzte sehen den Patienten wirklich ganzheitlich, statt nur die Symptome zu behandeln? Bei reiner Symptombehandlung ist die individuelle Annäherung an die Patienten praktisch nicht vorhanden. Infolgedessen beschränkt sich der Behandlungsprozess auf ein kleines Register künstlicher Mittel und bestimmter Verfahren.

Dabei werden natürliche Heilmittel in der Medizin seit langem abgelehnt und traumatisierende Behandlungen eindeutig bevorzugt, wie z. B.: radikale Chirurgie, immunsuppressive (die Immunkraft unterdrückende) Chemotherapie, krebserregende Bestrahlung und die äußerst schädliche Hormontherapie. Außerdem wird die Medizin zunehmend kommerzialisiert. Und Onkologen reagieren mit offener Überraschung, wenn einer ihrer Patienten nach der barbarischen, schädlichen Behandlung überlebt. Wo bleibt hier der Vorsatz: „Kranke vor Schaden bewahren!"?

Der Schritt von der reinen Gynäkologie zur ganzheitlichen Behandlung

Anfang 2001 lud mich das Gesundheitszentrum „Hilf dir selbst" auf Wunsch einer Gruppe von Moskauer Patienten, die an verschiedenen Krankheiten litten, zu einem Vortrag ins Kulturzentrum „Moskwitsch" ein. Ich bin keine Ärztin und behandle nicht. Aber ich kann am eigenen Beispiel berichten, wie man Krebs und anderen unheilbaren Krankheiten vorbeugt. Und mir ist wohl bekannt, dass es unter den Zuhörern immer Menschen mit einem langen Leidensweg gibt, die, nachdem sie viel Zeit in den Sprechstunden verschiedener Kliniken verbracht haben, sich endlich entschließen, Hilfe bei solch einem Experten zu suchen, der wirklich mit Rat und Tat helfen kann.

Aus diesem Grund habe ich die Ärztin Samoilova zu einem der Treffen eingeladen, in der Hoffnung, dass sie die notwendigen Ratschläge und spezifischen Empfehlungen zur Behandlung gynäkologischer und anderer Krankheiten, mit denen sie sich befasst, geben würde. Aber leider geschah dies nicht: Die ihr gegebene Zeit wurde mit allgemeinen Argumenten und Worten über Gehorsam gegenüber Gott verbracht. Für das gleiche Treffen habe ich auch einen

Korrespondenten der beliebten und in großer Auflage erscheinenden Zeitschrift „Gesunder Lebenswandel“ eingeladen.

Als Ergebnis wurde ein Treffen von zwei Spezialisten geplant, nach dem ein Interview-Artikel mit dem Titel „Freiheit von Schmerz, Leidenschaft und Egoismus“ im Blatt Nr. 7 (187), 2001 erschien. Davon biete ich Ihnen jene Auszüge an, die das oben vorgestellte Material zur therapeutischen Tätigkeit von Samoilova ergänzen können. Also lesen wir.

Nachdem ich viele Jahre als Geburtshelferin und Gynäkologin gearbeitet habe, war ich überzeugt, dass die traditionelle Medizin einen Menschen nicht als einen ganzheitlichen Organismus behandelt. Die enge Spezialisierung, die für die Behandlung des zwanzigsten Jahrhunderts charakteristisch ist, führte zu paradoxen Ergebnissen. Bildlich gesprochen behandelte ein Arzt einen Zeh am linken Bein und der andere Arzt – am rechten Bein. Der Patient wurde in Systeme und Organe getrennt und an Fachleute verschiedener medizinischer Spezialisierungen „verteilt“, jeder behandelte nur einen Teil des menschlichen Körpers, und insgesamt wurde ein großer Schaden angerichtet. Ich sah mit meinen eigenen Augen, dass die Ergebnisse einer solchen symptomatischen, syndrombetonten Behandlung kurzfristig und wenig hilfreich waren und nicht den nötigen Erfolg brachten.

Als Grund all dieser scheinbar unterschiedlichen Erkrankungen (Entzündungsprozesse der Gebärmutter und der Eierstöcke, Erosion, Leukoplakie, Dysplasie, Polypen, Papillome, gutartige und bösartige Tumoren) steht eine Ursache: eine Infektion, und genau diese sollte konsequent bekämpft werden. Entfernt man diese, werden sich alle Pathologien deutlich reduzieren.

Jede Epoche im Leben der Menschheit bringt ihre Helden und ... ihre Mikroben. Im Mittelalter fegten Pest-Epidemien ganze Städte von der Erdoberfläche. Bis zum ersten Drittel des 20. Jahrhunderts verursachte die Syphilis schlimme Folgen, wobei die Nasen „einbrachen“, der Körper verfaulte, Blindheit, Wahnsinn, Lähmung auftraten ... Unsere Zeit brachte die HIV-Infektion und sogenannte sexuell übertragbare Krankheiten. Unter ihnen könnten als führend gelten: Chlamydien, Ureaplasma, Mykoplasmen und neue Formen von Trichomonaden. Die Ära dieser Krankheiten hat erst vor relativ kurzer Zeit begonnen: Die Gesundheitswissenschaft hat erst vor 25 bis 30 Jahren begonnen sie intensiver zu erforschen, und in unserem Land ist die Erfahrung mit ihnen noch kürzer – gerade mal 15 Jahre. Hinzu kommen objektive Schwierigkeiten bei der Diagnose und Behandlung dieser Infektionen. *(T. L.: Der Höhepunkt der Interessen an der Trichomonade fällt auf die 50-60er Jahre des 20. Jahrhunderts, aber seit den 1970er Jahren, seit man sich mit dem Virus-Thema beschäftigt, ist dieser gefährliche Parasit in ein unverzeihliches Vergessen geraten. Als Folge trugen die oben aufgeführten Mikroben zur Entstehung von „neuen Formen der Trichomonade" bei und zur Bildung von stabilen Kolonien – Adhäsionen, Tumoren und Thromben.)*

Ganz aus dem Blickfeld der Aufmerksamkeit moderner Medizin geraten, veränderten sich die „guten alten" Mikroorganismen allmählich in ihrer Art. Infolgedessen erschienen ihre für Ärzte und Mikrobiologen ungewöhnlichen atypischen Arten. Nehmen Sie zum Beispiel einen so bekannten Vertreter der Protozoen-Familie, die Trichomonade. In unserer Zeit verliert sie zunehmend ihren arttypischen „Schwanz", wählt eine zystoide Existenzform und erschwert damit die Diagnose erheblich.

Darüber hinaus haben viele Erreger unter dem „massiven Beschuss" moderner starker Arzneimittel unempfindliche oder resistente Formen entwickelt. Dies gilt auch für relativ neue Infektionen wie Chlamydien. Wenn sich Tetracyclin-Antibiotika vor 10-15 Jahren im Kampf gegen sie als recht wirksam erwiesen, ist man heute gezwungen, sich mit einer stärkeren Familie von Makroliden auseinanderzusetzen.

Die sogenannten „neuen" Krankheiten kann man nicht mit nur einem Behandlungszyklus heilen, was in der Natur dieser Infektionen liegt. Erstens verhalten sich sowohl die Chlamydiose als auch Ureamycoplasmose äußerst heimtückisch, verschleiert. In der Regel verlaufen sie symptomlos – oder mit wenigen Symptomen –, ohne den Kranken bis zu einem bestimmten Zeitpunkt zu stören. Jedoch führen die Erreger, nachdem sie in den menschlichen Körper eingedrungen sind, ständig ihre zerstörerische Arbeit aus. Man sollte noch ein Merkmal betonen, welches beiden gemeinsam ist: sowohl Chlamydien als auch Ureamicoplasma gehören zu den sogenannten intrazellulären Parasiten.

Dies ist eine für die Wissenschaft neue Art von pathogenen Organismen, die eine Zwischenposition zwischen Bakterien und Viren einnehmen. Sie haben keine eigene Hülle und können nicht unabhängig im Interzellularraum existieren. Um überleben zu können, müssen diese Mikroorganismen in die lebende Zelle des Organismus selbst oder die darin lebenden Protozoen (Trichomonaden) eindringen. Daher werden oft nach der Heilung der Trichomoniasis und der Zerstörung ihrer Erreger beim Patienten Chlamydien oder Ureamycoplasmen und manchmal beide gefunden. Diese Parasiten verstecken sich vorläufig in Trichomonaden. Übrigens ist das alles in den Büchern von Tamara Lebedewa ausführlich beschrieben.

Alle diese Erreger durchlaufen einen ziemlich komplexen Entwicklungsweg, der die Phase „Zelle – interzellulärer Raum" einschließt, welche 24 bis 72 Stunden dauert. Vernichten kann man die Parasiten nur dann, wenn sie sich in der Zellmembran befinden, deshalb sollte der Behandlungszyklus (um eine Überlappung mehrerer Zyklen der mikrobiellen Entwicklung abzudecken) mindestens 21-24 Tage dauern. Wenn Sie in der Werbung lesen, dass jemand Chlamydien innerhalb von zehn Tagen beseitigt, glauben Sie ihm nicht, das ist nicht möglich!

In der heutigen Zeit verursacht die Behandlung einer Krankheit eine erhebliche Schwächung des Immunsystems. Daher ist neben der Antibiotikabehandlung auch die Verordnung von Immunmodulatoren erforderlich. Ohne die Abwehrkräfte zu stärken, deren Abschwächung durch Mangelernährung, Lebensstil, Umweltzerstörung und die eben erwähnten Immunsuppressiva verursacht wird, ist die Behandlung – sogar mit teuren und hochwirksamen Medikamenten – dann möglicherweise nicht wirksam.

Als Mittel, die die Immunität positiv beeinflussen, setze ich in meiner Praxis aktiv Arzneien der neuen Generation ein, darunter Immunophan. Trotzdem besitzt auch Pyrogenal eine Reihe wichtiger Vorteile. Vor allem: jede Krankheit ist im akuten Stadium leichter zu erkennen und zu heilen, und dieses Mittel, hierzulande hergestellt und erschwinglich im Preis, hat neben immunmodulierenden auch provozierende Eigenschaften. Dies bedeutet, dass die Einführung von Pyrogenen eine „explosive Reaktion" des Körpers hervorruft, die schlummernde Infektionen zutage fördert. Dies kann beim Patienten zu einem gewissen Unbehagen und einem Anstieg der Temperatur führen, dafür sind aber die Schwierigkeiten bei der Diagnose und Behandlung stark reduziert. Es ist jedoch notwendig zu erinnern: wenn Sie die feindlichen Bewohner, die in den Eingeweiden Ihres Organismus lauern, „aufwecken" – darf man die Behandlung auf keinen Fall verzögern, geschweige denn, sie abbrechen!

Bei der Behandlung ist ein komplexer Ansatz erforderlich, der Folgendes umfasst: Mittel zur Stärkung der Immunität, innere Reinigung des Körpers, Umstellung der Ernährung und des Lebensstils, Einnahme spezieller Nahrungsergänzungsmittel ... Der Behandlungsprozess ist in mehrere Stufen unterteilt. Aber die Heilung des Körpers lässt sich nicht erreichen, ohne die Seele zu reinigen, d. h. ihre Handlungen zu reflektieren, die zur Krankheit geführt haben. Idealerweise wird diese Phase mit einer Beichte gekrönt. Auf der somatischen Ebene wird dem Patienten eine leichte vegetarische Diät mit einem begrenzten Salzgehalt verabreicht, während dessen wird das reichhaltige Trinken (2-3 Liter pro Tag) von Hagebuttentee oder -aufguss mit Honig empfohlen. Der Patient erhält eine spezifische Antibiotikatherapie unter Beteiligung von Immunmodulatoren, die natürlich individuell ausgewählt werden. Dann folgt eine Rehabilitationsphase von einem Monat, die mit der Durchführung von Tests abgeschlossen wird. Falls erforderlich, wird ein zweiter Behandlungszyklus verordnet. Es ist ratsam, parallel lokale Verfahren zu verwenden und gleichzeitig Nahrungsergänzungsmittel zur Entfernung von Schlacken zu nehmen.

Um den Darm gründlich zu reinigen, können auch Einläufe mit Schöllkraut-Lösung verwendet werden. Schöllkraut bekämpft Entzündungen, Mikroben, Pilze, wirkt antiviral. Klistierduschen mit Schöllkraut helfen bei Trichomonas-Kolpitis und bei Erosion des Gebärmutterhalses. Aus dem Darm kommen infolge der Reinigung nicht nur Stuhlmassen, sondern Helminthen und oft genug auch Polypen. All dies sind wichtige Meilensteine auf dem Weg zu einer allgemeinen Genesung des Organismus.

* * *

Die Behandlungsmethode von Ella Samoilova

Nachdem ich nun das gesamte Material gesammelt habe, das ich brauche, möchte ich Ihnen jetzt die Behandlungsmethode von Ella Samoilova vorstellen. Sie umfasst folgende Verfahren.

Schema der Heilverfahren

- **Gespräch** mit der Patientin oder dem Ehepaar, bei dem der Arzt über die Ursachen der Krankheit und die drei Möglichkeiten einer Infektion informiert: in utero, mit Bluttransfusionen und durch Geschlechtsverkehr, sowie noch darüber, dass ein Kondom nicht ausreichend vor Infektionen schützt. Es ist notwendig, während der Behandlung auf Geschlechtsverkehr zu verzichten. Wichtig ist, das sich Patientin/Ehepaar für die Prävention unheilbarer Krankheiten bei ihren Kindern einsetzen, und zwar von Beginn an. Nach Abschluss des gesamten Behandlungs- und Genesungsprozesses wird wieder ein Gespräch mit den Patienten über den weiteren gesundheitsfördernden Plan und eine gesunde Lebensweise im Allgemeinen geführt, über die Notwendigkeit, die eigenen Handlungen, die zur Entwicklung der Krankheit beigetragen haben, zu überdenken.
- **Diagnostik**. Sie umfasst: Irisdiagnose, Untersuchung und Analyse von Blutpräparaten und Abstrichen aus dem Genitalbereich. Gewöhn-

lich wird am ersten Tag eine Injektion von Pyrogenal verabreicht, um den langsam verlaufenden pathologischen Prozess, der manchmal von dem Patienten nicht bemerkt wird, in einen akuten Zustand zu versetzen. Es werden Empfehlungen zur Verstärkung des Zustandes gegeben, indem 1-2 Gläser Bier oder Wein, Salzhering oder andere ähnliche Nahrungsmittel zum Abendessen eingenommen werden. Am nächsten Tag: gynäkologische und urologische Untersuchung der Patienten, Entnahme von mehreren Tropfen peripherem Blut aus dem Ringfinger und Abstriche aus dem Zervikalkanal und der Harnröhre. Die mit Aceton fixierten und mit speziellen Markern behandelten Abstriche werden in einer direkten Immunfluoreszenzanalyse auf Trichomonaden, Chlamydien, Mykoplasmen, Ureaplasmen, Cytomegalovirus untersucht. Bei Bedarf wird die Synovialflüssigkeit auf die gleiche Weise analysiert.

- **Darmreinigung**. Es wird empfohlen, das Rektum und den Dickdarm mit hypertonischer Schöllkrautlösung zu reinigen. Dazu nimmt man zwei Esslöffel getrocknetes Kraut auf einen Liter Wasser, kocht es 3-4 Minuten und lässt es abkühlen, danach wird ein Esslöffel Kochsalz hinzugefügt. Für den Einlauf sind ca. 2 Liter erforderlich. Der Einlauf wird am Morgen auf nüchternen Magen oder vor dem Schlafengehen (wenn das Abendessen nicht später als um 19.00 Uhr war) gemacht – über drei Wochen lang täglich, dann für eine Woche – jeden zweiten Tag, die darauffolgende Woche – alle drei Tage, dann – alle vier Tage, schließlich ein Mal pro Woche.

- Die **Ernährung** sollte überwiegend vegetarisch sein, ohne Fleisch (schwer verdaulich, erzeugt Schlacken) und fast ohne Salz (bindet Flüssigkeit im Körper). Ein Omelett mit Gemüse oder ein fein gewürfeltes Ei im Salat ist erlaubt. Brei (Kascha) soll mit Wasser, ohne Milch gekocht werden, aber Sie können Butter hinzufügen. Zu diesem Zeitpunkt sind Alkohol und Zink enthaltende Produkte oder Präparate auszuschließen.

- Die **innere Reinigung** sollte täglich durch den sogenannten „Tropf durch den Magen“ durchgeführt werden: reichliches Trinken – bis zu 2-3 Liter pro Tag – von Hagebuttenaufguss oder Hagebuttentee mit Honig, der eine harntreibende Wirkung hat.

- **Einnahme von Nahrungsergänzungen**, die dabei helfen, den Körper von Giftstoffen zu reinigen. Dazu gehören: Tee und „Lifiber“ der Firma „Inrich“, sowie unser heimisches Produkt „Fervital“. Es wird empfohlen, die Vitamine C, E, Gruppe B, das Spurenelement Selen, Erakond (Luzerne) zu verwenden. Es ist jedoch wünschenswert, sie in mizellarer Form, das heißt in einem leicht verdaulichen organischen Zustand, zu sich zu nehmen. Um die nützliche Mikroflora des Darms wiederherzustellen, die von der massiven antiinfektiösen Therapie betroffen sein kann, werden Eubiotika empfohlen: Bifidum Bacterin, Acidophilus der Firma „Inrich“, Acylact und andere.

- **Steigerung der Immunkraft**. Zunächst werden Medikamente zur Erhöhung der Immunkraft verwendet: Pyrogenal, Immunophan, Cycloferon, Likopid, Isoprinosine und andere. Ella Samoilova zieht es vor, (wenn keine Kontraindikationen vorliegen) das sehr wirksame einheimische Mittel Pyrogenal anzuwenden.

Pyrogenal wird ab dem ersten Behandlungstag mit einer Dosis von 10 μg gespritzt, wobei die erste Injektion als Provokation wirkt. Die Injektionen werden jeden zweiten Tag wiederholt, jedes Mal wird die Dosis um 5-10 μg erhöht, abhängig vom Grad der Reaktion des Körpers (dabei können auftreten: erhöhtes Fieber, Schmerzen, Schüttelfrost, Kopfschmerzen). Bei einer ausgeprägten Reaktion empfiehlt es sich, eine heiße Dusche zu nehmen und Hagebuttentee zu trinken – 1 Glas pro Stunde.

- Die **antimykotische Therapie** beginnt ab dem ersten Behandlungstag. Es wird entweder durch eine Einzeldosis Diflucan bzw. Forcan (1 Kapsel – 150 mg) oder durch eine 7-tägige Einnahme des heimischen Polyen-Antibiotikums Nystatin mit einer Dosis von 500.000 Einheiten 4 Mal am Tag durchgeführt. Am 20. Tag des Behandlungsprozesses, d. h. am Ende des zweiten Zyklus der Anti-Trichomonadentherapie (wird nachstehend beschrieben), wechselt man zu einer 7-tägigen Verabreichung von Nystatin – jeweils 500.000 Einheiten, 4 Mal am Tag. Dieses Medikament wird parallel zur Einnahme solcher Nahrungsergänzungsmittel wie Fervital verabreicht.

- Die **Antitrichomonaden-Therapie** beginnt am zweiten Tag der Behandlung. Es wird empfohlen, Trichopol oder Macmiror (ein teures

Medikament gegen Trichomonaden und Pilze) 1 Tablette 3-mal täglich für sieben Tage zu nehmen. Am 13. Tag des Behandlungsprozesses, d. h. vom Beginn der Einnahme des zweiten antimikrobiellen Antibiotikums (nachstehend beschrieben), wird die Gabe von Trichopol oder eines anderen anti-trichomonadalen Arzneimittels eine Tablette dreimal täglich für sieben Tage wiederholt, d. h. bis einschließlich 19. Tag.

- Die **antimikrobielle Therapie** beginnt am 3. Behandlungstag. Diese Medikamente, ausgewählt nach der Mikrobiologie der identifizierten pathogenen Mikroben, sollten 6-8 Zyklen (Generationen) der Parasitenentwicklung abdecken. Das dauert ca. 24-28 Tage. Dazu werden Antibiotika aus verschiedenen Gruppen verwendet. Zum Beispiel wird zu Beginn innerhalb von zehn Tagen ein Antibiotikum aus der Gruppe von Doxycyclinen wie Doxycyclin oder seinen Analoga genommen: Vibromycin (Schweiz) oder Bassado (Italien). Dann wechselt man sofort, das heißt, vom nächsten Tag an, zu einer 10-tägigen Verabreichung solcher Makrolide, wie Rulid oder Wilprafen, Klacid, Maxaquin, Sumamed, Rovamycin. Die Gesamtdauer dieser Behandlung beträgt 20 Tage. Einnahmedosis – eine Tablette morgens und abends im Abstand von zwölf Stunden. *(T. L.: Zu dieser Zeit kann es Beschwerden z. B. Übelkeit und andere Reaktionen des Körpers geben. Und ich denke, nach der Unterdrückung des Hauptteils der Keime mit Antibiotika der Doxycyclin-Gruppe scheint es, dass in einigen Fällen der beste Anti-chlamydien-Effekt erzielt wird durch: Maxaquin und Wilprafen.)*

- Die **Lokale Therapie**. Im Verlauf der Behandlung werden Frauen zusätzlich mit einer lokalen Therapie behandelt: Vaginalbäder, Tampons, Globuli usw. Frauen, die bereits geboren haben (im Falle einer ausgedehnten Erosionsfläche), erhalten eine Kryotherapie oder Diathermokoagulation unter kolposkopischer Kontrolle. Lokale Therapie für Männer: Instillation (Einträufeln) von verschiedenen Heilmitteln in die Harnröhre mit einem Katheter und andere Verfahren: Prostata-Massage, Gerätetherapie, etc.

Mittel zur lokalen Therapie, durchgeführt von einem Gynäkologen/Urologen oder bei Bedarf zu Hause vom Patienten selbst: Suppositorien mit Macmiror; Clotrimazol – gegen Pilze und Trichomonaden; Betadine; Klion D (Antimykotikum); Creme Dafnegin (Antimykotikum).

- Rehabilitation zwischen den Behandlungszyklen, zwischen denen die Leber auf traditionelle Weise gereinigt wird: mit Olivenöl und Zitronensaft. Man nimmt Kräuterergänzungen — bei Beschwerden. Es werden Eubiotika (Bifidobakterien) und, falls notwendig, Piotrowitsch-Einlegesohlen „Piokal" verwendet, die als Biostimulanzien dienen. In manchen Fällen wird Nieswurz empfohlen, der vor dem Schlafengehen oder morgens eingenommen wird. Die Einnahme beginnt mit 1/4 eines Senflöffels und man erhöht dann schrittweise die Dosis auf 1,5 Teelöffel. Es ist jedoch besser, ihn in einem Brei verrührt mit reichlich Flüssigkeit zu sich zu nehmen.

* * *

Wir haben uns das von Ella Samoilova angewandte, ungefähre Behandlungsschema für erwachsene Patienten angeschaut. Abschließend ist folgendes zur Vervollständigung hinzuzufügen: in der Regel besteht der Behandlungs- und Genesungsprozess aus 2-3 Behandlungszyklen mit Pausen von 3-4 Wochen. Die Behandlung gilt als abgeschlossen, wenn die pathogene Flora in den durchgeführten Analysen nicht mehr gefunden wird. Und erst danach achtet Ella Samoilova wieder auf das kranke Organ, von dem die Behandlung ausging. Wenn sich der Tumor am Ende der Behandlung nicht auflöst, wird die Frage seiner sofortigen operativen Entfernung besprochen. Und, obwohl diese Tatsache an sich unangenehm ist, kann der Arzt in diesem Fall dennoch beruhigt sein, denn die vorher durchgeführte Behandlung minimiert die Wahrscheinlichkeit eines Rückfalls des Tumors in der Zukunft.

Ein lehrreicher Fall aus der Praxis der Ärztin Samoilova

Das Hauptmittel zur Auflösung von Trichomonadenverkapselungen bei dieser oben ausführlich vorgestellten Behandlung ist Pyrogenal. Aber ich würde gerne über einen interessanten Fall in der jüngsten

Praxis von Samoilova sprechen, als die Strahlentherapie diese Rolle gespielt hat. Diese Geschichte wird in ihrem Buch „Beseitige die Ursache – besiege die Krankheit“ beschrieben. Aber ich werde sie erzählen, wie ich es von Ella Stepanovna selbst erfahren habe. Wie sie mir im Frühjahr 2001 erzählte, wandten sich zwei Krebspatienten mit der Bitte um Hilfe an sie. Sie lebten weit an der Peripherie des Landes und kämpften – in der Hoffnung auf die Effektivität der Hauptstadt-Onkologen – um eine Überweisung in die Klinik des Russischen Krebsforschungszentrums in Moskau, die sie schließlich erhielten.

Bei der Diagnose „Gebärmutterhalskrebs III. Stadium“ unterzogen sich die Frauen einer Strahlentherapie, die für sie so schmerzhaft war, dass sie vollständig geschwächt waren und ihr Leben buchstäblich nur noch aus Leiden bestand. Die schwere Dysbakteriose, die die Folge dieser harten Behandlung war, führte zu häufigem Durchfall und, wegen Appetitlosigkeit, konnten sie nichts essen. Die Blutwerte verschlechterten sich noch mehr, eitriger Ausfluss kam aus der Scheide. In diesem Zustand wurden die Patientinnen aus dem Krebsforschungszentrum entlassen und unter die Aufsicht ihres örtlichen Bezirksarztes gestellt. Man kann sich vorstellen, wie sehr diese Patientinnen, die viel Geld, Mühe und Zeit aufgewandt haben, von den Behandlungsergebnissen enttäuscht waren! Deshalb stimmten sie sofort zu, als ihnen angeboten wurde, nach der Methode von Ella Samoilova behandelt zu werden.

Ein Bluttest mit direkter Immunfluoreszenz zeigte, wie Ella Stepanovna berichtete: „Da sind ja lauter Trichomonaden!“ Und das ist verständlich: unter dem Einfluss der Strahlentherapie kam es zu einer Auflösung des Tumors, und Trichomonaden – aus denen der Tumor bestand und die sich aus der Ruhephase in die aktive amöboide Form begaben – stürzten in die Blutbahn. Mit anderen Worten, die Bildung von Metastasen begann, die nach einiger Zeit zu mehrfachem Krebs im Körper führen könnte und sicherlich auch würde. Aber auf dem Weg zu diesem lebensgefährlichen Prozess wurde nun die richtige medikamentöse Behandlung verordnet. Sie war nicht nur gegen einzellige Parasiten gerichtet, sondern auch gegen Chlamydien, Ureaplasmen und Cytomegaloviren, die in sehr aktiver Form sowohl im peripheren Blut als auch in Abstrichen aus dem Genitalbereich und der Harnröhre gefunden wurden.

Als Ergebnis dieser adäquaten Behandlung mit parallel durchgeführter Darmreinigung und einer Ernährungsumstellung befanden sich die Patientinnen auf dem Weg der Besserung. Diese Behandlung war – trotz des schlechten Zustandes der Patientinnen – auch deshalb erfolgreich, weil in dieser Zeit der Hauptteil der Trichomonaden seine Hülle – die Tumorkapsel – verlassen hatte und sich in eine Amöboidform (groß und aggressiv, aber mit einer dünnen Membran) verwandelt hatte, die besser für die medikamentöse Behandlung zugänglich ist.

Dieser Fall interessierte mich sehr, und deshalb stimmte ich bereitwillig zu, als Ella Samoilova vorschlug, ein kleines Experiment zu machen. Es wurde entschieden das Blut der Patientinnen vor und nach der Behandlung mikroskopisch zu untersuchen. Aber unglücklicherweise wurden die entnommenen Bluttropfen grob verschmiert und nicht vollständig auf dem Glas verteilt, wie es bei Hämatologen üblich ist. Zusätzlich wurden diese Abstriche nicht mit Alkohol, sondern mit Aceton fixiert. Infolgedessen gelang es mir weder sie normal zu färben, nach Romanovsky-Giemsa, noch irgendetwas im Mikroskop zu erkennen. Nichtsdestotrotz konnten die Patientinnen selbst feststellen, dass sich ihr Zustand nach einem dreiwöchigen Behandlungskurs dramatisch verbesserte: Viele Pathologien verschwanden, das Blutbild verbesserte sich, der Appetit kam wieder, der Stuhl normalisierte sich und das Interesse am Leben kehrte zurück. Natürlich wurde ihre Behandlung hier noch nicht gestoppt: Nach einem Monat Pause würden sie die Behandlung wiederholen …

Bezüglich der Qualität von Diagnosen zur Identifizierung von Krankheitserregern, deren Niveau in der offiziellen Medizin sehr niedrig ist, möchte ich Sie in diesem Zusammenhang auf die Meinung von Samoilova hinweisen. Denn sie diagnostiziert, heilt und erzielt gute Ergebnisse bei der Behandlung. In der Regel werden beide Ehepartner untersucht, und es werden jene pathogenen Mikroben gefunden, die zuvor nicht durch andere Methoden und Spezialisten entdeckt wurden. Warum passiert das?

Die Antwort der Ärztin lautet: „Es ist nicht immer möglich, pathogene Keime zu finden, wenn sie im Körper vorhanden sind. Es hängt von mehreren Faktoren ab. Zum Beispiel:

- Wie werden die Analyseproben für die Forschung entnommen?
- Welche Diagnosemethode wird verwendet?
- Wer leitet die Untersuchung? (der wichtigste Faktor).

Die Qualifikation eines Arztes ist sehr wichtig. Dann – die Untersuchungsmethode. Ich wende die direkte Fluoreszenz in meiner Praxis an. Meiner Meinung nach ist das die genaueste Methode.“ *(T. L.: Dies wurde vor mehr als 30 Jahren von sowjetischen Parasitologen festgestellt, die die Diagnose von vaginalen Trichomonaden durch verschiedene Methoden verglichen: Kultur, mikroskopisch – native und gefärbte Präparate, fluoreszierend oder lumineszierend.)*

Die Technologie ist sehr einfach. Reaktivstoffe sind keine chemischen Farbstoffe, sondern Antikörper. Jeder Mikroorganismus hat sein eigenes spezifisches Protein – ein Antigen, dem ein bestimmter Antikörper entspricht. Sie können das Material per Abstrich oder durch Abkratzen an jeder Stelle des menschlichen Körpers entnehmen: von der Urethra, vom Gebärmutterhals, vom punktierten Bereich der Gelenke, vom Rektum, vom Blut usw. Die spezifischen Antikörper finden ihr Antigen der Mikrobe, verbinden sich damit, und im Fluoreszenzmikroskop wird ein erfahrener Spezialist sie nie übersehen (ein spezifisches Leuchten erscheint).

Einige beklagen an dieser Methode, man könne ein echtes Antigen + Antikörper mit einem Artefakt verwechseln (einer Verunreinigung der Probe). Bei anderen Forschungsmethoden ist das aber auch möglich. Daher die Schlussfolgerung: Diese Methode ist die einzige, mit der wir die quantitative Analyse beurteilen können. Und alle anderen praktischen Standarddiagnosemethoden sagen nur: „Ja“ oder „Nein“. Bei Verwendung der direkten Fluoreszenz-Methode und der Anwesenheit eines Labors am Ort der Materialaufnahme ist die Antwort in der Regel innerhalb einer Stunde verfügbar, während andere Methoden einen Tag oder länger benötigen.

Kann Krebs vorgebeugt und geheilt werden?

Leider können sich die meisten Betroffenen mit unserer „kostenlosen" Medizin die zahlungspflichtigen Dienste von Ella Samoilova nicht leisten, insbesondere angesichts der hohen Kosten für Medikamente und Nahrungsergänzungsmittel. Daher kommen zu ihr zur Behandlung hauptsächlich Patienten mit weit fortgeschrittenen Erkrankungen, die quasi „austherapiert" sind und keine andere Wahl mehr haben. Jedoch unserer Meinung nach und wie dies auch die praktische Erfahrungen zeigt, ist es einfacher, eine unheilbare Krankheit zu verhindern, als sie zu heilen.

Darüber sagt Samoilova:

„Indem wir die Behandlung nach unseren Methoden durchführen, geschieht auch gleichzeitig die Vorbeugung einer so bedrohlichen Krankheit wie Krebs. Eine onkologische Erkrankung tritt nie in einem gesunden, „sauberen" Körper auf. Wenn wir die Anamnese eines Krebspatienten heranziehen, können wir feststellen, dass vor dem Krebs jahrelang chronische Krankheiten auftraten, die, falsch behandelt, von einem Stadium zum anderen übergingen und immer schwerwiegender wurden.

Beispielsweise hat eine Frau zunächst in jungen Jahren eine Erosion des Gebärmutterhalses mit Entzündung. Anstatt die Erosion zu untersuchen und sie zu heilen, geschieht Folgendes: Es wird einmal verätzt, dann ein zweites Mal, die Entzündung spitzt sich zu. Irgendwann verheilt schließlich der Gebärmutterhals, unter großen Schwierigkeiten – kann sich aber verformen, hässlich verändern. Dabei wurde die Person an sich nicht geheilt, die Krankheit verlagerte sich auf ein anderes Organ – den Uterus oder die Eileiter. Nach den Leiden durch Gebärmutterhalserosion beginnen Leiden anderer Art: der Menstruationszyklus ändert sich (er ist gestört, oder das Blut fließt vermehrt und/oder mit Blutgerinnseln), Unbehagen stört das Sexualleben, Rückenschmerzen treten auf, Schwere im unteren Bauchbereich, der Uterus beginnt zu wachsen. Der Gynäkologe konstatiert: „Fibromyom der Gebärmutter, Adenomyose." Bei einer anderen Patientin kann sich eine andere Art Tumor entwickeln – z. B. Ovarialzysten.

Meist wird in solchen Fällen eine Hormontherapie angeboten, und mit der Zeit eine Operation.

Lassen Sie uns die Entwicklung des Szenarios weiter verfolgen. Die Hormonbehandlung hilft nicht, die Gebärmutter wächst. Sie wird operativ entfernt. Die Krankheit aber schreitet voran. In ein oder zwei Jahren wird eine Zyste am Eierstock festgestellt. Auch hier ist eine Operation notwendig, und so geht es endlos weiter. Aber das ist noch kein Krebs, der Körper verteidigt sich selbst. Obwohl bei einer anderen Patientin vor dem Hintergrund einer unsachgemäßen Behandlung eine onkologische Erkrankung beginnen kann (das hängt vom Zustand des Immunsystems ab).

In meiner langen medizinischen Praxis habe ich wiederholt Patienten getroffen, die mich im Anfangsstadium von Krebs angesprochen haben. Die Behandlung mit dieser Technologie führte zur Genesung. Unser Körper hat große kompensatorische Fähigkeiten, tue das Richtige, unterstütze ihn sachgemäß und alles kann rückgängig gemacht werden."

* * *

Hier ist eines der mir bekannten Beispiele. Eine 47-jährige Patientin wandte sich an Ella Samoilova mit der Diagnose: „Schwere Zervixdysplasie (Dysplasie des Gebärmutterhalses), Verdacht auf Krebs." Diese Patientin wurde an Onkologen überwiesen und ihr wurde eine Operation angeraten. Es handelte sich um Krebs im Anfangsstadium. In diesem Fall wurden bei der Untersuchung Trichomonaden und Chlamydien festgestellt. Schritt für Schritt wurden drei Behandlungszyklen mit Rehabilitation durchgeführt, und die Patientin ist geheilt worden. Das Ergebnis wurde durch Ultraschall, onkozytologische Analysen, Kolposkopie und die Untersuchung eines Onkologen bestätigt. Da die Frau nicht verheiratet war, erfolgte die Behandlung ohne Beteiligung eines Sexualpartners. Mehrere Jahre vergingen, in denen die Frau von Ella Stepanovna beobachtet wurde, sie blieb immer noch gesund.

Dazu sei hinzugefügt: kürzlich trat ich mit einem Vortrag bei der Firma „Kedrograd" auf, die bioaktive Substanzen aus sibirischen Naturprodukten herstellt und vertreibt. Schon vor dem Auftritt kam eine Frau von etwa fünfzig Jahren zu mir und erzählte, dass sie vor zwei Jahren vier medizinische Behandlungszyklen bei Ella Samoilova absolviert habe und jetzt ist sie sicher, dass sie gesund sei, denn nach einiger Zeit hat sie sich einer Ultraschalluntersuchung unterzogen mit vorhergegangener Provokation. Es wurden weder Pathologien noch pathogene Mikroben gefunden. Jetzt denkt sie an die Behandlung ihrer erwachsenen Tochter. Dieser ist am Arm – an der Stelle der Pocken-Impfung – schon seit langem eine großer Tumor gewachsen. Sie hatte bereits eine Behandlung, aber der verschwundene Tumor erschien wieder an seinem ursprünglichen Platz. So kann auch hier auf eine komplexe antimikrobielle und resorptive Therapie nicht verzichtet werden.

Sexuell übertragbare Infektionen – Geißeln des modernen Menschen

Zum Abschluss des Berichts über Ella Samoilova möchte ich erwähnen, dass sie 2001 selbst ein kleines Buch mit einer Auflage von 1 000 Exemplaren veröffentlicht hat. Und, obwohl sie ihre Behandlungsmethoden nicht genau vorstellt, stellt sie doch ihre Sicht auf die wahre Ursache der häufigsten modernen Krankheiten dar, die sich stark von der in der offiziellen Medizin üblichen unterscheidet. Daher hielt ich es für notwendig, einige Auszüge aus ihrem Buch „Eliminiere die Ursache – dann wirst du die Krankheit besiegen“ zu bringen. Ich denke, dass sie am nützlichsten sind, um das Problem zu verstehen, das jeden von uns betrifft.

”

Chlamydien. Die Erreger der Chlamydiose wurden 1907 von Halberstedter und Provachek entdeckt, aber erst nach mehreren Jahrzehnten interessierten sich andere Wissenschaftler für diese Mikrobe und gaben ihr den generischen Namen: „Chlamydie“. Außerhalb ihres Wirts sterben Chlamydien schnell ab, Temperaturen von 90-100 °C töteten sie innerhalb einer Minute. Diese Bakterien sind auch empfindlich gegenüber allen Antiseptika, Alkohol, UV-Strahlen usw.

Mikroorganismen dieser Gattung finden sich im Menschen und in mehr als 200 Tier- und Vogelarten, in einigen Fischen, Mollusken, Arthropoden und sogar in höheren Pflanzenarten. Chlamydiosen sind Krankheiten, bei denen die Infektionsquelle Menschen, Säugetiere und Vögel sein können. Einige Subtypen von Chlamydien verursachen Trachome – eine Infektionskrankheit der Augen, die zur Erblindung führt –, oder führen zu urogenitalen Chlamydiosen, d. h. einer Erkrankung des Urogenitalsystems.

Der Lebenszyklus von Chlamydien wird durch zwei zelluläre Formen repräsentiert: hochinfektiöse Elementarkörperchen (EK) und intrazelluläre retikuläre Körper (RK). EK gelangen in die Wirtszelle und werden nach 6-8 Stunden über die Zwischenformen in RK umgewandelt. *(T. L.: In Wirklichkeit kommen Chlamydien nicht selber in die Wirtszellen, sondern befinden sich in den Trichomonaden während diese geschluckt werden. Ein Teil der Chlamydien setzt giftige Substanzen frei und lässt damit nicht zu, verdaut zu werden; für sie werden in den Einzellern Vakuolen gebildet, in denen sie eine neue Form ihrer endoparasitischen Existenz beginnen. Hier vermehren sich die retikulären Körper und bilden Mikrokolonien. Beim Eindringen der Chlamydien ins Blut dringen sie nicht in die roten Blutkörperchen ein, sondern setzen sich auf ihrer Oberfläche fest. Dabei parasitieren in der Regel Candida-Pilze und Schleimpilze in roten Blutkörperchen und verursachen pathologische Veränderungen in den Zellen, einschließlich ihrer Formen.*

Solche Erythrozyten werden von Hämatologen als Akanthozyten und Echinozyten definiert – bei falscher Interpretation der Ursachen ihrer Pathologien.)

Letztere beginnen sich in der Zelle zu vermehren, und ihre Anzahl kann in einer Mikrokolonie von 500 bis 2 000 erreichen. Dann werden die Töchter-RK über Zwischenformen wieder in EK umgewandelt. Die Wirtszelle stirbt ab und die elementaren Chlamydienkörper treten in den Interzellularraum aus und infizieren weitere Epithelzellen. Jeder Zyklus der Reproduktion von Chlamydien dauert 48-72 Stunden. Dieser Zyklus kann jedoch im Stadium der Reproduktion für unbestimmte Zeit verzögert werden, wenn diese Parasiten in ihrer Existenz bedroht sind (z. B. unzureichende Therapie). Bei unsachgemäßer Behandlung gehen Chlamydien in sogenannte L-Formen über, die sehr lange in den Zellen verweilen können. Dies führt zu einer verlängerten Persistenz (Verweildauer) des Erregers und dem chronischen Verlauf des Prozesses. Solche Chlamydien sind gegenüber der Wirkung von Antibiotika unempfindlich.

Eine falsche, unvollständig abgeschlossene Behandlung führt daher zu einem traurigen Ergebnis. Nicht zerstörbare L-Formen der Chlamydien „warten" darauf, dass der Zustand einer Person sich ändert, wegen Immunschwäche jeglicher Ursache (Stress, Müdigkeit, Auftreten einer anderen Infektion, etc.) oder der transformierende Agent (unzureichende Therapie) endet. Dann gehen die L-Formen in ihren vorherigen Zustand zurück, und der Prozess der Fortpflanzung der Chlamydien geht weiter.

Akute und chronische Chlamydieninfektionen beim Menschen können mit der Zerstörung verschiedener Organe und Systeme einhergehen, einschließlich des Sehens, der Atem- und Urogenital-Systeme, der Harn- und Gallenwege, des zentralen Nervensystems, der Leber, der Lymphknoten, der Gelenke und des Herz-Kreislauf-Systems. Nach Angaben unserer offiziellen Medizin entwickelt sich bei 54-57 % der Frauen, die eine Chlamydienentzündung der Eileiter hatten, Unfruchtbarkeit. *(T. L.: Man sollte dabei das Vorhandensein von vaginalen Trichomonaden nicht ignorieren, in denen sich die retikulären Chlamydienkörper vermehren. Somit sind diese einzelligen Parasiten ein konstanter Lieferant von Chlamydien. Darüber hinaus fanden Parasitologen in den 1960er Jahren, dass in Gegenwart von Trichomonaden die Aggressivität von pathogenen Mikroben, in diesem Fall der Elementarkörperchen von Chlamydien, immer zunimmt. Daher ist es sinnlos, Chlamydien ohne gleichzeitige Behandlung von Trichomoniasis zu behandeln.)* Bei 64 Prozent der zeugungsunfähigen Männer ist dieser Zustand auf urogenitale Chlamydien zurückzuführen. In den USA werden jährlich etwa 5 Millionen neue Fälle von Chlamydiosen registriert, darunter bei 250 000 Neugeborenen; in Europa – etwa 10 Millionen Fälle.

Nicht selten verläuft die Chlamydien-Infektion ohne Symptome, vor allem bei Männern. Im Falle von Zuspitzung werden neben der Pathologie des Hauptorgans subfebrile Temperatur, Rötung und Rauheit der Schleimhäute von Mund, Augen und Vagina, Gelenkschmerzen, das Auftreten von kleinfleckigem Ausschlag, vermehrtes Wasserlassen und Stuhlgang beobachtet. Bei Frauen entwickelt sich eine Entzündung des Gebärmutterhalskanals und mit aufsteigender Infektion – Endometritis (Schleimhautentzündung der Gebärmutter), Salpingitis (Entzündung der Eileiter). Bei Schwangeren sind Chlamydien immer mit Komplikationen bei der Geburtshilfe, wie drohende Fehlgeburt, Spontanaborte in der Frühphase, Eileiterschwangerschaft, unentwickelte Schwangerschaft, Präeklampsie, Polyhydramnion (Fruchtwassersucht) verbunden. Komplikationen der Chlamydieninfektion können Plazentaanomalien, vorzeitige Plazentalösung, vorzeitiger Blasensprung, schwache Wehentätigkeit, intrauterine fetale Hypoxie, Fieber bei der Geburt sein.

In 40-60 Prozent der Fälle übertragen infizierte Frauen die Infektion auf Neugeborene mit der nachfolgenden Entwicklung von Chlamydiosen. Der Risikofaktor für perinatale (die Periode, die die intrauterine Entwicklung des Fötus ab der 28. Woche nach Beginn der Empfängnis umfasst) Infektion ist eine Verschlimmerung der urogenitalen Chlamydiose bei einer schwangeren Frau. Klinisch äußert sich dies meist durch akute Entzündung der Fruchtblase und Kolpitis (Entzündung der Vagina) mit abnormem vaginalem Ausfluss im dritten Trimester der Schwangerschaft. Die intrauterine Läsion führt zu Störungen der fetalen Hämodynamik, Hypoxie, Frühgeburt und zu Neugeborenen mit niedrigem Geburtsgewicht. Wenn keine rechtzeitige Behandlung der Mutter in der zweiten Schwangerschaftshälfte erfolgt, kann eine vorgeburtliche Infektion des Fötus zur Generalisierung des Prozesses führen. Eine generalisierte Infektion verläuft mit schweren Schäden an den inneren Organen: Lunge, Herz, Leber, Magen-Darm-Trakt, Zentralnervensystem, mit tödlichem Ausgang während der Geburt oder in den ersten Lebensstunden bzw. –tagen des Neugeborenen.

Das klinische Bild einer intrauterinen Chlamydieninfektion wird durch den Zeitpunkt der Infektion, die Infektionsdosis und den Reifegrad des Fötus bestimmt. Als Folge der intrauterinen Chlamydiose können Entwicklungsfehler des Kindes auftreten. In den ersten sieben Tagen kann eine Chlamydieninfektion bei Neugeborenen in verschiedenen klinischen Formen auftreten. Eine der häufigsten Formen ist die

Konjunktivitis (Entzündung der Bindehaut). Als andere Formen der Chlamydieninfektion können neurologische Störungen in Form von Choriomeningitis, Meningoenzephalitis sowie Atemwegsschäden festgestellt werden.

Chlamydiosen, die ohne klinische Manifestationen oder mit schwach ausgeprägten Symptomen auftreten, werden natürlich nicht immer rechtzeitig diagnostiziert und qualitativ behandelt. Dies führt wiederum zur Entstehung chronischer Infektionsformen. Die Behandlung und Diagnose solcher Formen verursacht große Schwierigkeiten, da sich die biologischen Eigenschaften des Pathogens ändern und der Zustand des Immunsystems der infizierten Person sich signifikant verschlechtert. Eine wichtige Rolle spielt die Chlamydien-Infektion bei der Entwicklung von Präkanzerosen des Gebärmutterhalses. Urogenital-Chlamydiosen erscheinen oft mit anderen sexuell übertragbaren Krankheiten: Gonorrhoe, Trichomoniasis, Ureaplasmose, Mycoplasmose, Gardnerella usw.

Fibromyom der Gebärmutter. Diese Krankheit ist heutzutage weit verbreitet. Und bei fast jeder Patientin erkennt Ella Samoilova entweder einen deutlich erkennbaren Tumor, oder einzelne Knoten, die sogenannte Adenomyose. Und sie entstehen nicht wegen eines hormonellen Ungleichgewichts, wie allgemein angenommen wird. Der Grund dieses Ungleichgewichts ist nach Ansicht von Ella Stepanovna der „Zusammenbruch der Organe (besonders der Eierstöcke), die für das hormonelle Gleichgewicht verantwortlich sind". Die Erkrankung selbst und das Wachstum fibromatöser Gewebeelemente in der Gebärmutter ist ihrer Meinung nach auf Chlamydien zurückzuführen: „Zuerst kommt es zu einer Infektion, dann zu einer Schädigung der menschlichen Zellen, dort wo sich die Chlamydien vermehren. Dann setzt sich dieser Vorgang durch das Blut und die Lymphe im ganzen Körper fort. Es beginnen immunpathologische Reaktionen und Zustände im Körper. Am Ende bilden sich morphologische und funktionelle Veränderungen verschiedener Organe und Systeme aus. Der chronische Krankheitsverlauf lässt sich so darstellen: Chlamydien werden von peripheren Monozyten (Blutzellen) aufgenommen und verbreiten sich im Körper. Monozyten setzen sich in Geweben ab und werden zu Gewebemakrophagen (zum Beispiel in Gelenken, in Gefäßen, in der Region des Herzens) umgewandelt.

Gewebemakrophagen können mehrere Monate bestehen, und die Chlamydien in ihnen werden zu einer antigenen Stimulans. Der Organismus versucht, sich vor den Mikroben, die die Mikrophagen enthalten, zu schützen und kapselt sie ein. Dies kann zum Auftreten von Granulomen führen, die schließlich das gesunde Gewebe fibromatisch verändern. In diesen Fällen ist es sehr schwierig, Chlamydien an der Peripherie, in Abstrichen und Abdrücken zu bestimmen. Aber wir verfahren wie folgt: Durch Provokation aktivierend, zwingen wir die Mikroben, den „Unterschlupf" zu verlassen, und erst dann werden sie im Material sichtbar, das wir zur Analyse entnehmen.

Als Endergebnis erzeugt die Infektion im Körper fibromatöses Gewebe und im Inneren – Zellen-Makrophagen mit Mikroben. Bei einem der Seminare zeigte uns der Professor einen histologischen Schnitt des fibromatösen Knotens des Uteruskörpers, wo Makrophagen mit mikrobiellen Kolonien enthalten waren. Der Prozess läuft also zunächst selbsttätig, und wird dann von Hormonen, die von erkrankten Eierstöcken fälschlicherweise ausgeschüttet werden, zusätzlich beeinflusst.

In diesem Beispiel sehen wir, dass Ella Samoilova neuerdings nicht mehr von meinem Konzept der Trichomonaden-Ätiologie des Krebses spricht, das sie vorher anerkannt hatte. Nun stellt sie eine Hypothese von der Entstehung von Neubildungen, wie Tumoren, vor, die in gewisser Weise mit der Theorie der finnischen Wissenschaftler Sajkku übereinstimmt, welche die chlamydiale* Natur des Auftretens von Thromben beweisen wollten. Aus diesem Grund lenke ich nochmals Ihre Aufmerksamkeit auf die Tatsache, dass sich die retikulären Zellen

* Das Nachrichtenmagazin Spiegel schrieb dazu seinerzeit – am 21.04.1997 –: „Chlamydia pneumoniae heißt die Kreatur, die sich jahrelang im Körper des Menschen verschanzt. Sie nistet sich … in den weißen Blutkörperchen ein – kapert also genau jene Zellen, die eigentlich bösartige Eindringlinge vernichten sollen. So reist die Chlamydie unerkannt durch die Adern. Am Ende ihres Zerstörungswerks stehen Herzinfarkt und Schlaganfall – nach Krebs die häufigsten Todesursachen in Deutschland."

Der Spiegel, 17/1997 „Der Feind ist gestellt"

von Chlamydien nicht in menschlichen Zellen oder Monozyten von Blut vermehren (die sich angeblich in Makrophagen verwandeln), sondern in Trichomonaden. Außerdem sind die sogenannten Monozyten keine Blutzellen, sondern amöboide Trichomonaden, die im menschlichen Blut parasitieren, und daher können sich in ihnen Mikrokolonien retikulärer Körper bilden.

Mit anderen Worten, indem sie auf die eine oder andere Weise, einschließlich auch im Prozess der Phagozytose, in den Körper eines einzelligen Parasiten gelangen, beginnen die Chlamydien, um sich zu schützen, Toxine abzusondern, was wiederum die Trichomonaden zwingt, sich von ihren aggressiven Untermietern abzugrenzen – wodurch Vakuolen (Hohlräume im Zytoplasma) entstehen. Im eroberten Raum leben sich die Chlamydien ein, die zu Endoparasiten der menschlichen Parasiten – Trichomonaden – geworden sind, vermehren sich und bilden Mikrokolonien. Natürlich ist es schwierig, sie selbst in einem Fluoreszenzmikroskop zu sehen. In meinem Bildband *Diagnostische Mikroskopie* wird auf den Fotos 225-226 die Phagozytose von Bakterien durch Trichomonaden von Mäusen gezeigt, und auf den Fotos 229-230 sind Mikrokolonien von Bakterien innerhalb von Trichomonaden zu sehen. Natürlich können solche Bakterien, einschließlich Chlamydien, nicht mit Tetracyclin-Arzneimitteln oder irgendwelchen anderen Antibiotika erreicht werden, wenn nicht vorher immunstimulierende und anti-trichomonadale Mittel verwendet werden – und genau das tut Ella Samoilova.

Die Elementarkörperchen im Blut setzen sich gewöhnlich auf den Erythrozyten ab. Ihre Anwesenheit erkenne ich an einem gleichmäßigen Lichtrand um die roten Blutkörperchen herum, der bei Auf- und Ab-Bewegungen der Linse eines Lichtmikroskops erscheint. Solch eine Diagnose wird vor allem durch Schmerzen in den Gelenken bestätigt. Wenn übrigens der Rand um die roten Blutkörperchen das Aussehen eines dunklen Halos hat, dann weist dies auf das Vorhandensein von Cytomegaloviren hin. Ein bestätigendes Symptom sind Ausschläge im Genitalbereich des Patienten, die durch das Herpes-simplex-Virus Typ II verursacht werden. So können Chlamydien, mit Hilfe von Trichomonaden und roten Blutkörperchen, durch den menschlichen Körper wandern, ihn kolonisieren und allmählich zerstören.

Was die sogenannten Monozyten und Makrophagen betrifft, mit Hilfe eines Fluoreszenzmikroskops – das Samoilova benutzt – und frei verkäuflichen Präparaten, kann leicht festgestellt werden, dass es sich tatsächlich um amöboide Trichomonaden handelt. Genau sie sind es, die im menschlichen Körper Tumore, Thromben, Adhäsionen und Narben bilden und ihre Kolonien im Bindegewebe verbergen können. Die Verkapselung geschieht als Folge einer Schutzreaktion des Körpers, jedoch hauptsächlich unter dem Einfluss der Trichomonaden selbst, die durch die Sekretion des Enzyms Tilacogen immunkompetentes Gewebe an sich ziehen – so entstehen Schutzräume für die Trichomonaden-Kolonien. Fibromatöses Gewebe ist ein dichtes faseriges Bindegewebe, das von Trichomonaden durchdrungen ist. Dabei sind die Myome manchmal so hart, dass sie sogar mit einem scharfen Skalpell kaum geschnitten werden können. Ich musste Stücke von Myomen im Kulturmedium für Trichomonaden anbauen, ihre Abdrücke auf dem Laborglas machen und dann einfärben. Auf den erhaltenen Fotografien sind gerundete zystoide und längliche, d. h. in die Flagellatenform wechselnde Trichomonaden zu sehen.

Und nun urteilen Sie selbst. Die am meisten verwundbare Form von Chlamydien sind retikuläre Körper, die in Zellen parasitieren. Doch wie soll man sie erreichen, wenn sie sich angeblich in normalen Zellen, in Monozyten und Makrophagen verstecken? Soll man diese menschlichen Zellen gezielt zerstören? Natürlich nicht, weil es bedeuten würde, der Person noch mehr Schaden zuzufügen. Aber es ist etwas ganz anderes, wenn der Wirt von Chlamydien die Trichomonade ist. In diesem Fall, wenn sie durch anti-trichomonadale Mittel zerstört wird, werden die retikulären Körper entblößt und bleiben ohne zuverlässigen Schutz. Dieser Faktor, wie wir oben gesehen haben, wird natürlich in der Behandlungstechnik von Samoilova berücksichtigt, obwohl sie es vorzieht, sich an die allgemein anerkannten Theorien zu halten, um nicht mit Vertretern der offiziellen Medizin in Konflikt zu geraten. Bereits am zweiten Tag nach Beginn der Behandlung schlägt sie vor, dass Patienten Trichopol und Pyrogenal einnehmen. Letzteres Mittel absorbiert dann die Trichomonadenverkapselungen. Und am nächsten Tag empfiehlt sie Doxycyclin, was zur Zerstörung von Chlamydien und anderer, die Trichomonaden begleitende Mikroflora vorgesehen ist, die bei der Zerstörung von Trichomonaden freigesetzt wird.

Aus dem obenerwähnten können wir schließen, dass Ella Samoilova im Gegensatz zu Valentina Melnikowa in der letzten Zeit die Rolle der Trichomonaden in der Ätiologie von unheilbaren Krankheiten zu unterschätzen begann. Soweit ich weiß, diagnostiziert sie es oft nicht einmal. Vielleicht ist dies ein Entgegenkommen gegenüber der offiziellen Medizin, weil diese die Trichomonaden nicht als Krankheitsursache anerkennt und den Beamten der Gesundheitsbehörde, die Frau Samoilova wiederholt zugesetzt haben. Oder will sie Zeit und Geld sparen? Im Gegensatz zur Diagnose-Technik der gleichen Chlamydien ist der Nachweis von Trichomonaden schwieriger und erfordert wegen ihrer Fähigkeit sich zu tarnen, die Verwendung von nicht nur einem, sondern zwei Wirkstoffen. Es könnte aber auch sein, dass Samoilova, ohne die Trichomonade nachzuweisen, weiß, dass sie so gut wie in jedem Körper vorhanden ist. Deshalb entfernt sie Trichopol nicht aus ihrer Behandlungsmethode. Aber das Problem besteht darin, dass zu kleine Dosen von Trichopol verwendet werden, und dies kann die Qualität der Behandlung beeinflussen: Parasiten, die nicht zerstört wurden, werden resistent, und können zu einem späteren Zeitpunkt wieder Schaden anrichten.

Das ist der Grund, warum Melnikowa zu Recht sagen kann, dass die Methodik von Samoilova nicht zu einer vollständigen und langfristigen Heilung führen kann. Auch ich bin ganz dieser Meinung und daher überzeugt: Um in der dritten Stufe des Behandlungs- und Heilungsprozesses den maximalen Erfolg zu erzielen, ist es zunächst notwendig, mit der Technik von Melnikowa und dann, nach 3-4 Wochen Pause, mit der von Samoilova zu behandeln. Mit anderen Worten, zunächst sollten alle Erreger, insbesondere Trichomonaden vernichtet und dann die Trichomonadenverkapselungen mit Pyrogenal resorbiert werden. Dann wird dieser Therapieprozess weniger belastend sein. In einigen Fällen kann es je nach Ergebnissen von Analysen und Erhebungen erforderlich sein, diese oder jene Behandlung entweder sofort oder in der vierten Phase zu wiederholen.

Schlussfolgerungen und Empfehlungen

Dieses Kapitel möchte ich, im Gegensatz zu den Empfehlungen in den bisher erschienenen Büchern *Reinigung* und *Ernährung**, anders aufbauen. Und zwar aus folgendem Grund: Die Probleme der Gesundheit, Körperhygiene, Organreinigung und Ernährung löst jeder von uns selbstständig – nach eigenem Verständnis. Es ist von niemandem Hilfe zu erwarten. Dass es für die Regierung von geringem Interesse ist sieht man daran, dass die Sportplätze, die vorher für Kinder zugänglich waren, verschwunden sind, die Preise für Badeanstalten sind enorm gestiegen, die Qualität der Lebensmittelprodukte ist unvorstellbar zurückgegangen. Die Gesundheitsversorgung wird nicht wirklich ernst genommen … Die Ärzte, die an den Berufungskommissionen für den Wehrdienst teilnehmen, können nur feststellen, dass die überwiegende Mehrheit der Jugendlichen schwach und krank ist und sich daher nicht für die Verteidigung des Landes eignet. Ernährungsinstitute konzentrieren sich nach wie vor hauptsächlich auf den Kaloriengehalt. Doch woher bekommt man diese „Kalorien", wenn die Mehrheit der Bevölkerung verarmt ist und keine Möglichkeit hat, Fleisch, Fisch oder Käse zu kaufen?

Die offizielle Medizin beschäftigt sich überhaupt nicht mit Aufklärung, und viele denken einfach nicht daran, dass es notwendig ist, nicht nur vor den Mahlzeiten, sondern auch nach dem Gang zur Toilette die Hände zu waschen, dass ungewaschenes Gemüse und Haustiere eine ernsthafte Ansteckungsgefahr sind. Ja, und auch in Kliniken sucht man seit langem nicht mehr nach Würmern im Kot oder Bakterien im Urin. An der „Sterilität" des Blutes hat fast keiner

* In Deutsch noch nicht erschienen, hier verweisen wir auf die vorhandene Literatur zur Trennkost.

der Ärzte irgendwelche Zweifel, und deshalb schickt man bei Verdacht die Patienten nicht zu Untersuchungen, sondern zum Psychiater. Und dies trotz der Tatsache, dass Ärzte die Behandlung als ihr Prärogativ betrachten (ausschließliches Vorrecht, das einem staatlichen Organ oder Beamten zusteht). Viele Menschen, die von der Unwirksamkeit oder sogar Schädlichkeit ihrer Behandlung überzeugt sind, ziehen es jedoch vor, sich an Heiler bzw. an zahlungspflichtige Zentren zu wenden oder einfach Selbstheilung zu betreiben.

Lassen Sie uns herausfinden, warum die Medizin in unserem Lande im Kampf gegen die Krankheiten des zwanzigsten Jahrhunderts machtlos ist? Man sollte sich daran erinnern, dass die Semstwo*-Ärzte im 19. Jahrhundert maximalen Respekt und großes Vertrauen genossen für ihr Engagement und ihre selbstlose Arbeit, als die Medizin noch Teil der Biologie war. Diese fruchtbare Zusammenarbeit half den Ärzten weitgehend natürliche Heilmittel zu verwenden. Und die Wissenschaftler haben es geschafft, die Ursachen der damals grassierenden zerstörerischen Epidemien zu finden und damit fertig zu werden. Leider trennte sich die Medizin später, in den 1920er Jahren, von der Biologie und ging ihren eigenen Weg ...

Also, was ist denn nun wirklich die Biologie, von der viele von uns nur grobe Allgemeinkenntnis haben? Hier eine Definition des „Neuen enzyklopädischen Wörterbuchs“: „Biologie ist die Gesamtheit der Wissenschaften über die lebende Natur – über die enorme Vielfalt der ausgestorbenen und jetzt auf der Erde lebenden Lebewesen, ihre Struktur und Funktion, Herkunft, Verteilung und Entwicklung, die miteinander und mit der unbelebten Natur verbunden sind. Die Biologie legt allgemeine und besondere Muster fest, die dem Leben in all seinen Erscheinungsformen und Eigenschaften innewohnen (Stoffwechsel, Fortpflanzung, Vererbung, Variabilität, Anpassungsfähigkeit, Wachstum, Mobilität usw.). Die ersten systematischen Versuche, die lebende Natur zu erkennen, wurden bereits in der Antike von Ärzten und Philosophen (Hippokrates, Aristoteles, Theophrastus, Galen) gemacht. Für die Biologie des 20. Jahrhunderts sind zwei mit-

---

* Semstwo: (1864–1917) Form der Selbstverwaltung der Kreise u. Gouvernements in Russland. Landstände, lokale Selbstverwaltung

einander verbundene Tendenzen charakteristisch. Einerseits wurde das Konzept der qualitativ verschiedenen Ebenen der Organisation der lebenden Natur gebildet: molekulare (Molekularbiologie, Biochemie, physikalisch-chemische Biologie), zelluläre (Zytologie), organismische (Anatomie, Physiologie, Embryologie), Populationsspezies (Ökologie, Biogeographie). Andererseits führte das Streben nach einer ganzheitlichen, synthetischen Erkenntnis der lebenden Natur dazu, dass die Wissenschaften bestimmte Eigenschaften auf allen strukturellen Ebenen ihrer Organisation (Genetik, Systematik, Evolutionstheorie usw.) untersuchten.

Bemerkenswerte Fortschritte wurden seit den 1950er Jahren in der Molekularbiologie erzielt, die die chemischen Grundlagen der Vererbung aufdeckte (DNA-Struktur, genetischer Code, Matrixprinzip der Synthese von Biopolymeren). Die Lehre von der Biosphäre (W. I. Wernadskij) enthüllte das Ausmaß der geochemischen Aktivität lebender Organismen, ihre untrennbare Verbindung mit der unbelebten Natur. Die praktische Bedeutung biologischer Forschung und Methoden (einschließlich Gentechnik, Biotechnologie) für Medizin, Landwirtschaft, Industrie, die kluge Nutzung natürlicher Ressourcen, des Naturschutzes sowie das Eindringen der Ideen und Methoden der Wissenschaften in diese Studien haben die Biologie seit Mitte des 20. Jahrhunderts an die vorderste Front der Naturwissenschaften gebracht."

Wie aus dieser Definition hervorgeht, ernährt die Biologie ihre „verirrte Tochter" – die Medizin – immer noch mit Ideen und wissenschaftlichen Entdeckungen. Diese aber versucht – undankbarerweise – alle Verantwortung für die rasche Verschlechterung der Gesundheit der Bevölkerung der Ökologie zuzuschieben, die ein Teil der Biologie ist.

Was genau ist Ökologie?

Die Antwort auf diese Frage finden wir im selben enzyklopädischen Wörterbuch: „Ökologie (aus dem Griechischen: Wohnung, Zuhause, Wohnsitz + ... logie – Wissenschaft) ist die Wissenschaft von den Beziehungen zwischen Organismen und den Gemeinschaften, die sie untereinander und mit der Umwelt bilden. Der Begriff „Ökologie“ wurde 1866 von Ernst Haeckel vorgeschlagen. Objekte der Ökologie können Populationen von Organismen, Arten, Gemeinschaften, Ökosysteme und die gesamte Biosphäre sein. Seit Mitte des 20. Jahrhunderts hat die Ökologie, aufgrund des zunehmenden Einflusses des Menschen auf die Natur, als wissenschaftliche Grundlage für die rationelle Nutzung natürlicher Ressourcen und den Schutz lebender Organismen einen besonderen Stellenwert erlangt, und der Begriff „Ökologie“ selbst erhielt eine noch umfassendere Bedeutung. Seit den 1970er Jahren hat sich die menschliche oder die soziale Ökologie entwickelt, die die Interaktionsmuster zwischen Gesellschaft und Umwelt sowie die praktischen Probleme ihres Schutzes untersucht; sie umfasst verschiedene philosophische, soziale, wirtschaftliche, geografische und andere Aspekte. Die durch die moderne soziale Entwicklung verursachten Umweltprobleme haben eine Reihe sozialer und politischer Bewegungen („Grüne“ und andere) hervorgerufen, die sich der Umweltverschmutzung und anderen negativen Folgen des wissenschaftlichen und technologischen Fortschritts widersetzen.“

Nach dieser Definition ist sogar die bestehende menschliche Ökologie nur sozialer Natur und untersucht die Interaktionsmuster zwischen Gesellschaft und Umwelt sowie praktische Probleme ihres Schutzes. Mit anderen Worten, die „menschliche Ökologie“ befasst sich mit dem Problem, die Umwelt vor dem Menschen zu schützen – was natürlich gut und wichtig ist – sie hat aber nicht zum Ziel, den Menschen selbst vor biologischen Erregern aus der Umwelt zu schützen – Protozoen, Bakterien, Würmern und anderen Mikroorganismen, die sie durchdrungen haben und ständig in den menschlichen Körper gelangen. So leitet sich der Begriff „Ökologie“ zwar vom Wort „Wohnen“ ab, doch diese Wissenschaft betrachtet den Menschen selbst in dieser Eigenschaft nicht. Infolge solch schwerwiegender wissenschaftlicher Unterlassung sind alle Menschen heutzutage „Behausungen“ oder Reservoirs einer Vielzahl von Parasiten und pathogenen Mikroben, die ungestraft langsam, aber stetig ihre Wirte, das heißt Sie und mich, töten.

Aus alledem folgt der erste, in seiner Signifikanz eindrucksvolle Schluss: Bei all den vielfältigen und äußerst interessanten Studien auf subtilen Ebenen (molekular und genetisch) und auf der Jagd nach grandiosen Errungenschaften im Bereich der Umwelttransformation war der Mensch selbst völlig in Vergessenheit geraten. Genauer gesagt, hat die Biologie, während sie die Medizin in die weite Welt entließ, ihr zu Recht auch die Lösung für menschliche Gesundheitsprobleme überlassen. Doch leider ist diese zur Selbstständigkeit (Autarkie) nicht fähig, denn in der Medizin basiert bereits im Studium alles darauf, fertige Rezepte für jedes Symptom auswendig zu lernen, unabhängig von der Art der Krankheit und dem Zustand des Patienten selbst. Sie konsumiert immer noch die Ideen ihrer Urmutter – der Biologie, sei es die Molekularbiologie, die Gentechnik oder die vielversprechende Biotechnologie. Und wenn Biologen die Ökologie des Menschen im richtigen Verständnis dieses Wortes „verfehlt" haben, dann sind die Ärzte, wie sich herausstellte, immer noch nicht in der Lage, sich der Formulierung, Erwägung und Lösung dieses Problems zu nähern. Hieraus wird deutlich, dass auch aus diesem Grund meine wiederholten Appelle an die medizinischen Behörden „ungehört" blieben. Offensichtlich wussten sie einfach nicht, was sie mit den Entdeckungen von Tamara Lebedewa über die Unsterilität des Blutes anfangen sollten und wie mit diesen Konglomeraten aus Parasiten und Mikroben umzugehen war, die sich „unerwartet" in Form von Krebs, Diabetes und anderen Krankheiten manifestierten, die noch immer als unheilbar gelten.

Erstaunlich ist, dass auch die Leiter von Hochschulen, die sich mit biomedizinischen Problemen befassen, mir nicht zuhören wollten, als ich drängte: „Krebs (und andere unheilbare Krankheiten) ist ein biologisches Problem, weil es ein Problem der Beziehung eines Vertreters des Makrokosmos ist – des Menschen – mit der Mikrowelt, die ihn bewohnt." Die Hauptgründe dafür sind meiner Meinung nach folgende: Auch die Biologen sind wie die Ärzte nur auf ihr Fachgebiet schauende Spezialisten geworden, außerdem wollen sie sich nicht mit der „mächtigen" Ärzteschaft anlegen. Das Ergebnis ist: Die offizielle Medizin behält ihr Recht auf Behandlung fest bei, heilt jedoch nicht so, wie es sein sollte, und deshalb „verlassen“ die Patienten sie im direkten und im übertragenen Sinne. „Human Ecology“ ist das Vorrecht der Medizin, aber sie befasst sich nicht damit und lässt auch andere nicht zum Zuge kommen. Dies wird übrigens durch die Beschwerden bestätigt, die ich über die Entlassung von Biologen und Mikrobiologen mit Universitätsausbildung aus Krebszentren und anderen medizinischen Einrichtungen gehört habe. Dabei befinden sich diese Spezialisten an der Schnittstelle zwischen zwei Wissenschaften – Biologie und Medizin – und könnten Bewegung in die Sache bringen, um das Problem in den Griff zu bekommen. Aber genau das brauchen die Entscheider aus der Medizin anscheinend nicht, die um jeden Preis ihre Macht über die Menschen behalten wollen. Es bleiben nur wenige Optionen: entweder die oberste Führung des Landes (die gewählten Volksvertreter) oder diejenigen, in deren Händen die eigentliche Macht liegt (Banker und Industrielle, die ja auch sterbliche Menschen sind), können das Gesundheitswesen beeinflussen und positive Veränderungen bewirken.

Aber wie die traurige Erfahrung mit unserem Staat gezeigt hat, ist es leicht etwas zu zerstören, aber es ist schwierig, etwas Neues zu schaffen, umso schwieriger, wenn es für „einfache“ Menschen sein soll. Eingedenk dessen kommen wir zu der nächsten wichtigen Einsicht: Bis die Medizin umstrukturiert wird (und wir hoffen, das wird sie irgendwann), sollten wir, wenn möglich, die Pflege unserer eigenen Gesundheit selbst in die Hand nehmen. Das trifft – soweit ich es mitbekomme – auch auf viele andere Länder zu.

Zuallererst geht es darum, sich die ausgereiftesten und sichersten Methoden zur Reinigung aller Organe und Systeme des Körpers anzueignen, dann die Verhinderung von Wurminfektionen und mikrobiellen Infektionen sowie den Übergang zu einer vollwertigen Ernährung. Und wenn eine Behandlung erforderlich ist, kann dieses Buch Abhilfe schaffen. Sie sollten jedoch verstehen, dass je mehr die Krankheit vernachlässigt (nicht behandelt oder falsch behandelt) wurde und je stärker die Veränderungen auf der Organebene sind, desto größere Vorsicht ist in den frühen Stadien der Genesung geboten und desto verantwortungsbewusster muss die Herangehensweise an den

Heilungsprozess sein. Natürlich sollte die Behandlung von erfahrenen und aufgeschlossenen Ärzten und Heilpraktikern durchgeführt werden, die das Wesen der biologischen Prozesse in den Organismen von Patienten verstehen. Und die gibt es noch, obwohl ihre Ausbildung nur auf dem Auswendiglernen von Lehrbuchtexten beruhte, wobei das logische Denken vollständig ausgeschaltet wurde, und ihnen die Hände immer gebunden waren durch Anordnungen und methodologische Anweisungen, die von „oben" kamen und, wie wir wissen, sich in der täglichen Praxis als wenig nützlich, wenn nicht sogar als schädlich erwiesen.

Auf der Grundlage der Materialien, die ich in diesem und in zuvor veröffentlichten Büchern vorgestellt habe, ist es außerdem möglich, mit voller Verantwortung die folgenden Schlussfolgerungen zu ziehen:

- Krebs, Herzinfarkt, Diabetes, Multiple Sklerose, Schuppenflechte und andere als unheilbar geltende Krankheiten können geheilt werden, insbesondere im Frühstadium der Krankheit, wenn der Patient noch in der Lage ist, sich selbst zu versorgen und seine inneren Organe zu reinigen.
- Die wichtigsten Erfolgsfaktoren sind: ein gut durchdachter und anhaltender Kampf gegen die zahlreichen und vielfältigen Erreger dieser Krankheiten – mehrzellige und einzellige Parasiten, Pilze, Bakterien, Rickettsien und Viren, sowohl durch ihre Ausleitung aus dem Körper mit Hilfe natürlicher Heilmittel als auch durch medikamentöse Behandlung unter der Aufsicht von kreativ denkenden Ärzten-Mentoren. In schwerwiegenden Fällen, insbesondere bei Vorhandensein von Neubildungen, muss für den erfolgreichen Abschluss des Behandlungs- und Wiederherstellungsprozesses die vierte Stufe, die Immunstimulation, angewendet werden.
- Für praktisch gesunde und junge Menschen genügen die ersten beiden Phasen des Präventions- und Genesungskomplexes – innere Reinigung und Verabreichen nützlicher Vitamine und Mineralstoffe vor dem Hintergrund einer ausgewogenen Ernährung. Diese Maßnahmen sind natürlich am wirksamsten, wenn sie streng während des

gesamten Lebensverlaufs durchgeführt werden, sowie bei gesunder Lebensweise, die weitere Infektionen, ob nun im Alltag (Geschirr, Bad und andere übliche Gegenstände, Haustiere, unzureichend desinfizierte Lebensmittel) oder durch zufällige sexuelle Beziehungen, ausschließt. Unter diesen Umständen werden die ersten beiden Phasen des Präventions- und Heilungsprozesses vor dem Hintergrund einer aktiven (im besten Sinne des Wortes) Lebensweise als vorbeugende Maßnahme für Krebs und andere unheilbare Krankheiten dienen. Auf diese Weise entfällt für viele Jahre oder sogar für das ganze Leben die Notwendigkeit, auf zwei aufeinanderfolgende Stadien zurückzugreifen: Behandlung und Immunstimulation.

Und jetzt, nachdem wir mit den Schlussfolgerungen fertig sind, wenden wir uns den Empfehlungen zu, die meines Erachtens zum Standard für alle werden sollten:

- Jeder gesundheitsfördernde Komplex sollte mit der Reinigung des Mundes und des Verdauungstraktes beginnen. Bei einer starken Intoxikation des Körpers ist es jedoch erforderlich, die Gifte im Vorfeld zu entfernen, indem warme Brühen von Leinsamen, Hafer, Tannen- und Kiefernnadeln, Oregano, verdünntem Zitronensaft und anderen Naturprodukten eingenommen werden. Diese reinigenden Brühen sind auch nützlich, wenn der geschwächte Patient nicht in der Lage ist, den Darm zu Hause zu reinigen. In jedem Fall sollte die Reinigung des Mundes mit nicht raffiniertem Sonnenblumenöl für alle dauerhaft und obligatorisch sein. Anfänglich ist es in Ernstfällen wünschenswert, das Ölziehen drei Mal am Tag vor den Mahlzeiten zu praktizieren, danach vorsichtig auszuspucken und den Mund mit warmem Wasser ausspülen, und später dann nur ein Mal – morgens auf nüchternen Magen. Bei Vorhandensein eines starken weißen Belags von Candida-Pilzen auf der Zunge empfiehlt es sich, diese durch Saugen einiger Tropfen Teebaumöl zu behandeln. Danach müssen Sie den angesammelten Speichel sorgfältig entfernen. Auf keinen Fall sollten Sie nach dem Ölziehen den Mundinhalt runterschlucken! Die Reinigung der Mundhöhle mit Pflanzenöl sollte täglich durchgeführt werden, alle anderen Hohlräume und Organe – periodisch.

- Es ist wünschenswert, die Reinigung der Organe nacheinander durchzuführen (unter obligatorischer Verwendung von Naturstoffen und Lösungen mit antiparasitären und bakteriziden Eigenschaften), und zwar in folgender Reihenfolge: Die Mundhöhle – Rektum, Dickdarm und Dünndarm – Harnröhre – Vagina. Und erst nach der mehrfachen Reinigung dieser Organe können Sie im Weiteren zur Reinigung des Blutes, der Leber, der Nieren, Bauchspeicheldrüse und Gelenke übergehen.

- Um eine effiziente Funktionstätigkeit Ihres Körpers wiederherzustellen, ist es am Ende der Reinigungskuren und dann regelmäßig erforderlich, den Körper mit nützlichen Vitaminen und Spurenelementen zu versorgen (unter Berücksichtigung der ständigen, individuellen Bedürfnisse, die von der Blutgruppe oder der aktuellen Notwendigkeit bestimmt werden).

- Um starke Reaktionen zu vermeiden, ist es wünschenswert, den Übergang zur vollwertigen Ernährung entsprechend ihrer Blutgruppe schrittweise und erst nach der Reinigung der Hauptorgane und Körpersysteme oder zumindest nach der Entfernung der Intoxikationen im Körpers und der Durchführung des ersten Reinigungszyklus des Verdauungstrakts durchzuführen.

- In der Ernährung müssen unabhängig von der Blutgruppe mehr frische, pflanzliche, selbstverdauliche Lebensmittel, Ballaststoffe und gesunde Gewürze verwendet werden, die die Verdauung sowie die Reinigung und Peristaltik des Darms fördern.

- Besondere Aufmerksamkeit sollte den Regeln für die Auswahl von Qualitätsprodukten gewidmet werden, ihrer Lagerung und die Freisetzung von Schmutz, Fäulnis, Würmern und Mikroben, um Vergiftungen und wiederholte Infektionen zu vermeiden.

- Beim Kochen ist es notwendig, große Verluste an Vitaminen und Mineralstoffen zu vermeiden.

- In Gerichten, die gemäß den Anforderungen einer ausgewogenen Ernährung (Trennkost) zubereitet wurden, sollten Proteine und Kohlenhydrate nicht gleichzeitig kombiniert werden. Dabei sollten die Lebensmittel abwechslungsreich sein, sich in ihrem Verwendungszweck, ihrem Gehalt an Vitaminen und ihrem Geschmack unterscheiden.

- Es sollte idealerweise nur nach einer qualitativ hochwertigen Reinigung des Körpers von Giftstoffen, Schlacken, Parasiten und dem Übergang zu einer getrennten, vollwertigen Ernährung, wenn dies erforderlich ist, mit der dritten Stufe fortgefahren werden – einer 2-3-Zyklen-Arzneimittelbehandlung unter Einnahme nützlicher Nahrungsergänzungsmittel und reinigender Breie.

- Es ist wünschenswert, die allgemeine Heilung des Körpers mit lokaler Behandlung zu kombinieren, d. h. mit der Behandlung von beispielsweise Zähnen, Haaren, Augen, Haut, Nagelpilzläsionen und Intertrigo zwischen den Zehen, der Genitalsphäre und so weiter.

Auf keinen Fall darf Trichopol vorbeugend gegen alles, besonders in kleinen Dosen, verwendet werden! Dies gilt für diejenigen Menschen, die nur von Trichomonaden erfahren haben und es eilig haben, Anti-Trichomonaden-Mittel als Allheilmittel anzuwenden, um damit Zähne und Hautgeschwüre zu behandeln, Schmerzen in den Beinen zu lindern und so weiter. Dies gilt auch für jene nur auf ihrem Fachgebiet begrenzt arbeitenden Spezialisten – Zahnärzte, Gastroenterologen, Gynäkologen, Urologen und andere, die versuchen, Patienten pauschal mit Gaben von 1 bis 2 Packungen Trichopol zu therapieren, ohne auf die „List" von Trichomonaden zu achten und ohne Rücksicht auf ihre gefährliche Symbiose mit dem Rest des pathogenen Mikrokosmos. Infolgedessen tritt die Krankheit nach einer vorübergehenden Verbesserung des Wohlbefindens des Patienten erneut auf und wird aufgrund der so erworbenen Resistenz der Trichomonaden unheilbar.

Die als unheilbar geltenden Krankheiten – Krebs, Herzinfarkt, Diabetes, Multiple Sklerose, Psoriasis und viele andere schwere Krankheiten – entwickeln sich schleichend, unauffällig über mehrere Jahre und Jahrzehnte hinweg. Daher sollte der Heilungsprozess gut durchdacht, vorbereitet, gründlich durchgeführt und mehrstufig sein, aber keinesfalls einem einmaligen Kavallerieangriff auf eine befestigte Bastion gleichen, wodurch diese nur noch weiter gestärkt wird.

Die Bedeutung des folgenden Phänomens muss auch gut verstanden werden: Wenn ein Mitglied der Familie krank ist, sollte dies von allen als Warnsignal für die Belastung der Organismen aller Familienmitglieder wahrgenommen werden. Mit anderen Worten, der nächste kann ebenfalls krank werden. Daher ist es notwendig, die entstandene Situation zu verstehen, die Ursache der Krankheit zu identifizieren und mit der gesamten Familie (bei jeweils individuellem Ansatz) den Behandlungs- und Heilungsprozess einzuleiten.

Abschließend bleibt noch das Wichtigste in Erinnerung zu rufen. In meinen veröffentlichten Büchern: *Reinigung der inneren Organe*, *Un-Heilbare Krankheiten*, *Herzkrankheiten vorbeugen und heilen* und dem vorliegenden werden konsequent die wichtigsten Empfehlungen gegeben: für die innere Reinigung des Körpers; Aspekte einer richtigen Trennkost-Ernährung; medikamentöse Behandlungsschemata für Erwachsene und Kinder. Nachdem Sie all dieses sorgfältig und mit einem Stift in der Hand gelesen haben, können Sie Ihre eigenen Reinigungsmethoden und Ihren individuellen Ernährungsplan zusammenstellen, sowohl für sich selbst als auch für Ihre Familienmitglieder.

Ich hoffe aufrichtig, dass Sie bei Bedarf würdige Mentoren unter den Ärzten finden, die bereit und in der Lage sind, Ihnen bei der Durchführung einer vollständigen Diagnose, einschließlich Invasion und Infektion, und bei der Organisation der notwendigen medizinischen Behandlungsmaßnahmen zu helfen. Aber denken Sie daran: „Ihre Gesundheit liegt in Ihren Händen!" Deshalb muss jede und jeder von Ihnen mit Verstand und Fleiß seinen eigenen Pfad zur Gesundheit finden.

Gott sei mit Ihnen!

✧ ✧ ✧

Glossar

Adhäsion: Verwachsungen

Adenomyosis, Adenomyose: Geschwulst im Muskelgewebe der Gebärmutter. Die Gebärmutter vergrößert sich mitunter auf das Doppelte bis Dreifache.

Anaerob: bedeutet „ohne Sauerstoffverbrauch"

Ascariden: Spulwürmer (Ascaris lumbricoides) oder gelegentlich Schweinespulwürmer (Ascaris suum), durch die eine Infektion, eine Askariose, verursacht wird.

Aszites: Bei Bauchwassersucht (Aszites) sammelt sich proteinhaltige (aszitische) Flüssigkeit in der Bauchhöhle an. Viele Erkrankungen können zu Aszites führen; die häufigste ist allerdings ein Bluthochdruck in den Venen, die das Blut in die Leber transportieren (portale Hypertonie), meist aufgrund einer Zirrhose.

Ätiologie: Die Ätiologie beschäftigt sich mit den Ursachen für das Entstehen einer Krankheit.

Chlamydien: Chlamydien sind Bakterien, die Entzündungen verursachen: am häufigsten in den Schleimhäuten von Harnröhre, Gebärmutterhals und Enddarm. Sie können auch im Rachen auftreten. Infektionen mit Chlamydien gehören zu den häufigsten Geschlechtskrankheiten.

Cholezystitis : Die Cholezystitis ist eine Entzündung der Gallenblase.

Choriomeningitis: Lymphozytäre Choriomeningitis, auch Armstrong-Krankheit genannt, ist eine in Europa vorkommende Erkrankung des Gehirns und der Hirnhäute. Überträger sind Nager, sogenannte Kuscheltiere, wie Hamster und Meerschweinchen. Das natürliche Reservoir ist die graue Hausmaus.

Cytomegaloviren, Cytomegalievirus: Das Cytomegalovirus (CMV) ist ein Virus, das zur Familie der Herpesviren gehört. Zu dieser Familie gehören auch das Varizella-, das Herpes-simplex- und das Mononukleose-Virus.
Die Infektion durch das CMV ist sehr verbreitet, da sie in der ganzen Welt vorkommt, und kann jeden Menschen befallen. Im Allgemeinen handelt es sich um eine Infektion, die kein schweres Gesundheitsproblem darstellt. Wenn das Virus den Körper eines Menschen einmal befällt, verbleibt es dort das ganze Leben lang. Tatsächlich bleibt es normalerweise lange Zeit inaktiv oder latent, und scheint sich nicht zu reaktivieren, es sei denn, das Abwehrsystem (Immunsystem) unseres Körpers ist geschwächt.

Dysbakteriose: Es wird von einer Dysbiose oder Dysbakteriose gesprochen, wenn die Besiedelung des Darms mit nützlichen Bakterien krankhaft gestört ist. Die Art der Bakterien und ihre Anzahl haben sich verändert. Symptome sind: Blähungen und Blähbauch, Bauchschmerzen und Krämpfe, Unwohlsein, Übelkeit und Erbrechen, Chronischer Durchfall (Diarrhoe), Schwächegefühl und Koordinationsstörungen, Kopf-, Gelenk- und Muskelschmerzen, Milchzuckerunverträglichkeit.

Dysplasie: Nach allgemeinem medizinischen Verständnis ist die Dysplasie eine Abweichung der Gewebestruktur vom normalen Bild.

Endometritis: Entzündung des Gebärmutterkörpers

Endometriose: Bei der Endometriose handelt es sich um gutartige, meist schmerzhafte Wucherungen von Gewebe der Gebärmutterschleimhaut (Endometrium), das sich außerhalb der Gebärmutter in benachbarten Organen ansiedelt. Dabei sind häufig der untere Bauch- bzw. Beckenraum, die Eierstöcke und Eileiter und die tieferen Wandschichten der Gebärmutter betroffen. Prinzipiell kann das Endometrium an jeder Stelle im Körper wachsen.

Endometriumhyperplasie: Bei einer Endometriumhyperplasie unterliegt die Uterusschleimhaut einer krankhaften, d.h. unregulierten Produktion bzw. einem ständigen Wachstumsreiz und wird damit hyperplastisch. Ursache ist eine Dauerstimulation durch das Hormon Östrogen.

Endoparasiten (dt. Innenschmarotzer): Organismen, die im Innern anderer Organismen (im Extrem im Zellinnern) über längere Zeit oder während ihres ganzen Lebenszyklus leben und parasitisch Nahrung entnehmen.

Enuresis: Mit Enuresis wird das unwillkürliche Einnässen bei Kindern nach dem 3. bzw. 4. Lebensjahr bezeichnet, ohne dass eine körperliche Ursache vorliegt.

Enzephalomyelitis: Der Begriff Enzephalomyelitis beschreibt allgemein eine Entzündung des Gehirns (Enzephalitis) *und* des Rückenmarks (Myelitis) ohne einen Hinweis auf die Ursache zu geben.

Fibiger, Johannes Andreas Grib (1867-1928)
Fibiger war ein dänischer Pathologe und Bakteriologe. Er lieferte wesentliche Arbeiten über Infektionskrankheiten. Für seine Entdeckung des *Spiropterakarzinoms* erhielt er den Nobelpreis für Medizin für das Jahr 1926, der 1927 verliehen wurde.

Fibromatose: Unter einer Fibromatose wird eine gutartige, aber sehr aggressiv und ulzerierend wachsende Wucherung verstanden, die an verschiedenen Stellen im bzw. am Organismus auftreten kann.

Fibromyome: Gutartiger Tumor auf glatter Muskulatur (Myom). Fibromyome finden sich häufig in der Gebärmutter.

Flagellaten: Die Flagellaten sind zur Gattung der Protozoen gehörige einzellige Lebewesen. Sie besitzen typische Geißeln, mit denen sie sich fortbewegen können.

Gastroduodenitis: Unter einer Gastroduodenitis (zusammengesetzt aus Gaster =

Magen und Duodenum = Zwölffingerdarm) versteht man eine Entzündung der Magenschleimhaut - oft vergesellschaftet mit einer Infektion durch das Bakterium Helicobacter pylori -, die sich auf den Zwölffingerdarm ausgebreitet hat. Eine Gastroduodenitis kann sowohl einen akuten als auch chronischen Verlauf haben.

Gardnerella: Das Bakterium gehört in geringer Zahl zur natürlichen Vaginalflora. Wenn das natürliche Scheidenmilieu jedoch aus dem Gleichgewicht gerät, kann es zu einer Vermehrung von Gardnerella kommen. Die Erkrankung wird als bakterielle Vaginose bezeichnet.

Geißeln: spiralige, relativ starre Zellfortsätze, die man u.a. auf beweglichen Bakterien (prokaryotische Geißeln) und Spermien (eukaryotische Geißeln) findet

Giardia: Giardien (Giardia) sind eine Gattung von mikroskopisch kleinen Dünndarm-Parasiten. Sie werden, ähnlich wie Kokzidien, traditionell zu den Protozoen gezählt.

Glomerulonephritis: Schwere, akute oder chronische Entzündung der Nierenkörperchen beider Nieren, oft mit unbekanntem Auslöser. Manchmal ist eine Glomerulonephritis die Spätfolge einer bakteriellen Entzündung wie Scharlach oder Mittelohrentzündung, manchmal ist sie Bestandteil einer schweren rheumatologischen Erkrankung.

Gonokokken: Gonokokken sind Bakterien, die fast ausschließlich in den Harn und Geschlechtsorganen des Menschen leben und dort die Gonorrhoe auslösen. Die Gonorrhoe ist nach den Chlamydien-Infektionen weltweit die zweithäufigste sexuell übertragene Erkrankung.

Harnstoffplasma s. unter Ureaplasma

Hämospermie: Hämospermie (Synonyme: Hämatospermie; Blut im Sperma) bezeichnet die Blutbeimengung im Sperma. Das Sperma färbt sich daraufhin rosa bis dunkelrot oder auch bräunlich. Häufig wird die Hämospermie nicht bemerkt.

Helminthen: Hellminthen ist eine Sammelbezeichnung für mehrzellige endoparasitäre Organismen, die im Deutschen meist als Würmer bezeichnet werden.
Hypertrophie: Als Hypertrophie bezeichnet man die Vergrößerung eines Gewebes oder Organs durch Zellvergrößerung bzw. Zunahme des Zellvolumens bei – im Gegensatz zur *Hyperplasie* – gleichbleibender Zellzahl. Eine Hypertrophie entwickelt sich beispielsweise bei erhöhter funktioneller Belastung (z.B. Vergrößerung von Muskeln durch regelmäßige Muskelarbeit) oder unter hormoneller Stimulation.

IMEDIS-Methode: Bioresonanz beruht auf den Erkenntnissen der modernen Quanten- und Biophysik und ist eine energetische Schwingungstherapie. Mithilfe des Multiresonanzgerätes „Imedis- Expert“ ist es möglich die körpereigenen harmonischen Schwingungen zu verstärken und gleichzeitig Disharmonien abzuschwächen. Körper und Multiresonanzgerät bilden dabei einen geschlossenen Kreislauf, der den Organismus dabei unterstützt seine Abwehr- und Selbstheilungskräfte energetisch zu aktivieren.

Instillation: Als Instillation bezeichnet man in der Medizin die Verabreichung flüssigen Arzneimitteln.

Interkostalneuralgie: Bei einer Interkostalneuralgie treten die Nervenschmerzen im Bereich der Zwischenrippennerven gürtelförmig im Brust- oder Rückenbereich auf und werden durch Husten oder Pressen verstärkt.

Intertrigo: Die Intertrigo oder der „Hautwolf" ist eine entzündliche Hauterkrankung, die auf gegenüberliegenden Hautoberflächen in Hautfalten entsteht, zum Beispiel im Genitoanalbereich, an der Leiste, in Bauchfalten und unter den Brüsten.

Iridologie (auch *Irisanalyse*, *Irisdiagnostik* oder *Augendiagnose*) ist eine alternativmedizinische Diagnosemethode, die davon ausgeht, dass Erkrankungen des Menschen durch Analyse der Gewebsstrukturen der Iris festgestellt werden können. Sie konnte weder empirisch belegt noch theoretisch begründet werden. Aus Sicht ihrer Anwender ist die Iridologie selten als alleiniges Diagnosewerkzeug einsetzbar und wird deshalb in der Regel durch andere Verfahren ergänzt.

Karzinogen: Ein Karzinogen ist eine Substanz, ein Organismus oder eine Strahlung, die Krebs erzeugen oder die Krebserzeugung fördern kann.

Karzinom: Ein Karzinom ist eine Krebserkrankung im Deckgewebe von Haut oder Schleimhaut (Epithel). Karzinome machen circa 80 % aller bösartigen Tumoren aus.

Kolpitis: Kolpitis ist der Fachbegriff für eine Entzündung im Bereich der Vagina, also dem Eingang zur Gebärmutter. Die Ursachen sind meistens Erreger, aber auch Allergien und Reizungen können eine Kolpitis auslösen. Bei einer Kolpitis kommt es zu einer starken Rötung, häufig auch zu Juckreiz und Ausfluss aus der Scheide.

Konjunktivitis: Bindehautentzündung

Leukoplakie: Leukoplakien entstehen durch chronische Reizungen von Haut oder Schleimhaut. Die Reizung führt zu einer Verdickung der Hornschicht, die dazu führt, dass die unter dem Epithel liegenden Kapillargefäße nicht mehr erkennbar sind.

Loringitis: Der Begriff Laryngitis bezeichnet eine Entzündung der Kehlkopfschleimhaut. Die akute Kehlkopfentzündung mit den typischen Symptomen Heiserkeit und Husten tritt häufig bei Virusinfektionen der Atemwege auf.

Mastopathie: Mastopathie (auch fibrozystische Mastopathie) ist eine gutartige Brustdrüsenveränderung. Sie gilt nach heutigem Verständnis als unheilbar. Es wird lediglich versucht, die Symptome, in erster Linie geschwollene Brüste, zu lindern.

Meningoenzephalitis: Eine Meningoenzephalitis ist eine kombinierte Entzündung des Gehirns (Enzephalitis) und der Hirnhäute (Meningitis).

Mycoplasma, Mykoplasmen, Mycoplasmose: Der Begriff „Mykoplasmen" bezeichnet eine Gruppe von Bakterien, die sich von anderen Bakterien durch das Fehlen einer Zellwand unterscheidet. Mykoplasmen besiedeln Menschen, Säugetiere, Vögel, Reptilien, Fische, Insekten und Pflanzen. Unter ihnen gibt es viele Arten, die bei ihren Wirtsorganismen auch Erkrankungen auslösen können. Bei Menschen und Tieren werden häufig zunächst die Schleimhäute des Atem- und Urogenitaltraktes besiedelt. Weitere Eintrittspforten einer Mykoplasmeninfektion können die Augen oder die Milchdrüsen sein. An diesen Eintrittspforten werden die ersten entsprechenden klinischen Symptome festgestellt. Häufig bleiben die klinischen Auswirkungen auf diese Bereiche beschränkt. Durch die Ausbreitung der Mykoplasmen im Wirtsorganismus können aber auch an anderen Stellen Symptome auftreten. Oft werden dabei Entzündungen der Gelenke nachgewiesen.

Myzel: Auch Mycel genannt, ist die Gesamtheit aller Hyphen, der fadenförmigen Zellen eines Pilzes. Im allgemeinen Sprachgebrauch werden als Pilze nur die sichtbaren Fruchtkörper bezeichnet. Der eigentliche Pilz ist jedoch das feine, meist unsichtbare Geflecht aus Hyphen im Boden oder – bei Baumpilzen – im Holz.

Neoplasma, Neoplasie: Mit dem Begriff Neoplasie oder Neoplasma bezeichnet man die Neubildung von Körpergeweben. Damit kann sowohl die physiologische Regeneration eines Gewebes (z.B. von Epithelgewebe) gemeint sein, als auch die autonome, pathologische Gewebevermehrung eines Tumors.

Oophoritis: chronische Entzündung des Ovariums (Eierstocks)

Osteochondrose: Mit Osteochondrose bezeichnet man eine Überlastungsreaktion der Knorpel- und Knochenzellen an der Grenze der Bandscheiben zu den Wirbelkörpern.

Papillom: Das Papillom ist ein gutartiger Tumor, in den obersten Haut- oder Schleimhautschichten eines Organismus. Papillome werden zum Beispiel an der Haut der Körperoberfläche, in den ableitenden Harnwegen, in den Ausführungsgängen der weiblichen Brust und anderer Drüsen oder an den Schleimhäuten von Mund, Nase, Nebenhöhlen oder im Magen-Darm-Trakt gefunden.

Polyposis: Von einer Polyposis spricht man, wenn zahlreiche Polypen innerhalb eines Hohlorgans (z.B. Darm) auftreten.

Präeklampsie: Die Präeklampsie (früher: EPH-Gestose) ist eine ernste Erkrankung schwangerer Frauen. Sie zählt zu den sogenannten hypertensiven Schwangerschaftserkrankungen. Das sind Erkrankungen mit Bluthochdruck in der Schwangerschaft. Frauen mit Präeklampsie haben zudem Eiweiß im Urin und Wasseransammlungen im Gewebe (Ödeme).

Protoplasma: Protoplasma, veraltete und zum Teil uneinheitlich gebrauchte Bezeichnung für den gesamten Inhalt einer Zelle, der bei Pflanzen und Tieren weiter in Zellkern und Cytoplasma differenziert ist. Nicht zum Protoplasma wird die Zellsaft-Vakuole von Pflanzenzellen gerechnet.

Protozoen: Der Begriff Protozoen bezeichnet eine Gruppe sehr verschiedener einzelliger Organismen. Zusammen mit den einzelligen Algen und Pilzen bilden sie das Unterreich der Protisten. Darunter versteht man alle einzelligen Lebewesen mit einem echten Zellkern. Während die Algen und Pilze dem Pflanzenreich zugeordnet werden, zählen die Protozoa zu den Tieren. Es handelt sich also bei den Protozoa um tierische Einzeller.

Pulmonologie: Die deutsche Bezeichnung lautet Lungenheilkunde oder Lungen- und Bronchialheilkunde.

Pyelonephritis: Eine Nierenbeckenentzündung (Pyelonephritis, PN) ist eine meist bakterielle Infektion des Nierenbeckens. Das ist der trichterförmige Hohlraum in der Nieren, in dem sich der Urin sammelt, bevor er über den Harnleiter weiter in die Harnblase gelangt.

Rad (Einheitenzeichen **rd**): (engl. **r**adiation **a**bsorbed **d**ose) Rad ist eine seit 1977, im medizinischen Bereich seit Ende 1985 nicht mehr verwendete Einheit der absorbierten Strahlendosis, genauer: der Energiedosis. Sie wurde von der SI-Einheit Gray abgelöst und gilt seit dem 1. Januar 1978 in Deutschland nicht mehr als gesetzliche Einheit.

Rhinosinusitis: Von einer Rhinosinusitis spricht man, wenn gleichzeitig eine Entzündung der Nasenschleimhaut („Rhinitis“) und eine Entzündung der Schleimhaut der Nasennebenhöhlen („Sinusitis“) vorliegt.

Rickettsien: Rickettsien sind kleine gram-negative Stäbchenbakterien die ca. 0,3-2 Mikrometer groß sind und sich obligat intrazellulär vermehren.

Salpingo-Oophoritis: Entzündung der Uterusanhänge

Staphylokokken (lat. Staphylococcus): Staphylokokken gehören zu den klinisch bedeutendsten Erregern und können nahezu in allen Organsystemen Infektionen auslösen. Besonders häufig kommt es zu Manifestationen der Haut und/oder der inneren Organe. Als Toxinbildner kann Staphylococcus aureus weiterhin zu selbstlimitierenden Lebensmittelvergiftungen bis hin zu lebensbedrohlichen Krankheitsbildern (Staphylococcal Scalded Skin Syndrome, Toxic Shock Syndrome) führen.

Streptokokken (lat. Streptococcus): Streptokokken sind kugelförmige Bakterien, die sich typischerweise in Ketten oder Paaren anordnen. Sie gehören zur Haut- und Schleimhautflora und besiedeln Darm, Mund- und Rachenraum sowie die Scheide (Vagina). Manche Streptokokken können krank machen.

Synovialflüssigkeit: Synovialflüssigkeit, auch als Gelenkschmiere oder Gelenkflüssigkeit bezeichnet, ist eine zäh-viskose fadenziehende Flüssigkeit, die alle Gelenkhöhlen (Gelenk) der Wirbeltiere und des Menschen erfüllt und die knorpeligen Gelenkflächen gleitfähig erhält.

Thrombophlebitis: Thrombophlebitis ist der medizinische Fachbegriff für eine akute Thrombose und Entzündung von oberflächlichen Venen.

Toxoplasma: Toxoplasmen (*Toxoplasma gondii*) gehören zu den Einzellern und kommen bei einem breiten Spektrum von Säugetieren aber auch Vögeln vor.

Tracheitis: Eine Tracheitis ist eine Entzündung der Luftröhre (Trachea).

Treponema: Treponema pallidum ist eine Spezies von spiralig gewundenen, gramnegativen Schraubenbakterien
Die Subspezies Treponema pallidum ssp. pallidum ist der Erreger, der beim Menschen die Syphilis auslöst.

Ureaplasma: Generell finden sich Ureaplasmen extrem häufig auf den Urogenital-Schleimhäuten gesunder Menschen als nicht krankmachende Besiedler. Es sind sehr kleine, selbständig vermehrungsfähige Bakterien.

Urolithiasis: Urolithiasis bezeichnet die Ausbildung bzw. das Vorkommen von Konkrementen (Harnsteinen) in den Harnwegen (Nierenbecken, Ureteren, Harnblase, Urethra).

Vithoulkas, Georgos (geb. 1932): Georgos Vithoulkas ist ein griechischer Homöopath. Er erhielt 1996 den Right Livelihood Award und zählt zu den bekanntesten Homöopathen des 20. Jahrhunderts. Schrieb eine Grundlagenwerk über die Theorie und Praxis homöopathischen Heilens.

Vitiligo: Die Vitiligo (Weißfleckenkrankheit) ist eine nicht ansteckende Erkrankung der Haut. Dabei sind die für die Pigmentbildung verantwortlichen Melanozyten (melaninbildende Zellen der Haut) zerstört. Verliert die Haut ihre Pigmente, wird sie heller, möglicherweise fast weiß.

Zervixerosion: Eine Zervixerosion oder auch Portioerosion genannt, wird u.a. durch chronische Infektionen, PH-Ungleichgewicht, Östrogenungleichgewicht oder Verletzungen an der Scheide verursacht.
Eine Erosion ist die Entzündung der Zervixzellen. Die Epithelzellen des Muttermundes verändern sich zu schuppigen Zellen.

15. Auflage!

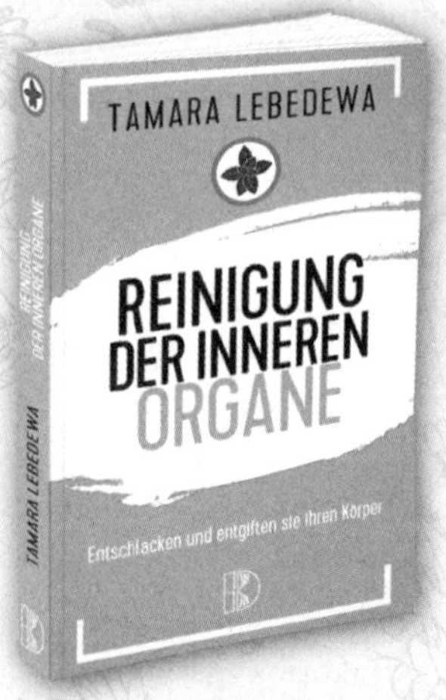

Lebedewas vierstufiger Behandlungsplan ist eine Methode zur inneren Reinigung des Körpers. In diesem Ratgeber erläutert sie detailliert die erste Stufe, auf der der Körper von Giften, Schlacken, Parasiten, Würmern und Lamblien befreit und der Organismus durch eine gesunde Ernährung gestärkt wird. Dabei wird nicht nur das Krankheitsrisiko gesunder Patienten gesenkt und das Lebensgefühl vitalisiert; die natürlichen Heilkräfte werden in Krankheitsfällen auch unterstützt.

TAMARA LEBEDEWA
REINIGUNG DER INNEREN ORGANE

Die russische Krebsforscherin Tamara Lebedewa hat sich von der konservativen Medizin gelöst und eine progressive, neue Theorie entwickelt, die zeigt wie viele moderne Zivilisationskrankheiten durch weitverbreitete Mikroben ausgelöst werden, die beinahe jeder mit sich herumträgt. Das Eindringen dieser kleinsten Fremdkörper zu verhindern scheint unmöglich und Lebedewa redet Klartext: Niemand ist zu 100 Prozent steril. Daraus schließt sie jedoch nicht, dass der Kampf gegen die Mikroben aussichtslos ist, sondern vielmehr, dass dieser Kampf jeden betrifft.

190 Seiten
Klappenbroschur
ISBN 978-3-932130-19-9

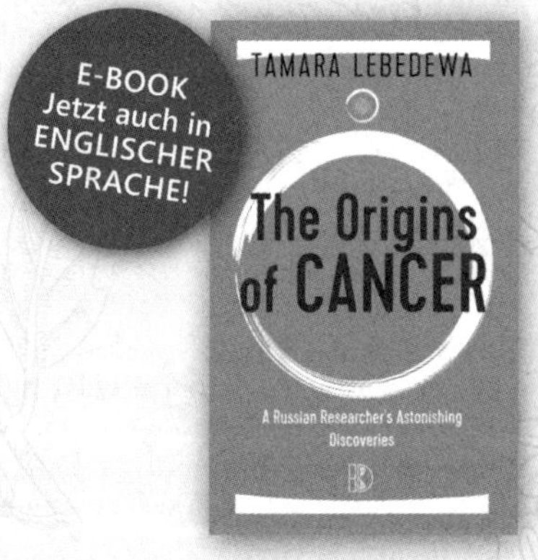

TAMARA LEBEDEWA
THE ORIGINS OF CANCER

A RUSSIAN RESEARCHER'S
ASTONISHING DISCOVERIES

English e-book:
ISBN: 978-3-932130-69-4

Die intensive „Reinigung von innen" bringt mehrere Vorteile:

- Verdauungstrakt und Blutkreislauf werden entlastet und von Ablagerungen befreit;
- Arteriosklerose wird vorgebeugt;
- wenn Sie die Reinigung von innen regelmäßig wiederholen, wirkt sich das verjüngend aus;
- die Haut wird straffer, Zellulitis wird gemildert oder verschwindet gänzlich;
- Sie nehmen ab, denn die Fettschichten werden nicht mehr als Giftdeponien gebraucht;
- Sie werden für Ihre Mühe belohnt durch Fitness und gute Gesundheit!

Die bahnbrechenden ERKENNTNISSE einer russischen Forscherin!

13. Auflage!

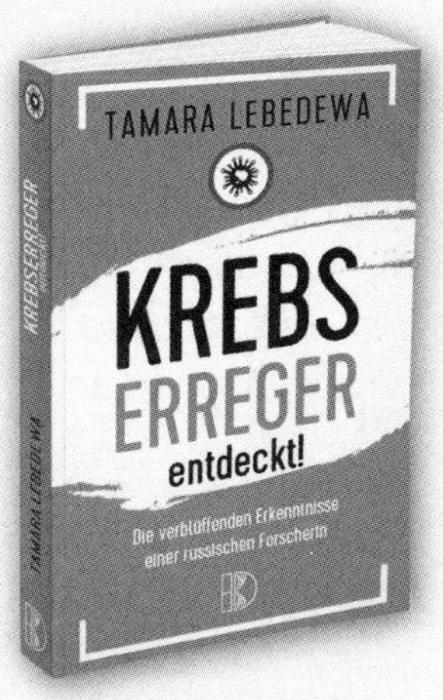

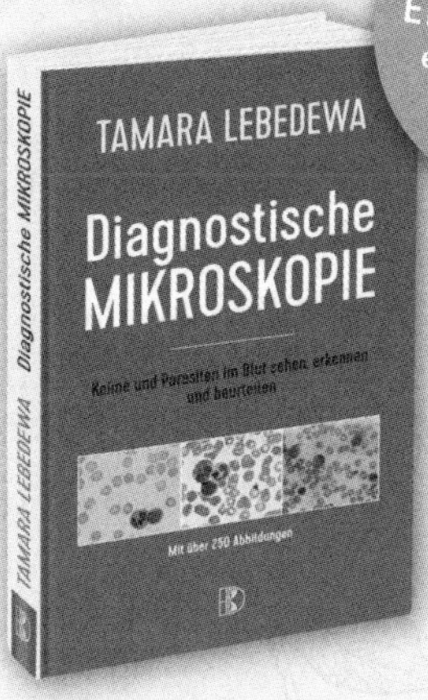

320 Seiten, gebunden
Über 250 Mikroskopfotos
ISBN: 978-3-932130-68-7

TAMARA LEBEDEWA
KREBSERREGER ENTDECKT!

Die russische Wissenschaftlerin Tamara Lebedewa erforschte die Krebskrankheit über viele Jahre und kam zu erstaunlichen, revolutionären Ergebnissen. Auch wenn diese Ergebnisse von der herrschenden Lehrmeinung bisher nicht anerkannt sind – die Behandlungsmethoden von Lebedewa beugen der Krankheit vor und unterstützen den Heilungsprozess.

Auf der Basis ihrer Forschungen empfiehlt die Autorin im letzten Abschnitt des Buches eine konsequente fünfstufige Reinigung aller Organe des Körpers.

270 Seiten, 12 Abb.
Klappenbroschur
ISBN 978-3-932130-33-5

TAMARA LEBEDEWA
DIAGNOSTISCHE MIKROSKOPIE

Keime und Parasiten im Blut sehen, erkennen und beurteilen

- Erfahren Sie, warum es so wichtig ist, dass Sie Ihr Blut kennen und somit Ihren Gesundheitszustand selbst überwachen sowie einer Krankheit aktiv vorbeugen können!
- Denn: Die Schulmedizin versteht häufig nicht, welche krankhaften Prozesse in menschlichen Organismen ablaufen. Hier können die Erkenntnisse aus der alternativen Medizin oft größere Fortschritte bei der Heilung von Patienten erreichen.
- Mit einfachen Methoden der diagnostischen Mikroskopie können Sie Keime und Parasiten im Blut sehen, erkennen und beurteilen.
- Über 250 Blutbilder werden in ihrer Gesamtheit betrachtet und, soweit möglich, detailliert und für jeden verständlich beschrieben.
- Das Buch bietet sowohl interessierten Laien als auch in der Labormedizin Tätigen eine Übersicht über die wichtigsten Methoden der diagnostischen Mikroskopie am Licht-, Dunkelfeld- und Lumineszenzmikroskop.

Die russische Chemikerin und Autorin Tamara Lebedewa legt offen ihr Wissen auf den Tisch, damit es nach den international festgelegten strengen Regeln der Wissenschaft geprüft, überprüft und reproduziert werden kann.

Wer den Atem hat, um im Geiste mit Tamara Lebedewa überm Mikroskop ihre Experimente zu verfolgen, dem wird sich die Unwiderlegbarkeit ihrer Arbeitsergebnisse über die Entstehung des Krebs erschließen.

Siegfried Hoffmann, Heilpraktiker

Ärzte über Tamara Lebedewa:

"Ich bin dankbar, durch Frau Lebedewa der Krebserkrankung im Grundverständnis deutlich näher gekommen zu sein. Zahlreiche Patientenverläufe zeigen uns positive Ergebnisse, seit wir ihre Erkenntnisse therapeutisch integrieren."

Dr. med. Petra Wiechel, Leiterin der Swiss-Mountain-Clinic, Januar 2020

✧✧✧

"Enderlein, Weber und Clark konnten mich nicht hundertprozentig überzeugen, die Hypothese von Tamara Lebedewa dagegen schon. Sie ist sehr schlüssig und beruht ja auch darauf, dass es der Forscherin gelungen ist, nachzuweisen, dass in jedem Krebsgewebe [...] Trichomonaden enthalten sind.

Lebedewa weist darauf hin, dass Trichomonaden wichtige Eigenschaften mit der Krebszelle gemeinsam haben, etwa die Energiegewinnung aus Gärung bei gleichzeitiger Unfähigkeit, Sauerstoff zu verwerten, wie auch einen Gehalt an "Tumorgenen" (bekannt unter dem Namen Tumormarker, die ja auch in der Schulmedizin diagnostisch verwertet werden) und ferner die Eigenschaft, sich vor dem menschlichen und tierischen Immunsystem tarnen zu können. Sie haben ferner eine merkwürdige Widerstandsfähigkeit gegenüber radioaktiver Strahlung, von welcher sie nicht nur nicht geschädigt, sondern sogar in ihrem Wachstum gefördert werden."

Dr. med. Peter Rothdach, München (aus NATUR & HEILEN 3/2009)